Goldmann SACHBÜCHER

Band 11125

Stephan Pálos · Chinesische Heilkunst

»Anliegen des Buches ›Chinesische Heilkunst‹ ist es, dem Europäer die traditionellen Heilverfahren der Chinesen nahezubringen. Dem Autor, einem Ungarn, ist es als Sinologe möglich gewesen, an Hand der altchinesischen und alttibetanischen Urtexte ebenso wie an neuesten Forschungsberichten in moderner chinesischer Sprache, das authentische Material für sein Werk zu sammeln. So entstand ein Buch, das nicht nur eine Übersicht der historischen Überlieferungen bringt, sondern auch die Weiterführung bewährter heilkundlicher Methoden im Lichte der westlichen Wissenschaft darstellt. – Im ersten Teil ›Allgemeine Grundlagen‹ wird eine Einführung in die chinesische Medizin- und Geistesgeschichte gegeben. Im zweiten Teil ›Die traditionellen Heilverfahren‹ werden die klassischen Formen der Behandlung ausführlich beschrieben: Akupunktur, Moxabehandlung (Moxibustion), Atemtherapie, Heilmassage, Heilgymnastik, weitere Heilverfahren, traditionelle Medikamente. Moderne Forschungsergebnisse werden hinzugezogen, die die Erfolge mit den traditionellen Methoden unterstreichen. – Nicht nur Anhänger der sog. ›Außenseitermethoden‹ werden zu diesem Buch greifen. Der gebildete Laie wird mit diesem Buch tiefer eindringen in die östliche Kultur- und Geistesgeschichte. – Zahlreiche Abbildungen, ausführliche Sach- und Namensregister und Quellenhinweise vervollständigen Stefan Pálos' Buch aufs beste.«

Deutsches Medizinisches Journal

STEPHAN PÁLOS

Chinesische Heilkunst

Akupunktur · Atemtherapie ·
Heilmassage · Heilgymnastik · Pharmakologie

Mit 40 Abbildungen

WILHELM GOLDMANN VERLAG MÜNCHEN

7063 · Made in Germany · I · 1110
Genehmigte Taschenbuchausgabe. Die deutsche Originalausgabe ist in der Delp'schen Verlagsbuchhandlung, München, erschienen. Titel der ungarischen Originalausgabe: »A hagyományos kinai gyógyitás«. Unter Mitwirkung des Verfassers ins Deutsche übertragen von Wilhelm Kronfuss. Umschlagentwurf: Ilsegard Reiner. Satz und Druck: Presse-Druck Augsburg. Verlagsnummer: 11125 · Ag/Hu
ISBN 3-442-11125-0

Inhalt

Vorwort zur deutschen Ausgabe

Das traditionelle chinesische Heilverfahren der Akupunktur zeigt heute bereits in Deutschland eine ernstzunehmende Eigenentwicklung. Wir verweisen in diesem Zusammenhang auf die grundlegenden Werke von G. BACHMANN, W. LANG, ERICH W. STIEFVATER und anderer. Die Herausgabe meines vorliegenden Buches zunächst in Ungarn, wie nun auch in Deutschland, erscheint mir vornehmlich aus dem Grund gerechtfertigt zu sein, weil es nicht allein eine Übersicht über die historischen Überlieferungen bringt, wodurch es der Vergangenheit verhaftet bleiben würde, sondern auch die Weiterführung bewährter heilkundlicher Traditionen im Lichte der westlichen Wissenschaft aufzeigt. Um die Synthese zwischen Tradition und Moderne zu verdeutlichen, habe ich aktuelle chinesische Quellen ausgewertet, die den heutigen Stand der Forschung in China erschließen.

Es darf in diesem Zusammenhang erwähnt werden, daß auch oft der Fachmann das Gebiet der traditionellen chinesischen Heilkunst lediglich auf die Verfahren der Akupunktur und der Moxabehandlung beschränkt sieht, was kein vollständiges Bild gibt. Auch andere Gebiete der chinesischen Heilkunst, wie die Atemtherapie, die Heilmassage und die Heilgymnastik, deren klinische Anwendung in China allgemein üblich ist, dürften in Europa ebenfalls auf ernsthaftes Interesse stoßen. Mit Ausnahme der Heilgymnastik wurden die zuletzt genannten Verfahren außerhalb Chinas bisher kaum dargestellt. Vor allem fehlt eine wissenschaftlichen Ansprüchen gerecht werdende Interpretation.

Für den Interessierten stellt die chinesische Sprache und insbesondere die chinesische medizinische Terminologie ein erhebliches Hindernis beim Eindringen in die Problematik dar. Ich habe deshalb im Interesse einer befriedigenden Übersicht alle wesentlichen Themenkreise der chinesischen Heilkunst in dem vorliegenden Buch zusammenzufassen versucht. Ich trage mich dabei mit dem Gedanken, zu einem späteren Zeitpunkt auch die im Westen noch wenig bekannten Heilmethoden und deren klinische Anwendung in Form ausführlicher Einzeldarstellungen bekanntzumachen. Modernes chinesisches Quellenmaterial steht mir hierfür in ausreichender Menge zur Verfügung.

An dieser Stelle möchte ich meinen Dank an Verleger Heinrich Delp für seine Mühewaltung bei der Herausgabe dieses Buches aussprechen. Mein Dank gebührt auch Bibliothekar Wilhelm Kronfuss, der sich mit großer Sorgfalt der Übertragung meines Buches ins Deutsche widmete.

Stephan Pálos

Vorwort zur 2. Auflage

Seit der Erstveröffentlichung dieses Buches in deutscher Sprache (1966) ist die chinesische Medizin im Westen sozusagen Tagesthema geworden. Nach dem Besuch des Präsidenten der Vereinigten Staaten, NIXON, in China interessierten und interessieren sich westliche Wissenschaftler besonders ernsthaft für die jahrtausendealten medizinischen Methoden der Chinesen. Auch die Akupunktur-Anästhesie stellt viele Fragen, die heute noch keinesfalls beantwortet sind. Zeitschriften und Tageszeitungen erwähnen fast täglich die Errungenschaften der chinesischen Medizin, und zwar mitunter in einer unseriösen Form des Wunderheilens; die wissenschaftlichen Zeitschriften und Facharbeiten setzen sich mit der gesamten Theorie, mit den einzelnen Phänomenen der Akupunktur und deren Anwendungsmöglichkeiten auseinander. Kurzum, die chinesische Medizin geriet in den Mittelpunkt des Weltinteresses.

Die zurückliegenden Jahre weiterer Forschung und mein mehrjähriger Asienaufenthalt in Hongkong, Indien, besonders aber in Thailand, sowie verschiedene Studien, Gespräche in Fachkreisen und mit Einzelpersonen bestätigen die in unserem Buch erstmals veröffentlichten Darlegungen. Einzige Ausnahme war die Berichterstattung der nordkoreanischen Presse über die sogenannten *Kim-Bong-Han*-Experimente aus dem Jahre 1963, deren Tragweite und Zuverlässigkeit zur Zeit der Veröffentlichung unseres Buches noch nicht abzumessen waren. Die Resultate dieser Experimente wurden dann 1966 von westlichen Wissenschaftlern, besonders von KELLNER, als wissenschaftlich nicht haltbar abgelehnt. In den Darstellungen des nordkoreanischen Biologen KIM BONG HAN über das sogenannte *Kyungrak*-System fanden sich nämlich Abbildungen von eigenartigen Körperchen und Gängen, die als das Substrat der Akupunktur an Punkten und Meridianen erklärt wurden. Die histologisch-technischen Untersuchungen mit der Polarisationsmikroskopie, durchgeführt von dem Wiener Histologen KELLNER, ergaben jedoch, daß die erwähnten Gebilde Fremdkörperriesenzellen auf der Basis von Talkumkristallen waren. Das sogenannte

Kyungrak-System eignet sich also nicht zur wissenschaftlichen Erklärung der Akupunkturpunkte.

Bei meinem mehrjährigen Asienaufenthalt kristallisierten sich noch einige Probleme heraus, welche meines Erachtens bei der zukünftigen Forschungsarbeit über die chinesische Medizin unbedingt berücksichtigt werden sollten.

Zuerst mußte ich erfahren, daß die chinesische Medizin auch in unseren Tagen – trotz mancher Veröffentlichungen – noch ungeahnte Perspektiven und Erfahrungen aufweist. Das Wissen blüht in der Stille. Wohlgemeinte Chinareisen bringen ausschließlich nur bruchstückhafte und oft gelenkte Informationen; aber nicht einmal ein im Westen gut ausgebildeter Fachmann wäre imstande, innerhalb einer kurzen Chinareise die Tragweite nur einer einzigen Disziplin gebührend festzustellen und abzumessen. Chinesische Akupunkturärzte befassen sich meist nicht mit chinesischer Pharmakologie, und »Kräuterärzte« üben keine Akupunkturbehandlung aus. Das gleiche gilt im Hinblick auf die Atemtherapie, die medizinische Massage oder die Bewegungstherapie. Die jahrtausendealten Erfahrungen sind so ausgedehnt, daß das Erlernen einer einzigen Disziplin völlige Hingabe verlangt. Rasch erworbene Kenntnisse werden von ernsthaften chinesischen Ärzten meist abgelehnt.

Der Erwerb ausreichender und brauchbarer Kenntnisse auf irgendeinem Gebiet der chinesischen Medizin verlangt von einem westlich geschulten Mediziner – außer der selbstverständlichen Kenntnis der chinesischen Sprache – lebenslängliche Praxis dieser einen Disziplin. Für westliche Wissenschaftler, die fundierte Kenntnisse und Ergebnisse erstreben, ist also Teamarbeit unerläßlich, sonst bleibt die schnell erworbene Doktrin recht lückenhaft und basiert auf unzähligen Fehlerquellen. Solche Fehler entdeckt man täglich in der im Westen herausgegebenen Fachliteratur über chinesische Medizin, wobei – zwar oft von Fachleuten geschildert – zahlreiche irreführende Erklärungen und Angaben veröffentlicht werden, die einfach auf fehlende Sprachkenntnisse oder Fehlinformationen zurückzuführen sind. Ein Fachmann kann nie genügend vorsichtig mit der in Europa veröffentlichten Sekundärliteratur sein. Auch in dieser Beziehung sind die offiziellen Presse- und Buchveröffentlichungen der Volksrepublik China nicht als völlig zuverlässig zu bezeichnen, da sie oft – besonders in bezug auf Atemtherapie, Heilmassage und Bewegungstherapie, teils auch in der Pharmakologie – politisch gelenkt werden und im Hinblick auf alte buddhistische, taoistische oder konfuzianische Traditionen vieles verschweigen oder in den Übersetzungen auslassen. Oft genügt es, die ältere Ausgabe eines chinesischen Werkes mit seiner legalisierten modernen Ausgabe zu vergleichen, um solche Einsichten zu gewinnen. Ein ehrlicher Forscher der chinesischen Medizin sollte auf diese Tatsache unbedingt Rücksicht nehmen und sich vorrangig auf die alte chinesische Tradition und Literatur stützen. Andernfalls wird die Objektivität der Forschungsergebnisse stark gefährdet.

Ein anderer Problemkreis weist auf Unterschiede in der Auffassungsweise hin. Östliche und westliche Fachleute erörtern die Heilerfahrungen oft verschieden. Das westliche analytische Denken übersieht leicht die Gesamtheit des menschlichen Organismus. Große Instrumentarien und maschinelle Einrichtungen verweisen manchmal, trotz aller Resultate, den Menschen auf den zweiten Platz. Ein chinesischer Arzt alten Schlages besitzt in vielen Fällen praktisch keine Instrumente, hat jedoch zielsichere Instinkte und eine ungeheure praktische Erfahrung, die oft ein Instrumentarium ersetzen können. Trotz recht primitiv erscheinender Mittel erzielt er damit oft weitaus bessere Heilerfolge als seine westlichen Kollegen. Selbstverständlich soll mit diesen Ausführungen der Erfolg der westlichen Medizin keinesfalls geschmälert werden. Das Problem liegt nur darin, daß ein westlicher Arzt, falls er die Disziplinen der echten chinesischen Medizin erlernen möchte, sich viel mehr auf seine Erfahrungen als auf seine Instrumente stützen sollte; er müßte manches vergessen, bzw. nicht berücksichtigen, was er bisher lernte. In das Zentrum seiner Bemühung wäre der Gesamtorganismus zu stellen mit dem Augenmerk auf den Kranken, aber nicht auf die Heilung der Krankheit.

Die unterschiedlichen Auffassungsweisen und Ausgangspunkte östlicher und westlicher Mediziner – wie ich es in Asien oft erleben mußte – führen aneinander vorbei. Bei Asienaufenthalten konnten die westlichen Ärzte mit den Erfahrungen ihrer östlichen Kollegen mitunter nichts oder nur wenig anfangen. Meist waren sie verblüfft, mitunter auch enttäuscht, und viele behaupteten, trotz guter Heilerfolge, solch eine unübersichtliche Medizin kaum erlernen zu können. Andererseits waren viele chinesische Ärzte nicht in der Lage, mit den Geräten und Untersuchungsmethoden ihrer westlichen Kollegen etwas anzufangen, und zogen sich in ihr Schneckenhaus zurück. Lieber wollten sie die Kranken heilen, als über die Krankheitsursachen diskutieren. Es wird wahrscheinlich noch viel Zeit beanspruchen, ehe eine echte Zusammenarbeit mit wirklich erfahrenen chinesischen Ärzten möglich ist. Die Mentalitätsunterschiede werden durch sprachliche Schwierigkeiten erschwert. Die Erfahrenen können oft nur in ihrer Muttersprache reden, und ihre Erklärungen sind dann nur denjenigen zugänglich, die außer der Sprache auch die chinesische Mentalität kennen.

Aufgrund der westlichen Presse gewinnt im allgemeinen der Leser den Eindruck, die ganze chinesische Medizin bestehe nur aus der Akupunktur. Fernsehübertragungen über Show-Operationen mit Akupunktur-Anästhesie führen ebenfalls oft zu der Meinung, diese Errungenschaft sei Jahrtausende alt. Das trifft keinesfalls zu.

Außer der Akupunktur existieren noch viele gut bewährte Heilmethoden, wie beispielsweise die Atemtherapie, die Massagetechniken oder die Bewegungstherapie usw. Dagegen ist die Akupunktur-Anästhesie eine neu entwickelte und teils auch in China viel diskutierte Methode. Aus den oft gescheiterten Fernseh-Operationen im Westen gewinnt man neue Erkenntnisse, die allerdings darauf hinweisen, daß die Operationen mit Akupunktur-Anästhesie nur unter bestimmten Voraussetzungen durchgeführt werden können. Die westlichen Patienten sind noch nicht genügend – wie in China – »an Nadeln gewöhnt«; die psychische Erregbarkeit und Nervosität, die sogenannte Operationsangst, schließt die grundsätzliche Entspannung aus, die Akupunkturbehandlungen voraussetzen. Dazu kommt noch die Auswirkung verschiedener Beruhigungsmittel, die, vor der Akupunkturbehandlung verabreicht, die ganze Behandlung und ihre Auswirkung zunichte machen oder unvorhergesehene Reaktionen auslösen können. Mißglückte Operationen mit Akupunktur-Anästhesie sind gute Beispiele dafür.

Wissenschaftliche Forschungen können weder im Westen noch im Osten durch Mißtrauen oder wohlwollendes Lächeln vorangetrieben werden; das wäre ebenso falsch wie Leichtgläubigkeit oder Wunderekstase. Eine beiderseitig ernsthafte Forschungsarbeit sollte die gemeinsame Zukunftsaufgabe sein.

Mit diesem kurzen Rückblick und den obigen Anmerkungen möchte ich die zweite deutsche Ausgabe meines Buches ergänzen und in die Hände des Lesers geben. Der Text konnte im übrigen weitgehend unverändert bleiben.

München, Januar 1975 STEPHAN PÁLOS

Anmerkung des Übersetzers

Bezüglich der deutschen Schreibweise der chinesischen Namen und Begriffe habe ich auf Anraten von Herrn Dr. ROLF TRAUZETTEL, wissenschaftlicher Assistent am Institut für ostasiatische Kultur- und Sprachforschung der Universität München, und im Einverständnis mit Autor und Verlag die sogenannte *Wadesche Umschreibung* gewählt, weil es eine allgemein eingeführte deutsche Umschreibung nicht gibt (in manchem wichtigen deutschen Werk begegnen wir auch der französischen Umschreibung), die großen Bibliotheken des In- und Auslandes aber größtenteils diese Wadesche Umschreibung gebrauchen.

Hier können wir nur die hauptsächlichsten Regeln mitteilen, wie die so geschriebenen Worte auszusprechen sind. Das Zeichen ' hinter einem Buchstaben bedeutet Aspiration, also das Mitschwingen eines Hauches (H-Lautes) (wie bei »Theater«). Der Buchstabe j wird wie im Französischen ausgesprochen (wie bei »Journal«); dementsprechend wird auch der Laut dj bei »Dschungel« gesprochen, manchmal allerdings auch wie dj bei »Madjare«. Ch klingt wie »Tsch« (wie bei »Charter of Nations«), sh wie »sch«, ts wie »z«, ê wie »ö«. Bei ou werden beide Laute ausgesprochen.

Eine Ausnahme machten wir bei solchen chinesischen Wörtern, die in die deutsche Umgangssprache aufgenommen wurden; diese werden in ihrer allgemein gebräuchlichen Form geschrieben, selbst wenn diese nicht korrekt wäre. (Zum Beispiel Schanghai oder Peking)

Um das deutsche Schriftbild nicht zu stören, beginnt jedes chinesische Wort mit einem großen Anfangsbuchstaben. Alle weiteren Teile dieses Wortes werden klein geschrieben, mittels eines Bindestriches mit dem ersten Buchstaben verbunden.

WILHELM KRONFUSS

Einleitung

Die Errungenschaften der jahrtausendealten chinesischen Kultur sind allgemein bekannt. Das Papier, das Porzellan, die Naturseide haben sich – über Vermittler – von China aus über die ganze Welt verbreitet. Die Herstellungsverfahren wurden vom Westen entweder übernommen oder neu entdeckt. China hat aber nicht nur in der Astronomie, im Buchdruck oder bei den oben genannten Erfindungen Bleibendes geleistet. Die jahrtausendealte Erfahrung brachte auch auf dem Gebiet der Heilkunst besondere Ergebnisse, deren Bedeutung von der modernen medizinischen Wissenschaft in zunehmendem Maße erkannt wird. Die Sowjetische Akademie der Wissenschaften hat für einschlägige Untersuchungen eine eigene Abteilung eingerichtet; in Frankreich und Deutschland erscheinen Fachzeitschriften über die Akupunktur.

Ziel unseres Buches ist es, den Leser mit den verschiedenen Methoden der traditionellen chinesischen Heilkunst bekannt zu machen. Wir behandeln hauptsächlich jene Verfahren, die einer wissenschaftlichen Kritik standhalten, obzwar wir auch die jahrtausendealten Lehrmeinungen, manchen Aberglauben und das in der Heilkunst einst gebräuchlich gewesene »Besprechen« erwähnen. Gleichzeitig versuchen wir auch, wissenschaftliche Erklärungen für die verschiedenen Heilmethoden zu bringen. Die Deutungen sind allerdings noch nicht immer ausgereift und einheitlich. Demgegenüber muß aber in Betracht gezogen werden, daß China erst in jüngster Vergangenheit den Weg zu einem modernen Staat beschritten hat. Für die Aufarbeitung, Sichtung und Auswertung eines so überaus vielgestaltigen Kulturgutes reicht selbst die wissenschaftliche Arbeit von Jahrzehnten nicht aus. Die medizinische Wissenschaft des Westens beginnt erst jetzt, mit manchen überkommenen chinesischen Heilmethoden bekannt zu werden, und kann noch keine umfassende Deutung aller Verfahren geben. China zeigt auch in kultureller Hinsicht das Bild einer andauernden inneren Wandlung. Manche Mängel können deshalb nicht von heute auf morgen überwunden werden, und die Forschung vermag die Ergebnisse auch noch nicht in die endgültige Form zu gießen und restlos zu deuten.

Das chinesische Kulturerbe ist in allen Schichten von unterschiedlichen philosophischen Einflüssen durchwoben; sein großer Erfahrungsschatz wird durch vielfältige, heute noch nicht völlig beweisbare, aber auch nicht widerlegbare Thesen zu deuten versucht. Die heutige Wissenschaft in China ist bestrebt, brauchbare Methoden auszuwählen, diese zu erklären und von unwissenschaftlichem und abergläubischem Beiwerk zu befreien. Nach der Beendigung des Revolutionskrieges wurde diese viel Umsicht verlangende Arbeit mit den modernen Methoden der medizinischen Wissenschaft in Angriff genommen.

Wir können unter diesen Umständen keine endgültige Stellung beziehen. Das ist allerdings auch nicht unser Ziel. Wir wollen vielmehr den jahrtausendealten Erfahrungsschatz zugänglich machen und die bereits anerkannten Deutungen zusammenfassen. Es sind zwar schon mehrere Werke über chinesische Heilmethoden erschienen, früher mehr mit dem Aspekt des Interessanten, in der Folgezeit bereits in der Absicht, wissenschaftliche Erkenntnisse zu verbreiten.

Modernes ärztliches Quellenmaterial in chinesischer Sprache steht allerdings erst seit einem Jahrzehnt zur Verfügung. Unser Buch konnte somit unter Verwendung dieser unerschlossenen chinesischen und sonstigen Quellen geschrieben werden. Außerdem haben wir es als notwendig erachtet, die chinesische und die westliche Fachliteratur über die traditionellen Heilmethoden kurz zusammenzufassen sowie zur Erleichterung der zeitlichen Orientierung eine Zeittafel der chinesischen Kulturgeschichte beizufügen.

Wir halten es für erwähnenswert, daß zwischen dem chinesischen und dem westlichen Material oft sehr große Divergenzen bestehen. Die westlichen Werke bringen häufig abgeleitete Ergebnisse oder persönliche Deutungen, die nicht immer eine Interpretation der überkommenen chinesischen Heilkunst darstellen, sondern eine Umwertung bedeuten. Gleichzeitig muß auch festgestellt werden, daß im Westen da und dort auch auf diesem Fachgebiet jene popularisierenden Bearbeitungen Raum gewonnen haben, die der Glaubwürdigkeit der chinesischen Heilkunst oft mehr schaden als nützen.

Werke dieser Art erwecken oft den Anschein, als wäre die chinesische Medizin eine Fundgrube geheimnisvoller und überirdischer Weisheit, die von der heutigen ärztlichen Wissenschaft nicht mehr verstanden werden kann. Daraus wird dann auch leicht ein Versagen der westlichen Medizin gefolgert.

Den ersten schriftlichen Dokumenten der chinesischen Heilkunst begegnen wir im 14.–13. Jahrhundert v. Chr. Auf den bei Ausgrabungen zutage geförderten *Orakelknochen* finden sich die Schriftzeichen für mehrere Krankheiten. Die seit dem Entstehen der ersten Schriftzeichen vergangenen dreieinhalbtausend Jahre werfen nun sehr viele Fragen auf. Denn die Geschichte der chinesischen Heilkunst berührt zugleich archäologische, frühgeschichtliche, philologische und auch textkritische Fragen. Es ist bekannt, daß die chinesische Schrift auf Bildern aufbaut, die im Laufe der Entwicklung einem gewissen Bedeutungswandel unterworfen wurden. Der Sinn der Schriftzeichen erweiterte und veränderte sich häufig; manche fielen aus dem Sprachgebrauch heraus, andere wurden in ihrer Bedeutung umgewandelt. Das Volk gab den Krankheiten und den Arzneien Namen, die Schrift war aber nur einem Kreis gebildeter Personen verständlich. Zur Kennzeichnung der medizinischen Begriffe übernahmen die Schriftkundigen oft das Schriftzeichen für das Wort aus der Umgangssprache. Sie nahmen aber auch – in bestimmten Fällen, wenn zur Kennzeichnung kein geeignetes Schriftzeichen vorhanden war – die Zeichen gebräuchlicher, gleichlautender Worte als Grundlage, veränderten diese geringfügig oder gebrauchten sie ohne Änderung auch in der erweiterten Bedeutung.

Die *Orakelknochen* wurden von Bambusplättchen abgelöst, von Stoff- oder Seidenstücken, bis dann im ersten Jahrhundert v. Chr. die Erfindung des Papiers und im 9. Jahrhundert n. Chr. der Druck von Schriftplatten erweiterte Möglichkeiten zur schriftlichen Mitteilung brachten. In der Folge wuchs das kommentierende Schrifttum zu den medizinischen Werken derart an, daß sich die Sinngebung vieler uralter Bücher je nach der historischen Entwicklungsstufe oder der religiösen Auffassung wandelte. In die Texte wurden Dinge hineingedeutet, die dort ursprünglich keine Rolle spielten. Andererseits war die Kommentar-Literatur insofern nützlich, als sie auch Werke oder Fragmente für die Nachwelt gerettet hat, von denen wir sonst keine Kenntnis hätten. Die einander oft völlig entgegengesetzten Kommentare geben von jenen bis aufs Messer gehenden Kämpfen Kunde, welche sich zwischen den haarspalterisch philosophierenden Vertretern der verschiedenen Schulen abspielten.

Es gibt auch manche ärztliche Werke, deren Sinn für den heutigen Forscher teilweise unklar bleibt, ja der vielleicht schon vor Jahrhunderten verworren war. Zu einer sachgetreuen Auslegung können nur die weitere Forschung und eine textkritische Untersuchung helfen.

Vor einem Eingehen auf die einzelnen Zweige der chinesischen Heilkunst sei der Hinweis gestattet, daß China ein riesiges Gebiet umfaßt und daß sich in diesem Gebiet – sei es nun in kleinere Fürstentümer gegliedert oder in einem einzigen Staat vereinigt gewesen – je nach den verschiedenen klimatischen Verhältnissen und den Gegebenheiten von Natur und Umwelt differenzierte Erfahrungswissenschaften entwickelt haben. Die so entstandenen und niedergelegten Überlieferungen sind in vieler Hinsicht einzigartig; in manchen Fällen wurden sie allerdings, da mit philosophischen und religiösen Vorstellungen vermengt, zu Hindernissen für die Entwicklung. Mit der im Westen entwickelten modernen Medizin ist China erst seit dem ersten Opiumkrieg (1839–1842) bekannt geworden. Die westliche Heilkunst wurde zu Anfang gering geschätzt, später kam sie aber durch ihre oft greifbaren Erfolge immer mehr in Mode. Nach der bürgerlichen Revolution von 1911 fand sie weitgehende Verbreitung, wobei die chinesischen Überlieferungen immer weniger geschätzt wurden. Man übersah die Bedeutung der in den jahrtausendealten Traditionen gehüteten Werte und unternahm zu deren Rettung keine besonderen Anstrengungen. Eine Rehabilitierung und Bestandsaufnahme hat erst jetzt begonnen. 1954 rief die Regierung die modern ausgebildeten Ärzte auf, die traditionelle chinesische Heilkunde zu erforschen, die in ihr vorhandenen Werte festzustellen und zu beweisen, um sie wieder zum Allgemeingut zu machen.

In unserem Buch haben wir das bisherige Ergebnis dieser großangelegten Arbeit zusammenzufassen versucht.

Dieses Buch ist kein medizinisches Fachwerk, obgleich es auch den Ansprüchen des Fachmannes weitgehend zu genügen versucht. Es möchte den interessierten, gebildeten Leser mit anerkannten Grundsätzen und Methoden der chinesischen Heilkunst, wie auch mit der modernen Deutung ihrer Ergebnisse, bekannt machen.

Das Buch gliedert sich in zwei Teile. Der erste Teil bringt die für das Verständnis der einzelnen Heilmethoden unbedingt erforderlichen Grundlagen. Daneben berichtet er auch über die historische Entwicklung und die geistigen Strömungen, welche die Entfaltung und Weiterentwicklung der chinesischen Heilkunst wesentlich beeinflußten.

Der zweite Teil gibt eine Darstellung der einzelnen Heilmethoden sowie deren Deutung im modernen Sinn. Zuletzt wird die heutige Situation der traditionellen Heilkunst in der Volksrepublik China behandelt.

Der Autor möchte seinen Dank der *Chinesischen Ärztlichen Gesellschaft* in Peking sowie Herrn Professor W. G. Wogralik (Gorki) für ihre Aufmerksamkeit und Hilfeleistung aussprechen, mit der sie chinesisches und sowjetisches Material zur Verfügung stellten, Auskünfte erteilten und damit in die Forschungsergebnisse über die traditionelle chinesische Heilkunst Einblick gewährten.

I. Teil: Allgemeine Grundlagen

1. Aus der Geschichte der chinesischen Heilkunst

Heilkundliche Dokumente und Werke

Die legendäre konfuzianische Überlieferung führt die Frühgeschichte Chinas auf die Jahrtausende vor der Zeitenwende zurück. SHÊN-NUNG, der den Pflug erfand, der GELBE KAISER, auf den die Kleidung und die Zeremonien zurückgehen, aber selbst YÜ DER GROSSE, der die Flüsse regulierte, sind sagenhafte Gestalten. Diese Legenden sind wahrscheinlich im 11.–3. Jahrhundert v. Chr., in der sogenannten *Chou-Epoche*, entstanden. Die aus Nord- und Mittelchina stammenden archäologischen Funde aus dem Neolithikum kann man mit ihnen nicht in Verbindung bringen. Im 2. Jahrtausend v. Chr. hat die *Shang-* oder – mit ihrem späteren Namen – *Yin-Dynastie* regiert. Zu Beginn unseres Jahrhunderts kamen bei Ausgrabungen im nördlichen Teil der heutigen Honan-Provinz wertvolle Funde aus der *Shang-Yin-*Zeit zutage, unter ihnen auch Schriftzeichen auf Knochen, die der Weissagung dienten[1]. Auf diesen findet man erstmalig auch Schriftzeichen, die auf verschiedene Krankheiten hinweisen, unter anderem auch das Schriftzeichen für *Räude.*

Die ersten schriftlichen Funde vermitteln aber noch keine medizinischen Einsichten, nur die Namen von Krankheiten und von Pflanzen, die auch später für medizinische Zwecke verwendet wurden. So können wir in der *»Buch der Lieder« (Shih Ching)* genannten großen lyrischen Sammlung, von der ein wesentlicher Teil im 10.–6. Jahrhundert v. Chr. entstanden ist, die Namen sehr vieler später in der Heilkunst gebräuchlicher Pflanzen finden, unter anderem auch den Namen des *Echten Beifuß (Artemisia vulgaris).*

Für die Heilkunde ist das *»Buch der Wandlungen« (I Ching)* von grundlegender Bedeutung; darin finden sich Fragmente vermutlich auch aus der ersten Hälfte des ersten Jahrtausends v. Chr. Im *»Hsi-tz'û«* betitelten Anhang des Buches erscheinen erstmals die Begriffe *Yin* = negativ (für Dunkel, kalt, weiblich etc.) sowie

Yang = positiv (für Licht, warm, männlich etc.). Diese Begriffe beinhalten ursprünglich die beiden gegensätzlichen Grundelemente der Welt, deren ununterbrochenes Ineinandergehen alle Erscheinungen der Welt erzeugt. Diese Auffassung hat sich auch die Heilkunst zu eigen gemacht und – wie wir später sehen werden – sie spekulativ gewandelt. So wurde der *Yin-Yang*-Begriff zu einem Ausgangspunkt für spätere Überlegungen und auch für Irrwege.

Das zweite grundlegende Werk ist das Kapitel *»Große Regel« (Hung Fan)* des *»Buches der Schriften« (Shu Ching).* Diese Arbeit stammt in ihrer überkommenen Form aus der *Han*-Zeit, doch sind einzelne Kapitel vielleicht schon in der ersten Hälfte des ersten Jahrtausends v. Chr. entstanden. Im Kapitel *»Große Regel«* ist das erste Mal von der Harmonie zwischen Weltall und Mensch die Rede, von den fünf Elementen, von der Fünfteilung der Welt des Alls und der Welt des Menschen. Der Zusammenhang zwischen Nord und dem Wasserelement, Süd und dem Feuerelement, Ost und dem Holzelement, West und dem Metallelement, Mitte und dem Erdelement ist in der traditionellen Heilkunst eine oft kommentierte Lehre.

Die Geschichtswerke haben ebenfalls viele medizinische Überlieferungen bewahrt. Sehr wertvoll ist zum Beispiel der *»Tso Chuan«* genannte Kommentar, der von dem zwischen dem 5. und 3. Jahrhundert lebenden Tso Chiu-ming stammen soll. Darin wird die Akupunktur erstmals erwähnt. In den im 1. Jahrhundert v. Chr. geschriebenen *»Geschichtlichen Aufzeichnungen« (Shih Chi)* finden wir die Lebensbeschreibung des um das 5. Jahrhundert v. Chr. lebenden berühmten Arztes Pien Ch'üeh. Dieser stellte die ersten Diagnosen mit Hilfe des Pulsfühlens. Ähnliche medizinische Beiträge finden wir in dem historischen Werk *»Geschichte der späten Han-Dynastie« (Hou Han Shu),* das im 5. Jahrhundert n. Chr. entstanden ist, und auch an vielen anderen Stellen. Im Verlauf der historischen Entwicklung wurden die Erkenntnisse von Zeit zu Zeit in großen Enzyklopädien und Lexika gesammelt, darunter auch literarische Dokumente, die sich mit einzelnen Krankheiten befassen, Lebensbeschreibungen von Ärzten bringen und heilkundliche Werke erwähnen. Eine dieser gewaltigen Arbeiten ist die *»Enzyklopädie des Kaisers Tai Tsung« (T'ai-p'ing Yü Lan),* die aus 1015

Kapiteln besteht. Eine groß angelegte Sammlung ist die 1726 n. Chr. herausgegebene *»Kaiserliche Enzyklopädie« (Ku-chin-T'u-shu Chi-ch'êng)*, deren 10084 Kapitel die damaligen wissenschaftlichen Erkenntnisse, darunter auch die medizinischen, zusammenfassen.

Das erste medizinische Spezialwerk ist die Sammlung *»Innere Heilkunde des Gelben Kaisers« (Huang-ti Nei-ching)*. Li Chu-kuo hat darin wahrscheinlich um das Jahr 26 n. Chr. die volkstümlichen Arzneibücher und medizinische Schriften der vorausgegangenen Jahrhunderte zusammengefaßt. Einzelne Teile der Sammlung sind zweifelsohne im 3. Jahrhundert v. Chr. entstanden, andere Teile sind möglicherweise auch älter. Li Chu-kuo sammelte nicht nur, sondern prüfte auch. Die Sammlung hat die Form eines Zwiegesprächs: der Gelbe Kaiser unterhält sich meist mit Ch'i Po, dem Hofarzt, über das Verhältnis zwischen Mensch und Natur, über die Elemente, die Krankheiten, ihre Entstehung und ihre Heilung. Diskutiert wird die heilkundliche Bedeutung des *Yin-Yang*, der Akupunktur und Moxibustion, auch Massage und Atemübungen werden erwähnt. Die Sammlung wurde später in zwei große Teile gegliedert, die *»Su Wên«* und *»Ling Shu«* heißen. Auch die gegenwärtige medizinische Literatur hält sich an diese Unterteilung.

Ein ähnlich altes Werk ist *»Das Buch der Leiden« (Nan Ching)*. Dieses Werk wird dem im 5. Jahrhundert v. Chr. lebenden berühmten Arzt Pien Ch'üeh zugeschrieben, obgleich es wohl erst in der *Han*-Zeit, im 3. oder 2. Jahrhundert v. Chr., entstanden sein dürfte. Nach der Überlieferung war Pien Ch'üeh ein hervorragender Arzt seiner Zeit. Er wollte der Heilkunst im Kampf gegen den Aberglauben eine rationale Basis schaffen. Von ihm wird berichtet, daß er den bewußtlos daliegenden Fürsten des *Kuo*-Staates untersuchte, seinen Puls fühlte, feststellte, daß er lebte, und ihm mit Medikamenten in kurzer Zeit wieder auf die Beine half[2].

Um das 2.–3. Jahrhundert n. Chr. schrieb Chang Chung-ching, auch Chang Chi genannt, zwei berühmte ärztliche Bücher, *»Abhandlung über die verschiedenen Arten des Fiebers« (Shang-han Lun)* und *»Kurze Fassung des goldenen Schreines« (Chin Kui Yao Lüeh)*. Beide Werke behandeln ausführlich Akupunktur, Moxibustion, Atemtherapie, Heilgymnastik und Massage. An Arzneien werden fieberlindernde und harntreibende Mittel, Brechmittel, Beruhigungs- und Reizmittel sowie schmerzstillende Drogen erwähnt. Seine Arbeiten zählen zu den ernstzunehmenden medizinischen Werken jener Zeit.

Ein Zeitgenosse CHANG CHUNG-CHINGS war HUA T'O, der Wegbereiter der Anästhesie. Sein Buch ist leider nicht erhalten geblieben, und über sein Leben erfahren wir nur weniges aus der *»Geschichte der späten Han-Dynastie«* (aus der *»Hou Han-Shu-Chronik«*[3]). Seine Biographie berichtet, daß er sich mit der Medizin zu beschäftigen begann, um den zahllosen Verwundeten der vielen Kriege zu helfen. Er vermischte Drogen mit Wein und operierte die Verwundeten mit Hilfe dieser Anästhetisierung. Der militärische Despot jener Zeiten, TS'AO TS'AO, litt unter starken Kopfschmerzen. Die Zauberformeln seiner Hofmagier blieben wirkungslos. HUA T'O heilte ihn. TS'AO TS'AO wollte daraufhin dessen medizinisches Wissen ausschließlich für sich nutzen und ihn zum Hofarzt machen. Der Arzt lehnte es aber ab, worauf ihn der Despot in den Kerker werfen und später töten ließ. Nach einer anderen Version fürchtete TS'AO TS'AO, daß der Arzt nach seinem Leben trachte, weshalb er ihn töten ließ. Im Kerker schrieb HUA T'O ein Buch über die Heilkunst, in welchem er sein ganzes Wissen und seine Erfahrung zusammenfaßte; doch weil der Kerkermeister nicht geneigt war, das Buch in Sicherheit zu bringen, vernichtete es HUA T'O. So ging auch die Rezeptur der anästhetisierenden Arznei verloren.

Dieser hervorragende Arzt stellte auch zur Kräftigung des Körpers Bewegungsübungen zusammen, bei denen die Bewegungen von Tiger, Hirsch, Bär, Affe und Vogel nachzuahmen waren.

Ein berühmtes Werk des 3. Jahrhunderts n. Chr. ist das *»Buch der Pulse« (Mai Ching)*. Der Autor, WANG SHU-HE, zählt so viele Möglichkeiten des Pulsfühlens auf, wie sie auch die heutige Medizin bei weitem nicht kennt. Dieses Buch ist eines der Grundwerke der traditionellen chinesischen Heilkunst bezüglich der Untersuchung des Pulses. Dieser berühmte Arzt schrieb auch den heute noch bedeutenden Kommentar zur *»Inneren Heilkunde des Gelben Kaisers«*.

Hand in Hand mit den medizinischen Büchern ging die Entwicklung der pharmakologischen Literatur vor sich. Die erste bekannte Sammlung ist das zwischen dem 2. Jahrhundert v. Chr. und dem

2. Jahrhundert n. Chr. entstandene *»Arzneibuch des Shên-nung« (Shên-nung Pên-ts'ao Ching).* In diesem Buch finden wir die Namen und die Anwendungsmöglichkeiten der damals bekannten Heilmittel. Die Verfasser der Arzneibücher in späteren Zeiten kehren alle mehr oder weniger zu dieser Sammlung zurück, überprüfen sie oder entwickeln sie in einer alchimistischen Richtung weiter. Die mehr als dreihundert Rezepturen entsprechen natürlich nicht der heutigen pharmazeutischen Systematik. Erwähnenswert ist unter ihnen das Quecksilber sowie der bei Hautkrankheiten angewandte Schwefel.

Ein großer Teil der verzeichneten Medikamente stammt aus der Volksmedizin. Im Laufe der Zeit wurden diese von den höfischen Alchimisten zur Goldmacherei und zur Zubereitung des *»Elixiers des ewigen Lebens«* benutzt. Wir wissen, daß die Alchimie in Europa ein Wegbereiter der späteren wissenschaftlichen Chemie war. Eine ähnliche Entwicklung zeigte sich auch in China. Der taoistische Arzt und Alchimist Ko Hung hat in der ersten Hälfte des 4. Jahrhunderts n. Chr. in seinem Werk *»Pao P'u-tzû«* über das Elixier der Unsterblichkeit geschrieben. Das Ergebnis seiner Experimente, aus heutiger Sicht beurteilt, zeigt, daß er verschiedene Extrakte herstellte, das »Gift der Arzneimittel« herausdestillierte und Verbindungen und Mischungen erzeugte. Ein Magier, Arzt und Apotheker in einer Person, war am Ende des 5. Jahrhunderts auch T'ao Hung-ching, der das Quecksilber in Gold verwandeln wollte und dabei ausgezeichnete Arzneimittel entdeckte.

Ein berühmter Arzt zu Beginn der *T'ang*-Zeit war Sun Szû-miao (581–682 n. Chr.), der in seinem Werk *»Tausend-Dukaten-Rezepte« (Ch'ien Chin Fang)* die Grundsatzfragen der damaligen Heilkunde und die wirksamsten Rezepturen gegen die einzelnen Krankheiten behandelt. In heilkundlicher Hinsicht zeitigt diese Epoche einen großen Fortschritt: die herrschende philosophisch-religiöse Richtung, der Taoismus, findet in dem sich zu jener Zeit in China ausbreitenden Buddhismus einen Rivalen. Beide Religionen bedienen sich auch der Heilkunst, um mit ihrer Hilfe Anhänger zu gewinnen. Vom Standpunkt der Wissenschaft aus gesehen, ist die damalige Neuherausgabe manchen medizinischen Werkes von großer Bedeutung; die Buddhisten übersetzten wichtige indische heilkundliche Werke ins Chinesische, unter anderem auch die Schriften der berühmten indischen Ärzte DSCHARAKA und SUSCHRUTA. Zu Beginn des 7. Jahrhunderts n. Chr. wird auf kaiserlichen Erlaß hin die erste Schule für ärztliche Ausbildung eröffnet, rund zweihundert Jahre vor der Gründung der Ärzteschule in Salerno. Nach der Überlieferung haben an dieser Schule etwa dreihundert Ärzte studiert, und es waren hervorragende Meister, welche die allgemeine Heilkunde, die Akupunktur, die Heilmassage und die »Zaubersprüche« lehrten. Letztere kamen durch buddhistischen Einfluß in die Heilkunst, spielten aber niemals eine besondere Rolle. Die allgemeine Heilkunde beschäftigte sich mit Chirurgie, Kinderheilkunde, Moxibustion, Augenheilkunde, Nasen- und Ohrenheilkunde und Zahnbehandlung[4].

Im übrigen erfolgt während der *T'ang-Zeit* eine großangelegte Überarbeitung der Bücher. Nicht nur die älteren medizinischen Werke und Arzneibücher werden durchgesehen, sondern auch neue Medikamente erfaßt, wodurch sich die Zahl der gebräuchlichen Arzneien auf 844 erhöht. Die Erfindung des Plattendrucks trägt viel zur Verbreitung der ärztlichen Werke bei.

Die Ausbreitung der Handels- und der kulturellen Beziehungen im 10. bis 14. Jahrhundert n. Chr. hat die Entwicklung der Medizin stark beeinflußt. WANG WEI-I ließ im Jahre 1027 eine menschliche Figur in Bronze gießen, auf welcher die für die Akupunktur und Moxibustion bedeutsamen Körperpunkte kenntlich gemacht waren. Die Schüler übten an dieser Bronzefigur das Auffinden der erwähnten Punkte.

LIU WAN-SO (1120–1180?) überprüfte die *»Innere Heilkunde des Gelben Kaisers«* und reduzierte die darin verzeichneten etwa anderthalbtausend Krankheiten auf 17 Krankheitsformen. Durch die Überarbeitung wurden sehr viele Irrtümer ausgemerzt. Unter den während eines Jahrtausends angehäuften Ansichten erwiesen sich viele als irrig, manche Krankheiten kamen unter verschiedenen Namen vor, je nach ihrer Bezeichnung in den verschiedenen Gegenden des weiträumigen China. LIU WAN-SO verringerte gleichfalls die Zahl der mehr als 7000 Rezepte auf 371. Er schaltete die veralteten, dem Aberglauben verhafteten, unbrauchbaren oder geradezu schädlichen Rezepturen aus. Seine Ansicht war, daß zur erfolgreichen Behandlung der Krankheiten nicht unbedingt kostspielige, sondern vielmehr wirksame Medikamente notwendig seien[5].

Im Jahre 1578 erschien ein großes pharmazeutisches Werk, das *»Arzneibuch« (Pên-ts'ao Kang-mu)*. Sein Autor, der Arzt und Pharmazeut Li Shih-chên (1518 bis 1593), durchforschte die bis dahin erschienenen vielen hundert bedeutsamen medizinischen Arbeiten, faßte Arzneisammlungen zusammen, beschrieb in 16 Klassen und 60 Unterklassen 1892 verschiedene Medikamente und sammelte etwa 10 000 ärztliche Verordnungen. Dieses bedeutende Werk gilt allgemein als das wichtigste pharmazeutische Buch jener Zeit. Es war in Asien sehr verbreitet und gelangte auch in den Westen. Es wurde unter anderem ins Japanische, Lateinische, Französische, Russische, Englische und Deutsche übersetzt. Ebenso ist Li Shih-chên der Verfasser des medizinischen Werkes *»Die acht besonderen Meridiane« (Ch'i-ching Pa-mai)*, in welchem er die Rolle des Pulses und der *»besonderen Meridiane«* des Körpers abhandelt[6]. In der Liste der ärztlichen Werke ist noch die 1749 erschienene Sammlung *»Der goldene Spiegel der Heilkunst« (I-tsung Chin-chien)* hervorzuheben. Achtzig hervorragende Ärzte haben sie auf kaiserlichen Erlaß zusammengestellt; sie gilt als die hervorragendste heilkundliche Sammlung der *Ch'ing*-Zeit.

Die bis jetzt aufgezählten medizinischen und pharmazeutischen Werke sind nur die bedeutendsten unter Hunderten sehr wichtiger Bücher. Die gewaltige Kommentarliteratur, die diesen grundlegenden Werken folgte, kann bis heute noch nicht vollständig übersehen werden – ihre wissenschaftliche Auswertung bleibt eine Aufgabe für die Zukunft. Derzeit stehen in China 4250 wichtige traditionelle medizinische Werke für die Forschung zur Verfügung.

Ein historischer Überblick

Wenn wir die Schätze der chinesischen Heilkunst und die großen historischen Persönlichkeiten der chinesischen Medizin den bedeutenden Gestalten und Ereignissen der Geschichte der westlichen Medizin in einem zeitlichen Vergleich gegenüberstellen, dann können wir feststellen, daß PIEN CH'ÜEH, der »Vater des Pulses«, wahrscheinlich der Zeitgenosse des großen griechischen Arztes HIPPOKRATES gewesen ist (460–377 v. Chr.), HUA T'O und CHANG CHUNG-CHING die Zeitgenossen GALENS (130–200 n. Chr.) und daß die Bronzefigur für das Studium der Punkte für Akupunktur und Moxibustion wohl in jener Zeit gegossen wurde, in welcher AVICENNA den *»Kanon der Heilkunde«* geschrieben hat (11. Jahrhundert). Die *»Innere Heilkunde des Gelben Kaisers«* spricht klar und deutlich vom Kreislauf des Blutes, den in Europa HARVEY (1578–1657) erst fünfzehnhundert Jahre später bewiesen hat. Die Diagnostik mit Hilfe des Pulsfühlens (das in China eine zweieinhalb Jahrtausende alte Tradition hat), die Anästhesie im 2. Jahrhundert v. Chr., die erste Anwendung einer primitiven Form der Pockenimpfung auf der Welt zeigen, daß die chinesische Heilkunst der westlichen in manchem voraus war. Bei Ausgrabungen entdeckte Schädel beweisen ferner, daß die Trepanation (Schädelöffnung) schon vor Jahrtausenden geübt wurde. Wie erklären sich demnach die Fortschritte der modernen westlichen Medizin und das Zurückbleiben der traditionellen chinesischen Heilkunst?

Zum Verständnis dieser Entwicklung ist eine Darstellung der sozialen und historischen Entwicklung in China notwendig.

Viele glauben, daß die traditionelle chinesische Heilkunst das geheimnisvolle und magische Wissen eines untergegangenen »goldenen Zeitalters« sei, dessen Wert den der modernen Medizin vielfach übersteigt. Diese Einstellung ist irrig. Ohne Zweifel hatte die chinesische Medizin genauso ihre Probleme, wie sie sich der westlichen fortlaufend stellten. Es lohnt die Überlegung, daß die medizinische Wissenschaft des Westens schon zu Beginn der Neuzeit die Möglichkeit gewann, sich von der altscholastischen Betrachtungsweise zu lösen und das Experiment sowie die analytische Methode einzuführen, um auf diese Weise ihre wissenschaftlichen Theorien so zu untermauern, daß sie den praktischen Erfahrungen entsprechen. Obgleich in China das Experiment als Methode, in primitiver Form und nicht bewußt angewandt, schon sehr früh eine Rolle spielte, hauptsächlich bei den Alchimisten, waren die heilkundlichen Erkenntnisse eher summierend und synthetisch. Der größte Teil davon waren ursprünglich an bestimmten Fällen gewonnene konkrete Erfahrungen, also Empirie. Ihre Verallgemeinerung konnte somit durch das Fehlen des analytischen Experimentes auch zu falschen Schlüssen führen[7].

Das chinesische Altertum kennen wir hauptsächlich durch Legenden und – im Konkreten – durch die um die Jahrhundertwende begonnenen Ausgrabungen. Die dabei zutage geförderten Funde, wie Gebrauchsgegenstände und Orakelknochen, weisen auf eine archaische Gesellschaftsform hin, welche die Stufe der Staatlichkeit noch nicht erreicht hat und in welcher der *Wang*, also der König, die Rechte und Pflichten eines Stammeshäuptlings wahrnimmt. Für die Wirtschaft sind die Tierzucht und der Ackerbau von großer Bedeutung, in der Umgebung des Königssitzes aber blüht ein hochentwickeltes Handwerk, das hauptsächlich dem religiösen Kult und der Stärkung der königlichen Macht dient. Der Boden und die Sklaven sind öffentlicher Besitz, der Warenverkehr ist noch unentwickelt, und die Hauptstadt stellt lediglich den Ort dar, wohin die Abgaben der Bauern abzuführen sind. So entfaltet sich in der *Shan-Yin*-Zeit jene eigentümliche patriarchalische Ordnung, welche im ersten Jahrtausend v. Chr. auch das Bild der *Chou*-Zeit bestimmen wird.

In dieser Zeit basiert die Heilkunde noch auf einer Sammlung von volkstümlichen Erfahrungen, die sich mit verschiedenartigen Elementen vermischen. Die zahlreichen praktischen Erfahrungen sind auf die Förderung der Gesundheit der Stammesmitglieder, der Leibeigenen und der Bauern ausgerichtet, hauptsächlich sollen sie aber der Förderung der Gesundheit des Königs nützen. Selbstverständlich behauptet auch die Zauberei ihren Platz, da die natürliche Erklärung des Krankheitsgeschehens fehlt und äußere Krankheitsbilder leicht zu falschen Folgerungen verleiten.

Die ersten Heilkundigen oder Medizinmänner stellten wohl eine Art von Schamanen-Ärzten dar, die von der Heilung von Verletzungen und von Hautkrankheiten mehr verstanden haben als von der Behandlung innerer Leiden. Sie gebrauchten auch Zauberformeln. Die rationalen Elemente vermischten sich dabei mit mystischen. Nach dem Zeugnis der Orakelknochen kannte man zu Beginn des Altertums im wesentlichen traumatische Weichteilverletzungen, Erkrankungen der Ohren, der Nase, der Augen, des Mundes und der Zähne sowie Knochenbrüche. Zur Öffnung von Geschwülsten und Eiterbeuteln wurden Steinnadeln gebraucht, und man verstand sich auch auf die Schädel-Trepanation.

Die Gesellschaft der *Chou*-Zeit (11.–3. Jht. v. Chr.), eine patriarchalisch-bürokratische Gesellschaft, stellte einen Übergang zwischen der Urgemeinschaft und dem Staat antiker Prägung dar. Die Geschichte dieses ganzen Zeitalters besteht aus fortwährenden um die Hegemonie geführten Kriegen zwischen den einzelnen Fürstentümern. Der Boden und seine Bearbeiter bleiben weiterhin »öffentlicher Besitz«. Der König ist die Verkörperung der Gemeinschaft. Wahrscheinlich wurden zu dieser Zeit in die traditionelle Heilkunst die im Kapitel *»Große Regel«* des *»Buchs der Schriften«* dargestellte *Lehre der fünf Elemente* sowie das im *»Hsi-tz'û«* genannten Anhang des *»Buchs der Wandlungen«* erläuterte *Yin-Yang-Prinzip* eingebaut.

Der Philosoph der *Chou*-Zeit mit der breitesten Wirkung, K'UNG-TZÛ (mit dem latinisierten Namen KONFUZIUS), lebte nach der Überlieferung von 551–479 v. Chr. Er schrieb seine Lehre nicht selbst nieder, seine Schüler schufen jedoch unter anderem das aus Dialogen bestehende Werk *»Diskussionen und Gespräche« (Lun-yü)*, welches einen wichtigen Pfeiler der damaligen und späteren sozialen Ordnung gebildet hat. KONFUZIUS hielt im wesentlichen an jenen Normen der Moral fest, deren Einhaltung das Regieren eines Landes reibungslos gestaltet.

Die erwähnten Normen sichern die Treue zu den verwandtschaftlichen und patriarchalischen Beziehungen, die an die Lebenden und Toten geknüpft sind. Es war ebenfalls eine Form der Treue gegenüber den Ahnen, daß der von den Eltern empfangene Leib nicht verstümmelt werden durfte, sondern nach dem Tod den Ahnen in der vollen Unversehrtheit zurückgegeben werden mußte. Darauf ist vor allem der primitive Stand der chirurgischen, geburtshelferischen und anatomischen Kenntnisse zurückzuführen. Amputierte Körperteile beerdigte man in China mit jener Person zusammen, zu der sie gehörten, wenn man sich überhaupt zu Amputationen entschloß; die Sektion von Leichen übte man aber – ebenso wie im mittelalterlichen Europa – im geheimen, an hingerichteten Verbrechern. Diese Traditionen blieben bis zur Revolution Chinas erhalten. Sie werden sowohl in der älteren wie auch in der neueren Literatur und in Reisebeschreibungen erwähnt.

Außer dem *Konfuzianismus* übte in diesem Zeitalter unter anderem auch eine ihrem Ursprung nach bäuerliche Philosophie eine starke Wirkung aus, die in der Folge hie und da mit der Lehre des *Konfuzius* rivalisierte – und die später *Taoismus* genannt wurde. Diese Philosophie manifestiert sich in dem im 4. oder 3. Jahrhundert v. Chr. entstandenen *Lao-tzû*, später *Tao-tê Ching* genannten philosophischen Gedicht, welches einem LAO TAN oder LAO-TZÛ (»alter Meister«) genannten Weisen zugeschrieben wird. Darin wird Begriff und Regel des *Tao* (»Weg«) beschrieben, als eines Naturgesetzes von allgemeiner Gültigkeit, das im Gegensatz zur patriarchalischen Ordnung des Konfuzius steht. Auch diese philosophische Richtung nahm großen Einfluß auf die traditionelle Heilkunst, obgleich sie später, von der Ursprünglichkeit ihrer Betrachtungsweise losgelöst, zum Ausgangspunkt einander diametral entgegengesetzter Spekulationen, auch in der taoistischen Alchimie, wurde.

In den Epochen vor unserer Zeitrechnung wurden in den verschiedenen Gebieten Chinas jeweils andere Heilmethoden bevorzugt. So wurde die Heilbehandlung im östlichen Teil Chinas, in der Gegend der heutigen Shantung-Provinz, vorwiegend mit Steinnadeln, im westlichen Teil, in der heutigen Shensi-Provinz, mit Heilkräutern, im Norden, in der heutigen Hopei-Provinz, mit Moxibustion, im Süden, in der heutigen Hupei-Provinz, mit Metallnadeln, im mittleren Teil Chinas, in der heutigen Honan-Provinz, dagegen mit Hilfe der Massage ausgeführt[8]. Die Konfuzianer verurteilten jede magische, gesundbeterische Heilmethode. PIEN CH'ÜEH entwickelte die Methode des Pulsfühlens, und auch philosophische Lehren fanden Eingang in die Heilkunde.

Der patriarchalischen Aristokratie erwuchs im städtischen Patriziat ein gefährlicher Feind, denn die reichgewordenen Patrizier strebten nach der Macht. Auf diese Schicht stützte sich CH'IN SHIH HUANG-TI, der die Fürstentümer im Jahre 221 v. Chr. vereinigte und zur Entmachtung der patriarchalischen Aristokratie die konfuzianischen Bücher im Jahre 213 verbrennen ließ. Die medizinischen und landwirtschaftlichen Bücher wurden allerdings von der Vernichtung ausgenommen, aber auch die Wahrsage-Bücher sind verschont geblieben.

Die *Ch'in-Dynastie* mußte stürzen, weil städtische Kultur und Warenproduktion zur Erhaltung der Macht noch zu unentwickelt waren. Die darauffolgende *Han-Dynastie* (206 v. Chr.–220 n. Chr.) hat zwar die patriarchalische Aristokratie wieder rehabilitiert, allerdings auch die Einheit Chinas beibehalten. Zu dieser Zeit lebten der große Arzt CHANG CHUNG-CHING sowie HUA T'O, der als erster die Anästhesie anwandte.

Der Übergang zum Mittelalter vollzog sich in China, nicht anders als in Europa, durch das Eindringen und die Eroberungen nomadisierender Stämme. Im geistigen Leben des Zeitalters brachte das Vordringen des Buddhismus eine wichtige Wende. In diese Zeit fällt die Übersetzung bedeutender medizinischer Werke aus dem Indischen.

Die *T'ang-Dynastie* (618–907 n. Chr.) bringt eine große wirtschaftliche und kulturelle Blüte. Obgleich der Staat auf einem patriarchalischen Steuersystem aufgebaut war, hatten auch die feudalen Grundbesitzer Privilegien, was eine Stärkung der Macht der Feudalherren gegenüber dem Kaiser bedeutete. Dieser suchte sie mit Verordnungen in den patriarchalischen Rahmen zurückzudrängen und auf diese Weise seine zentrale Macht zu stärken. Die Festigung der Zentralgewalt führte zu einer kräftigen Entwicklung des Handels und der städtischen Kultur. Die Erfindung des Plattendrucks ermöglichte auch die Verbreitung der medizinischen Werke. Eine andere Errungenschaft der städtischen Kultur stellt die Errichtung von Hospitälern mit staatlicher Unterstützung für Arme und für Leprakranke dar. Die Bauern krümmten sich allerdings unter harten Lasten, nur die Lage jener Beamten festigte sich, die die zentrale Macht unterstützten.

Diese wachsenden sozialen Gegensätze blieben auch unter der *Sung-Dynastie* (960–1276 n. Chr.) bestehen. In den Städten entwickelten sich Manufakturen und Fernhandel. Es entstanden bankähnliche Institutionen. Mit der Erfindung des Kompasses gewann die Schiffahrt an Bedeutung, wodurch die chinesischen Kaufleute den Handel der Araber auf den südlichen Meeren teilweise zurückdrängen konnten. Auch Banknoten wurden entwickelt, die im Anfang auf parfümierte Seide gedruckt wurden. Große Textsammlungen und Enzyklopädien kamen zur Veröffentlichung. Unter den Ärzten jedoch entstand wegen der Umformung des alten heilkundlichen Erbes ein erbitterter Kampf. Auch die Belebung der Philosophie wirkte auf die Entwicklung der heilkundlichen Theorie zurück.

Die Literatur des *Neokonfuzianismus* leitet aus dem *Yin-Yang-Prinzip* materialistisch gefärbte Grundprinzipien in der Natur ab. Deren Wechselwirkung schrieb sie die Entstehung der *fünf Elemente* (Erde, Feuer, Wasser, Metall, Holz) zu, aus denen sich alles Seiende aufbaut. Diese Gedanken hat der Philosoph CHOU-TZÛ (oder CHOU TUN-I) (1017–1073 n. Chr.) vertreten. Ein anderer zeitgenössischer Philosoph, CHANG TSAI (1020–1077 n. Chr.), führte aus, daß alle Dinge aus dem Kampf der gegensätzlichen Kräfte *Yin* und *Yang* entstehen und vergehen; jede Bewegung entsteht aus dem Kampf des Gegensatzpaares.

Der Einbruch der Mongolen und die Gründung der *Yüan-Dynastie* (1280–1368 n. Chr.) führte zu einer grausamen Unterdrückung Chinas. Die mongolische Herrschaft bekämpfte den Konfuzianismus, dagegen kamen viele Zeugnisse der bis dahin unterdrückten volkstümlichen Dichtung und Heilkunde ans Tageslicht.

Nach der Vertreibung der Mongolen in der *Ming-Ära* (1368–1644) nahm der Handel großen Aufschwung, was zur Stärkung der Städte beitrug.

Gegen Ende der *Ming-Dynastie* tritt Europa in das Zeitalter der Entdeckungen. Die europäischen Seefahrer bringen aus dem Osten Gewürze und Drogen nach Europa. So kommen aus China der Kampfer und das Opium, das in seiner Heimat ursprünglich nur als Medikament gebraucht wurde.

Im 16. Jahrhundert setzten sich europäische Handelsgesellschaften in China fest: 1516 gehen portugiesische Schiffe in Kanton vor Anker. China versucht sich abzuschließen, indem es keine Fremden in seine Häfen lassen will.

In dieser Zeit erscheinen mehr als fünfzig ärztliche Werke über die Pocken, und um die Mitte des 16. Jahrhunderts wird entdeckt, daß das Sekret der Pockenblasen oder getrocknete Pockenblasen in Pulverform ein wichtiges Immunisierungsmittel darstellen. Das Pulver aus Pockenblasen wird in die Nase geschnupft. Dieses Immunisierungsverfahren, das übrigens in der Volksmedizin schon seit den ältesten Zeiten angewandt wurde, übernehmen auch russische Ärzte, durch deren Vermittlung kommt es in die Türkei; für den Westen wird die Pockenschutzimpfung erst 1717 von dem Engländer JENNER entdeckt.

Der große Arzt und Pharmazeut der *Ming*-Zeit, LI SHIH-CHÊN, schreibt am Ende jener Epoche sein umfangreiches *»Arzneibuch«*. Gleichzeitig verhindern allerdings die scholastische Haarspalterei und ein Übergewicht der philosophischen Richtung einen echten Fortschritt der Heilkunde. Diese an Kommentaren zu den Kommentaren überreiche medizinische Richtung erreicht in der *Ch'ing*-Zeit (1644–1911) ihren Gipfel und zeigt gleichzeitig die Stagnation auf, von der China befallen war.

Die chinesischen Feudalherren riefen 1644 zur Niederwerfung des großen Bauernaufstandes von LI TSÊ-CHÊNG die Mandschus ins Land, die ganz China unter ihre Herrschaft brachten und unter dem Namen *Ch'ing* eine neue Dynastie gründeten (1644–1911). Die Mandschus unterdrückten das chinesische Volk mit allen Mitteln. Auch fürchtete sich die herrschende Schicht vor allen fremden Einflüssen und brach deshalb zur Festigung ihrer Macht alle kulturellen und Handelsbeziehungen zu den benachbarten Ländern ab. Unter der Regierung von Kaiser K'ANG-HSI (1662–1723) wurden viele Astronomen in die Verbannung geschickt, weil sie sich mit westlicher Sternkunde befaßten. Auch jenes anatomische Buch wurde aus dem Verkehr gezogen, welches der Missionar DOMINIQUE PARRENIN zusammengestellt und in die Mandschu-Sprache übersetzt hatte. Die Mandschu-Herrscher sahen es lieber, wenn die Chinesen sich in die Kommentierung der klassischen Werke vertieften. So hat die beinahe zweihundertsiebzig Jahre dauernde Fremdherrschaft aus der chinesischen Medizin weitgehend eine haarspalterische Textkritik gemacht. Das einzige positive Ergebnis ist vielleicht in dem Umstand zu sehen, daß der Fälschungscharakter bestimmter ärztlicher Werke oder deren tatsächliches Alter erkannt wurden.

Die westlichen Kolonialmächte öffnen sich nach dem ersten Opiumkrieg von 1839–1842 ein Tor nach China, was den Zerfall der jahrtausendealten Ordnung der chinesischen Gesellschaft beschleunigt. Nach dem Opiumkrieg richtet die Ostindische Gesellschaft in Kanton und Makao Krankenhäuser ein. China wird so mit der europäischen Medizin bekannt, die hauptsächlich nach der Einführung der Anästhesie (1846) und seit der Anwendung der antiseptischen Verfahren (1867) auf ein gesteigertes Interesse rechnen kann, wenn man auch zuerst gegen die westliche Medizin Mißtrauen hegte; vielleicht auch darum, weil diese nach dem verlorenen Opiumkrieg nach China gelangte.

Der jahrhundertelangen Unterdrückung durch die Mandschu-Dynastie wurde durch die Revolution von 1911 ein Ende gesetzt. SUN YAT-SÊN wurde Präsident der neu entstandenen Republik. Ab 1920 begannen wieder revolutionäre Kämpfe und Bürgerkriege, aus denen 1927 das Kuomintang-System unter Staatspräsident CHIANG KAI-SHEK als Sieger hervorging.

Das Kuomantang-System achtete das Erbe der traditionellen Heilkunst gering und qualifizierte es als unwissenschaftliche Kurpfuscherei ab. CHIANG KAI-SHEK wollte der Tätigkeit der traditionstreuen Ärzte sogar mit einer Verordnung ein Ende setzen. Dieses Vorgehen löste allerdings heftigen Protest in der damaligen Hauptstadt Nanking aus, was schließlich mit zu einem Nachgeben der Regierung führte. Trotz allem behinderte die Regierung, soweit sie nur konnte, die Tätigkeit der traditionstreuen Ärzte und schürte den Gegensatz zwischen den Ärzten mit moderner Ausbildung und den Ärzten traditioneller Schule.

1949 brachte das Ende der Kriegswirren und den Sieg der kommunistischen Bürgerkriegs-Partei. Die erste nationale Hygiene-Konferenz 1950 zeitigte neue Grundsätze, auch bezüglich des Verhältnisses zu der traditionellen Heilkunst. So bewertet die Volksrepublik China das wertvolle Erbe der alten Heilkunst nicht gering, sondern fordert vielmehr die wissenschaftlich ausgebildeten chinesischen Ärzte zur Überprüfung der herkömmlichen Heilverfahren mit Methoden der heutigen Wissenschaft auf. Gleichzeitig spornt sie die in der traditionellen Heilkunst ausgebildeten Ärzte zum Studium moderner medizinischer Methoden an. Dieser Appell führte inzwischen zu ernstzunehmenden Ergebnissen, von denen noch die Rede sein wird.

Geistesgeschichtliche Wechselbeziehungen

Außer der sozialgeschichtlichen Erklärung halten wir auch eine geistesgeschichtliche Erhellung der geschilderten Entwicklung für notwendig.

China ist ein gewaltiges Territorium mit besonderen klimatischen und geologischen Gegebenheiten. Je nach der geographischen Lage treten unterschiedliche therapeutische Probleme auf. Im südlichen China, der warmen Klimazone, haben sich grundsätzlich andere Krankheitstypen herausgebildet als unter den wesentlich gemäßigteren Klimaverhältnissen im Norden; in West-China andere als im küstennahen Osten. Auch die Geschichte der traditionellen Heilkunst zeigt, daß in den verschiedenen Gebieten Chinas eine den Gegebenheiten angepaßte empirische Medizin entstanden ist, deren Methoden voneinander abweichen. Wenn wir noch berücksichtigen, daß sich das *»Himmlische Reich«* bis zur Einsetzung des ersten Kaisers (221 v. Chr.) in kleine Fürstentümer aufgliederte – die entweder miteinander auskamen oder in Kriege verwickelt waren, auf jeden Fall aber abgeschlossen voneinander lebten – dann werden die heute mitunter verworren erscheinenden und regional äußerst mannigfaltigen ärztlichen Überlieferungen begreiflicher. Die schriftlichen Dokumente des politisch bedeutsameren, historisch älteren Süd-Chinas sind besser erhalten als diejenigen der am Rande liegenden und zugleich rückständigeren Gebirge und Wüsten des Landes. Diese geographischen Verschiedenheiten werden durch die Sprachverhältnisse noch verwickelter. Denn in den einzelnen Provinzen Chinas wurden die Krankheiten mit verschiedenen Namen benannt. Das bedeutete und bedeutet noch heute begriffliche Schwierigkeiten; dazu kommen noch die sprachlichen Unterschiede in den historischen Epochen.

Wenn wir die Geschichte der chinesischen Heilkunst geistesgeschichtlich betrachten, können wir fünf Epochen unterscheiden:

1. die Epoche der einfachen Empirie
2. die Epoche der Bildung von Theorien
3. die Epoche des Ausbaues der Erfahrungen und Theorien
4. die Epoche der Divergenz von Theorie und Praxis
5. die Epoche der Rekonstruktion und Synthese.

1. Die Epoche der einfachen Empirie

Dieses Zeitalter bringt die Anfänge der Heilkunst in China. Die schlichte Naturbeobachtung, die Berücksichtigung der klimatischen Verhältnisse und vor allem das Erkennen der äußeren Krankheitssymptome zeigen die Mannigfaltigkeit einer volkstümlichen Empirie bei einem gleichzeitigen Mangel an Systematisierung. Die Beobachtungen haben einen ad-hoc-Charakter, bei ihrer Deutung helfen magische Elemente, wie wir das auch in der Medizingeschichte anderer Kulturkreise finden. In dieser Epoche werden in China Steinnadeln als Operationswerkzeuge benützt, eine große Zahl von Heilpflanzen findet Verwendung, auch kommt die Trepanation des Schädels zur Anwendung.
Seit Urzeiten wandern Menschen kreuz und quer durch China, Handel treibend, arbeitend oder auch kämpfend. So gelangen Erfahrungen aus einem Gebiet in das andere, werden angenommen, ergänzt oder verlieren auch an Bedeutung, je nach dem klimatischen Bereich ihrer Entstehung.
Es bleibt zu erwähnen, daß die Legenden, die von den Urzeiten berichten, im allgemeinen späterer Herkunft sind. Sie entstehen meist erst dann, wenn mit der Festigung der Dynastien das Bedürfnis auftritt, die Macht mit einem angestammten Herrschertitel zu untermauern. Die älteren heilkundlichen Legenden und Überlieferungen wie auch die Berichte über die Taten des legendären SHÊN-NUNG sind späterer Herkunft und werden durch keine der bisherigen Ausgrabungsfunde gestützt.
Als es Mode wurde, die Heilkunst theoretisch zu erklären, berief man sich gerne auf die alten Überlieferungen, von denen wir heute wissen, daß sie zumeist in das Gebiet der Legende gehören.

2. Die Epoche der Bildung von Theorien

Der Beginn dieses Zeitalters kann zeitlich nicht genau fixiert werden, nur soviel steht fest, daß die schlichte heilkundliche Empirie erst dann ein geschlossenes System zu bilden beginnt, als das *Yin-Yang-Prinzip* und die *Lehre von den fünf Elementen* eine Grundlage dafür bietet. Diese Zeit kann unter Berücksichtigung der Entstehung einiger Teile des *»I Ching«* und des *»Shu Ching«* etwa in die erste Hälfte des ersten Jahrtausends v. Chr. verlegt werden. Wie wir noch sehen werden, wurden beide Auffassungen eng mit den heilkundlichen Erkenntnissen und Traditionen verflochten, wodurch sie die Basis für die Theorie der traditionellen Heilkunde abgaben.

Außer den genannten Anschauungen übte auch der Begriff *Tao* (»Weg«) des *Taoismus* oder des *»Tao-tê Ching«* einen bedeutenden Einfluß auf das heilkundliche Denken aus, weil er durch seine Besonderheiten gegenüber dem Konfuzianismus eine vorzügliche Basis bot, Krankheit und Gesundheit als ein alle gleichermaßen berührendes Phänomen anzusehen und nicht als standesbedingten Zustand.

Der Taoismus war sowohl mit dem höfischen Leben der Herrscher verflochten, wie er auch mit dem Volk enge Bindung hielt. Klösterliche und weltliche Heilkunst können in China schwer auseinandergehalten werden. Die Lebensweise der taoistischen Einsiedler-Ärzte ist ebenso stark mit der einfachen Bevölkerung verknüpft wie mit dem höfischen Leben. Im wesentlichen kann festgestellt werden, daß ein Teil der taoistischen Eremiten ein meditatives Leben führte oder sich mit der Pflege der Wissenschaften beschäftigte. Die andere Gruppe der Taoisten befaßte sich mit Magie, Zauberei, der Überwindung des eigenen Ichs *(Transsubstantiation)*, der Alchimie und Fragen der Verlängerung des Lebens. Alle diese Elemente finden sich in der *»Inneren Heilkunde des Gelben Kaisers«*, in der Li Chu-kuo die heilkundlichen Schriften und Fragmente der Jahrhunderte vor unserer Zeitrechnung zusammenfaßte und in ein System brachte.

3. Die Epoche des Ausbaues der Erfahrungen und Theorien

Diese Zeit hängt mit dem Zustandekommen und der Entfaltung der chinesisch-indischen Beziehungen eng zusammen. Die Kontakte sind in erster Linie durch buddhistische Vermittlung zustande gekommen. Wir wissen bereits aus unserem sozialgeschichtlichen Überblick, daß China im 1. Jahrhundert n. Chr. mit dem Buddhismus bekannt wird, daß engere Beziehungen aber erst vom 6. Jahrhundert an angenommen werden können. Der Buddhismus kennt weder Kasten noch sonstige soziale Unterscheidungen. Er hat aus den indischen Philosophien alles verwertet, was anstelle von Einzelfragen universale Erkenntnis bot, wobei er das Anschauliche dem Begrifflichen vorzog. Die Mönche haben außer dem Wissen über die Ursachen des Leidens und der Lehre des *»edlen achtfachen Pfades«* auch indische Kulturwerte nach China gebracht und machten so auch auf dem Gebiet der Heilkunde die in Indien gebräuchlichen Methoden der Heilkunst bekannt. Die Übertragung der Schriften der berühmten indischen Ärzte DSCHARAKA und SUSCHRUTA, zusammen mit anderen ärztlichen Werken, verdanken wir ebenfalls buddhistischen Mönchen. Es gibt einen einleuchtenden Grund, weshalb sich die Mönche selbst mit dem Heilen beschäftigt haben: Linderung des Leidens und universelle Güte zu allem Lebendigen sind fundamentale Grundsätze der buddhistischen Lehre. Darum findet man in der Geschichte der chinesischen Heilkunst auch so viele buddhistische Mönche, die berühmte Ärzte waren. Durch deren Einfluß ist – schon aus psychologischen Gründen – die chinesische Heilkunst in größere Menschennähe gekommen, wogegen sich die Anhänger des Konfuzianismus, und noch mehr des Taoismus, der Heilkunst eher auf einer theoretischen Ebene näherten. Diese These wird durch die Tatsache gestützt, daß die überlieferten buddhistischen heilkundlichen Beschreibungen trotz ihrer eigenartigen Terminologie besser verständlich und wirklichkeitsnäher sind als die taoistischen medizinischen Schriften.

Der Austausch erstreckte sich nicht nur auf die praktischen Verfahren, sondern auch auf die Denkweise der indischen Philosophie. Das führte in China zu einer Vermischung mit den bereits vorhandenen theoretischen Grundlagen. Beispielsweise sind Elemente des Yoga ebenso im Buddhismus vorhanden wie in der chinesischen Heilkunst im Bereich der Atemtherapie. Die Ausweitung des Buddhismus in China war also auch für die Heilkunst von besonderer Bedeutung, befruchtete er doch die bis dahin gewonnenen Erkenntnisse auf theoretischer wie auf praktischer Ebene und führte zu einer Weiterentwicklung.

Allerdings machte der konfuzianische Standpunkt die Anwendung der in Indien geübten chirurgischen Verfahren unmöglich, weil er aus weltanschaulichen Gründen in scharfem Gegensatz gegen jede »Verstümmelung« des Körpers stand. Der traditionellen chinesischen Heilkunst entging dadurch sehr viel, weil die Entwicklung konkreter anatomischer Kenntnisse und chirurgischer Methoden unterblieb.

4. Die Epoche der Divergenz von Theorie und Praxis

Dieses Zeitalter fällt mit der Regierungszeit der Dynastien *Ming* und *Ch'ing* zusammen und liefert einen Beweis dafür, wie eng Sozialgeschichte und Geistesgeschichte verwoben sind. Bisher sprachen wir von dem Zusammenwirken von klösterlicher und weltlicher Medizin: in diesem Zeitalter müssen wir auch von den gegensätzlichen Richtungen der Beamten-Ärzte und der Volks-Ärzte sprechen. Die *Ming*-Zeit bringt ein Versanden der chinesischen Entwicklung, die *Ch'ing*-Zeit den Tiefpunkt der chinesischen Rückständigkeit.

Auf dem Gebiet der Heilkunde überwiegt die Kommentar-Literatur, und die beamteten Ärzte gewinnen immer mehr an Einfluß. Die Rangordnung der ärztlichen Ämter stellt nur gesellschaftliche Stufen dar. Dem Beamtenrang entspricht kein gleichwertiger Rang des Könnens. Der Stoff der offiziellen Staatsprüfung forderte lediglich die Kenntnis der zu den Klassikern gerechneten alten Werke und deren Kommentare, sowie der medizinischen Bezüge der historischen und literarischen Werke; sogar das Verfassen von Gedichten gehörte dazu. Die staatlichen Prüfungen kosteten viel Geld, weil durch sie gesellschaftlicher Rang, Titel und Ämter erlangt wurden. Die spitzfindigen Diskussionen um die Theorien waren eher ein Dreschen von leerem Stroh. Das theoretische Gerüst der Heilkunde verlor noch jene geringe reale Grundlage, die bei ihren Anfängen bereits vorhanden war.

Die beamteten Ärzte haben nur selten selbst behandelt und dann auch nur Leute von hohem gesellschaftlichem Rang. Das Volk wurde von sogenannten Volks-Ärzten betreut. Von diesen hatten manche die Staatsprüfung nicht bestanden, und weil sie somit zu keiner gut dotierten Stellung gelangen konnten, waren sie gezwungen, ihr Brot mit der Behandlung der ärmeren Schichten zu verdienen. Es gab aber auch nicht wenige Ärzte, die ernstlich Interesse für die Kranken und deren Heilung besaßen, die sich nicht um die Theorien

der Beamten-Ärzte kümmerten, sondern die nach den Krankheitsursachen forschten und ihre praktischen Erfahrungen schriftlich niederlegten. Es entwickelten sich bedeutende Arzt-Dynastien, die von Ärzten getragen wurden, die nicht danach strebten, Beamten-Ärzte zu werden, sondern von den Traditionen ihrer Familie ausgehend, sich mit der praktischen Anwendung ihres Wissens beschäftigten. Diese Ärzte haben dann das Volk behandelt, das sich mit verständlichem Vertrauen an sie wandte. Die ganz Armen aber kurierten einander mit Hilfe von Wissensbrocken, die sie dann und wann aufgeschnappt hatten. Dann und wann, denn die Volks-Ärzte waren nicht immer mitteilsam, ihre Praxis und ihr Rat standen oft in scharfem Gegensatz zu den Modetheorien der amtlichen Kreise, und darum war die Verbreitung ihrer Einsichten gleichbedeutend mit einer Schädigung des Prestiges der gesellschaftlich über ihnen stehenden Beamten-Ärzte, die auch im Besitz der Macht waren. Damit hängt das Entstehen der »Familientraditionen« und mündlichen Überlieferungen zusammen, und zwar in einem Maße, wie es aus der Geschichte der Medizin keines anderen Kulturkreises bekannt ist. Die strenge Verschwiegenheit war der einzige Schutz gegen die Beamten-Ärzte.
Solchen Überlieferungen begegnet man bis auf den heutigen Tag. Sie werden zur Zeit in ganz China gesammelt. Gegenüber den Nur-Theorien besitzen diese »Familiengeheimnisse« einen ernstzunehmenden heilkundlichen Wert, da sie praktische Erfahrungen enthalten und vorwiegend die Behandlung partieller Leiden und Störungen zum Inhalt haben. Solche Überlieferungen sind dann Fundgruben für die Erforschung der traditionellen Heilkunst.

5. Die Epoche der Rekonstruktion und Synthese

Dieses Zeitalter nahm mit dem Ende des Revolutionskrieges (1949) seinen Anfang und steht jetzt in der Entfaltung. Die Aufgabe der heutigen Medizinforschung wird in der Sammlung, Veröffentlichung und Durchforschung der Überlieferungen gesehen. Gleichzeitig erfolgt eine Überprüfung der überkommenen Methoden mit Hilfe moderner naturwissenschaftlicher Verfahren.

2. Der Mensch und die Natur

In der Weltbetrachtung der alten Chinesen erschien der menschliche Organismus als verkleinertes Abbild des Weltalls. Diese Anschauungsweise finden wir auch bei anderen Völkern des Altertums. So nannte PHILO JUDAEUS, ein Zeitgenosse SENECAS († 65 n. Chr.), den Menschen als erster »eine kleine Welt«. Nach chinesischer Auffassung sind die Vorgänge, die sich im menschlichen Organismus abspielen – unter anderem auch die Krankheiten – mit dem Wechsel der fünf weltschöpfenden Elemente verknüpft. Der Mensch ist also von der Natur nicht zu trennen, bildet einen organischen Teil derselben und steht in enger Wechselbeziehung mit dem Kosmos[9]. Also folgen die Natur als *Makrokosmos* und der Mensch als *Mikrokosmos* den gleichen Gesetzen.

Die Vorstellungswelt des chinesischen Altertums geizte nicht mit Analogien: den Kopf brachte sie mit dem Firmament, die Haare mit den Sternen und Sternbildern und die Augen und Ohren mit Sonne und Mond in Verbindung. Der menschliche Atem, die Seele, entsprach dem Wind (griechisch *pneuma*), das Blut dem Regen, das Blutgefäßsystem und die Körpersäfte waren die Flüsse und Ströme, die Öffnungen des Körpers die Täler und so weiter. Auch die weiteren Gleichsetzungen waren interessant: im Mikrokosmos ist der menschliche Körper die Erde selbst, das Knochengerüst stellt die Gebirge dar, das Herz das Sternbild des Großen Bären, die fünf Elemente (Holz, Feuer, Erde, Metall, Wasser) entsprechen den fünf inneren Organen Lunge, Herz, Nieren, Milz und Leber. Die vier Jahreszeiten entsprechen den vier Gliedmaßen, die zwölf Monate den zwölf größeren »Körperabschnitten«, die 360 Tage den 360 kleineren »Körperabschnitten«. Denn im Mondkalender der Chinesen hatte das Jahr 360 Tage[10].

Diese primitive kosmisch-magische Auffassung spiegelt sich auch im *»Buch der Wandlungen«*, in welchem der Himmel dem Kopf entspricht, die Erde dagegen dem Bauch. WANG KUI († 1390 n. Chr.) erwähnt in seinem Werk *»Li Hai Chi«*, daß der menschliche Körper Himmel und Erde in allen Einzelheiten nachahmt. So wie unter den zyklischen Zeichen des Sternenhimmels Jungfrau, Waage und

Schütze vorne und oben stehen, befinden sich im Körper die ihnen entsprechenden Organe Herz und Lunge oben. Und wie von den Tierkreiszeichen Fische, Widder, Zwillinge und Krebs hinten und abwärts stehen, finden im menschlichen Körper Nieren und Leber rückwärts und unten ihren Platz[11].

Eine Analogie dieser angedeuteten Betrachtungsweise ist uns aus der Zeit der europäischen Scholastik bekannt. Unter den philosophischen Systemen mit ähnlichen Auffassungen enthält das Werk des AGRIPPA DE NETTESHEIM (1485–1535) *»De occulta philosophia«* verschiedene derartige Aufzählungen und Identifizierungen; danach entsprechen die Planeten den hebräischen Buchstaben des Namen JAHVE, und eingehende Vergleiche behandeln Benennung und Klassifizierung der sieben Engel, sieben Vögel, sieben Fischarten, sieben Erzarten, sieben Gesteinsarten, der Körperteile, der Öffnungen des Kopfes und der sieben Orte der Verdammten[12].

Es gab in China auch eine Betrachtungsweise, welche den menschlichen Körper mit dem Staat verglich. Wir können sie im Abschnitt *»Su Wên«* der *»Inneren Heilkunde des Gelben Kaisers«* finden[13], und wir stoßen auch in den Schriften des taoistischen Arztes KO HUNG, der in der ersten Hälfte des 4. Jahrhunderts n. Chr. gelebt hat, darauf. In seinem *»Pao P'u-tzû«* betitelten Werk setzt er den Brustkorb und die Bauchgegend mit den Palästen und Ämtern gleich, die Gliedmaßen mit den Grenzen, die Knochen und Gelenke mit den verschiedenen Klassen der Beamten, den Geist mit dem Fürsten, das Blut mit den Ministern, die Energie aber, die den ganzen Körper am Leben erhält, mit dem Volk. Daß diese Auffassung – wenn auch nicht in medizinischer Hinsicht – einen realen Kern und einen soziologischen Sinn besaß, geht aus der Schlußfolgerung hervor: »Das Volk schenkt das Leben. Wenn das Volk ernährt wird, kann der Staat bestehen, wenn nicht, geht auch der Staat zugrunde«[14].

Die spätere chinesische Auffassung hat sich nicht mit dieser primitiven Schau identifiziert. Auch wir haben sie nur erwähnt, um in einem Gesamtüberblick auch die Vorstellungen des chinesischen Altertums zu erhellen.

Die empirischen Beobachtungen der Folgezeit bauten sich auf der richtigen Erkenntnis des Zusammenhanges zwischen Natur und

Mensch auf. Sie waren nicht mehr magisch, sondern mehrten jene Fülle des praktischen Wissens, durch die die traditionelle Heilkunst oft so überraschende Erfolge erzielen konnte. Der Mensch muß also den Gesetzen des Weltalls folgen, denn er ist als Mikrokosmos ein organischer Teil des Makrokosmos.

Das Yin-Yang-Prinzip

Nach der Lehre der chinesischen Heilkunst des Altertums findet im menschlichen Organismus, ähnlich wie in der ihn umgebenden Natur, ein ständiger Kampf zwischen den gegensätzlichen und zugleich einheitlichen Kräften statt. Der gesunde oder krankhafte Zustand wird vom Hin- und Herschwanken der miteinander kämpfenden Kräfte bestimmt. Die beiden polaren Kräfte, in denen sich die universelle Energie offenbart, sind das *Yin* und das *Yang*. Schon im vorangehenden Kapitel führten wir aus, daß dieses Begriffspaar erstmalig im *»Hsi-tz'u«* genannten Anhang des *»Buches der Wandlungen«* verzeichnet ist. Das *Yin* hat ursprünglich die nördliche, das *Yang* die südliche, von der Sonne beschienene Seite eines Berges bedeutet. An den Begriffskreis des *Yin* schlossen sich die Begriffe des Negativen, der Kälte, des Dunkels und des Weiblichen an, während das *Yang* das Positive, Männliche, das Licht und die Wärme verkörpert. So wie dieses Kräftepaar im Weltall in dauerndem Kampf steht und gleichzeitig eine Ganzheit bildet, so symbolisiert es auch Harmonie oder Disharmonie des menschlichen Organismus. Ausgewogenes, im Gleichgewicht stehendes *Yin* und *Yang* bedeutet Gesundheit – Verlagerung der Energie in irgendeiner Richtung aber Krankheit. Überstarkes *Yang* symbolisiert eine gesteigerte Organtätigkeit; überwiegt dagegen das *Yin*, bedeutet das eine Unterfunktion. So wie das ununterbrochene Wechselspiel dieser zwei gegensätzlichen Kräfte alle Erscheinungen der Welt hervorbringt, wie beispielsweise den Wechsel der Jahreszeiten und die Abfolge der Tage und Nächte, so rufen beim menschlichen Organismus. Ausgewogenes, im Gleichgewicht stehendes stand des Wachseins und des Schlafens hervor. Auch zwischen sym-

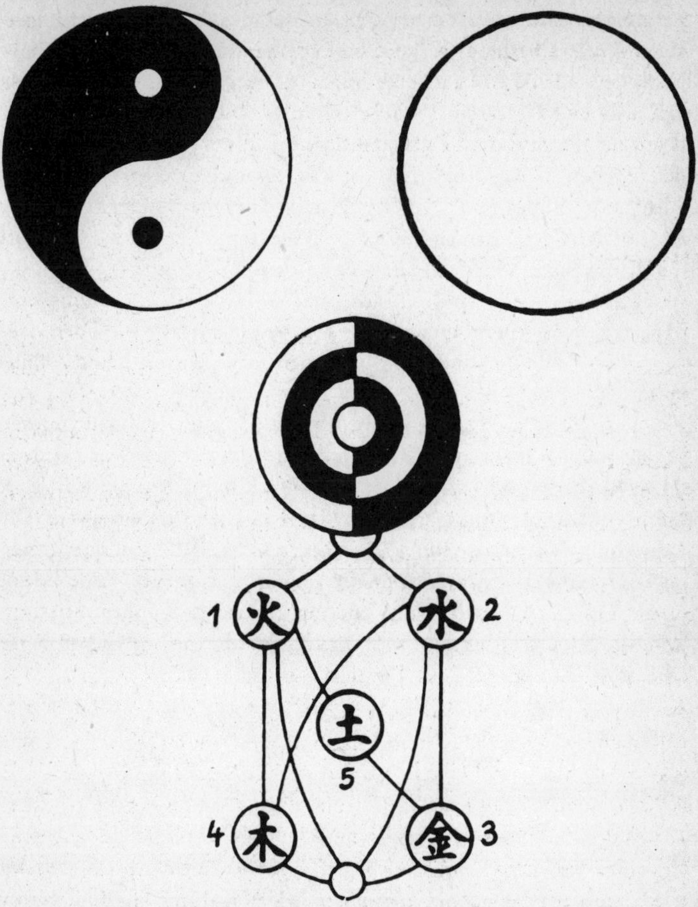

Abb. 1 *Yin-Yang*-Symbole
Die Abbildung oben links zeigt die alte fischförmige Darstellung. Die Abbildung oben rechts symbolisiert die große Einheit, die »umgrenzte Unendlichkeit«, welche Seinsgrundlage und erhaltendes Prinzip alles Seienden ist, zugleich aber auch die »große Leere« bedeutet. Die untere Abbildung, eine alte taoistische Zeichnung, veranschaulicht die Zusammenhänge zwischen dem *Yin-Yang* und den *fünf Elementen*. Die Bedeutung der einzelnen Zeichen ist: 1. Feuer, 2. Wasser, 3. Metall, 4. Holz, 5. Erde.

pathischem und parasympathischem Nervensystem und dem *Yin-Yang-Prinzip* besteht eine gewisse Parallelität.
Nach dem *»Su Wên«* bedeutet *Yin* und *Yang* das Gesetz von Himmel und Erde: Herrscher alles Seienden, Mutter der Wandlungen, Urgrund von Geburt und Tod[15]. Daraus folgt, daß jede Krankheit den ganzen Körper betrifft, so wie Gesundheit einen Gleichgewichtszustand des gesamten Organismus darstellt.
Die offizielle Lehrmeinung der Volksrepublik China vertritt die Auffassung, daß das *Yin-Yang-Prinzip* »eine ursprüngliche, spontan dialektische und einfache materialistische Anschauung enthält, frei von Aberglauben ist, einer wissenschaftlichen Formulierung nahe kommt und eine fortschrittliche Denkmethode beinhaltet«[16].
Yin und *Yang* sind sowohl im Weltall als auch im menschlichen Organismus in mehreren Variationen zu finden. Jedes *Yin* beinhaltet in kleinerem oder größerem Maße auch das *Yang*, und in jeder Manifestation des *Yang* ist auch das *Yin*-Element enthalten. Die Lehre hat – wie wir später noch sehen werden – die Energieformen des *Yin* und *Yang* den einzelnen Organen zugeordnet, je nachdem, ob ein Organ eine speichernde oder aufarbeitende Funktion besitzt, und die inneren Organe nach kräftigen, durchschnittlichen oder schwachen Äußerungen des *Yin* und *Yang* eingeteilt.

Die fünf Elemente

Zu einer Klärung der Grundbegriffe gehört auch die Darstellung der *»Lehre von den fünf Elementen«*. Das Kapitel *»Große Regel«* im *»Buch der Schriften«* führt die Harmonie zwischen Weltall und Mensch auf die fünf Elemente zurück.
Diese fünf Elemente sind: das Holz, das Feuer, die Erde, das Metall und das Wasser. Die Elemente können zueinander in einem helfenden und ergänzenden Verhältnis stehen, sie können aber auch gegeneinander wirken und sich so zerstören. Die Lehre von den Elementen muß in sehr alten Einsichten wurzeln. Vielleicht kann man aus ihr einen Zusammenhang dieser Art herauslesen, daß mit Holz

das Feuer genährt wird, nach dem Abbrennen des Feuers Asche übrigbleibt, die Erde entsteht, in der Metalle gefunden werden und aus der Gewässer entspringen; das Wasser aber ernährt die Bäume, wodurch der Kreis zum Holzelement geschlossen ist.
Nach der traditionellen Heilkunde unterstützen einander die Elemente in der erwähnten Reihenfolge. Sie stehen aber auch in anderer Beziehung in Opposition zueinander: Gegenpol des Feuer-

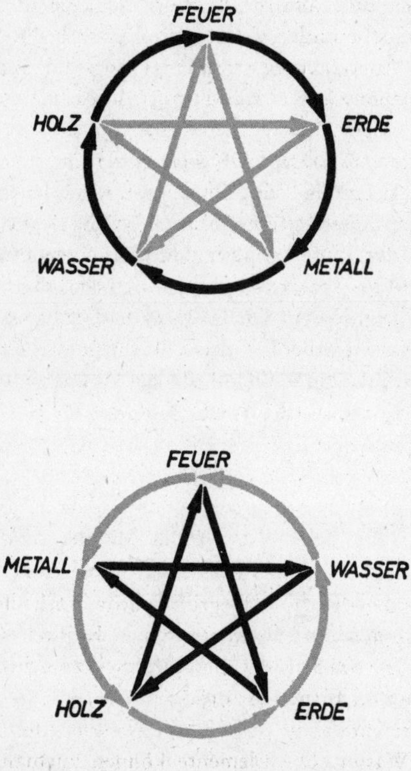

Abb. 2 Die Beziehungen der *fünf Elemente* zueinander
Die grauen Pfeile zeigen die Richtung, in welcher die *fünf Elemente* einander »zerstören«, die schwarzen Pfeile dagegen die Richtung, in welcher sie einander »helfen«.

Elementes ist das Metallelement, Gegenpol der Erde ist das Wasser. Metall- und Holzelement schließen sich gegenseitig aus, nicht anders als das Wasser das Feuer oder das Holzelement die Erde. Zur besseren Übersicht siehe die Skizze Seite 47.

Dem Kapitel *»Hung Fan«* zufolge reihen sich die Elemente wie nachstehend aneinander: Wasser, Feuer, Holz, Metall, Erde. Die Zahl Fünf bezieht sich im genannten Kapitel nicht nur auf die fünf Elemente, sondern auch auf weitere Fünfergruppen, wie die fünf Geschmacksqualitäten, die fünf Jahreszeiten, die fünf Möglichkeiten des Glücks. Die traditionelle Lehre hat auch die Glieder dieser Gruppierungen miteinander verknüpft. Hieraus enstand ein geschlossenes System, dessen ständige Verfeinerung die chinesische Heilkunde zu einem übersteigerten Formalismus verführt hat. Allerdings sind auf praktischem Gebiet zahlreiche erfolgreiche Verfahren an die Lehre der fünf Elemente geknüpft, die auch heute noch in der traditionellen Heilkunst mit Erfolg angewandt werden.

Im Kapitel *»Hung Fan«* kann man auch die Verbindung von Feuer und »dem Bitteren«, Wasser und »dem Salzigen«, Holz und »dem Sauren«, Metall und »dem Scharfen« sowie Erde und »dem Süßen« finden. Daraus folgert NEEDHAM, daß der Zusammenhang des Feuers mit dem Bitteren vielleicht auf das Abkochen von Heilkräutern zurückzuführen sei; die Verbindung des Wassers mit dem Salzigen könnte von der Erfahrung von Küstenbewohnern künden. Die Beziehung zwischen dem Holz und dem Sauren läßt an die Entdeckung bestimmter säuerlicher Substanzen pflanzlicher Herkunft denken. Die Zugehörigkeit des Metalls zu dem Scharfen, Beißenden deutet auf den bei der Metallschmelze entstehenden beißenden Rauch. Die Verbindung von Erde mit dem Süßen läßt an wilden Honig oder den süßen Geschmack des Getreides denken[17]. NEEDHAM hält es auch nicht für ausgeschlossen, daß die fünf Elemente nicht auf fünf Stoffe, sondern auf fünf Charakteristiken hinweisen: das Wasser auf Flüssigkeit, das Feuer auf Verbrennung und Hitzeentwicklung, das Holz auf Festigkeit und leichte Bearbeitungsmöglichkeit, die Metalle auf Schmelzbarkeit, die Erde auf Fruchtbarkeit[18].

»Fünf Elemente gibt es im Himmel und auch auf der Erde« – sagt das *»Su Wên«*[19]. Den fünf Elementen entsprechend werden Makrokosmos wie auch Mikrokosmos nach der Zahl Fünf gegliedert. Die Zusammenhänge zwischen Weltall und menschlichem Körper können am einfachsten mit der nachstehenden Tabelle verdeutlicht werden.

Einteilung aus makrokosmischer Sicht[20]

Fünf Elemente	Fünf Jahreszeiten	Fünf Geschmacksqualitäten	Fünf Farben	Fünf atmosphärische Einflüsse	Fünf Stufen der Entwicklung
Holz	Frühling	sauer	blau	Wind	Geburt
Feuer	Sommer	bitter	rot	Hitze	Wachsen
Erde	Nachsommer	süß	gelb	Feuchtigkeit	Wechsel (Pubertät)
Metall	Herbst	scharf	weiß	Trockenheit	Reifen
Wasser	Winter	salzig	schwarz	Kälte	Speicherung

Wenn wir zu dieser Tabelle noch die fünf Himmelsrichtungen hinzufügen: Nord, Süd, Ost, West und Mitte (in China ist auch die Mitte eine Richtung) sowie die bekannten fünf Planeten: Merkur, Venus, Mars, Jupiter und Saturn, dann haben wir die Manifestationen der fünf Elemente in der Natur dargestellt.

Einteilung aus mikrokosmischer Sicht[21]

Fünf Elemente	Fünf Sinnesorgane	Fünf Strukturelemente	Fünf Fu-s	Fünf Tsang-s	Fünf Gemütslagen
Holz	Auge	Sehnen	Galle	Leber	Zorn
Feuer	Zunge	Blutgefäße	Dünndarm	Herz	Freude
Erde	Mund	Muskeln	Magen	Milz	Besorgnis
Metall	Nase	Behaarung	Dickdarm	Lunge	Traurigkeit
Wasser	Ohren	Knochen	Harnblase	Nieren	Angst

Die in der obigen Tabelle genannten fünf *Fu-s* bedeuten die aktiven, aufarbeitenden, die *Tsang-s* die passiven, aufspeichernden inneren Organe.

Das *Yin-Yang-Prinzip* und die fünf Elemente gehören eng zusammen. Die *Yang*-Energie kann durch die *fünf Elemente* gestärkt oder auch geschwächt werden, das gleiche gilt auch für das *Yin*.

Auch die Heilkunde unterscheidet *Yin-* und *Yang*-Organe; zu jedem Element gehört, wie wir später noch sehen werden, ein *Yin-* und ein *Yang*-Organ. So fügt sich der Mensch in die Gesamtnatur ein, wird ein organischer Bestandteil von dieser, wodurch sich das *Tao,* das universelle Gesetz der Natur, erfüllt.
Es bleibt der Vollständigkeit halber noch zu erwähnen, daß das *Yin-Yang* und die *fünf Elemente* mit den Tageszeiten und mit den Zyklenzeichen des chinesischen Mondkalenders in Beziehung stehen. Als Folge davon wurde ein Zusammenhang zwischen den Krankheiten und den kosmischen Verhältnissen angenommen. Das führte einerseits zu bedeutsamen Ergebnissen. Auch die heutige Biometeorologie und die Kosmobiologie beschäftigen sich mit ähnlichen Problemen. Andererseits artete die angenommene Verbindung von Gesundheit und Krankheit mit dem Stand der Sterne zur Brutstätte des Aberglaubens aus, dessen Zwang alle Gebiete des Lebens beeinflußt: den Zeitpunkt für Unternehmungen und Eheschließungen wie auch die Methoden der Krankenbehandlung. Eine solche astrologische Darstellung zeigt unsere Abbildung auf Seite 51.
Bisher haben wir eine Betrachtungsweise dargestellt, nach welcher der menschliche Körper eine der großen Welt vergleichbare kleine Welt bildet. Aus dieser Anschauung wird das Entstehen einer gewissen »philosophischen Anatomie« abgeleitet, der zufolge zwischen der Natur und dem menschlichen Körper zahlenmäßige Übereinstimmungen bestehen. Natur und Mensch sind dem *Yin-Yang-Prinzip* und den *fünf Elementen* unterworfen.
Im heilkundlichen Abschnitt des Buches werden wir noch zeigen, daß diese philosophische Auffassung in einigen Fällen zu positiven praktischen Ergebnissen führt, allerdings nicht aufgrund der Richtigkeit der Spekulation, sondern dank eines empirischen Kerns. Heute bemüht sich die offizielle Gesundheitspolitik der Volksrepublik China offensichtlich um eine Aufwertung der traditionellen Heilmethoden. Im Zuge dieser Rehabilitierung wird auch eine Synthese der überkommenen Anschauungen mit der herrschenden gesellschaftspolitischen Lehre versucht. Neben Momenten des erhöhten nationalen Selbstbewußtseins dürften dabei auch praktische Erwägungen eine wichtige Rolle spielen. Denn der Volksrepublik China stehen zwar rund 500 000 traditionell aus-

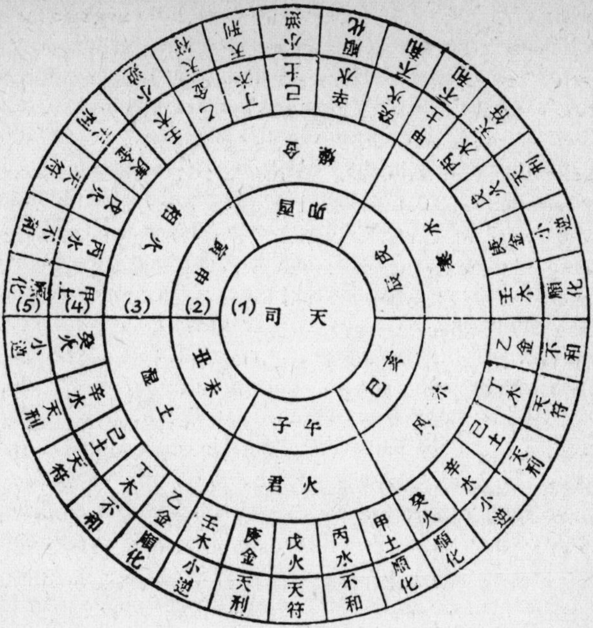

Abb. 3 Astrologischer Kompaß

Darstellung aus einem Nachdruck des Werkes *»Goldener Spiegel der Heilkunst«* (18. Jht. n. Chr.).

Auf dem astrologischen Kompaß sind die Tageszeiten, Jahreszeiten und deren Wechselbeziehung wie folgt dargestellt:

(1) »Die Ordnung der Natur«. (Innerster Kreis.)

(2) Die zwölf irdischen Zyklenzeichen und die Stundenteilung.

(3) Die Beziehungen der fünf Elemente zueinander und deren Eigenschaften.

(4) Die Zusammenhänge der zehn himmlischen Zyklenzeichen mit den Elementen.

(5) Die günstigen und die ungünstigen Konstellationen.

gebildete, aber nur rund 70 000 nach westlichem Vorbild geschulte Ärzte für die Pflege der Volksgesundheit zur Verfügung.

Zum Abschluß dieses Kapitels dürfen wir deshalb noch einige Stimmen aus dem heutigen China und der Sowjetunion zitieren.

In einer *»Die Zusammenfassung der traditionellen chinesischen Heilkunst«* genannten Arbeit werden das *Yin-Yang-Prinzip* und die Lehre von den *fünf Elementen* als eine Synthese aus Philosophie und Praxis erklärt. Die überkommenen Thesen zeigen eine »einfache, materialistische Anschauung des Altertums«, obgleich diese die Naturerscheinungen nicht vollständig in ein System zusammenzufassen vermochte, was aber billigerweise auch nicht verlangt werden kann[22].

Kuo Mo-jo schreibt in seinem *»Buch der zehnfachen Kritik«* folgendes: »Dieser Gedanke – nämlich das *Yin-Yang* und die *fünf Elemente* – ist bereits bei seiner Entstehung aberglaubenfeindlich, oder genauer gesagt, wissenschaftlich.« Eine allzu voreilige Verallgemeinerung dieser Auffassung sei allerdings verfrüht, denn erst muß sie noch exakter analysiert und besser konkretisiert werden[23].

Auch der sowjetische Professor W. G. Wogralik verlangt eine klare Unterscheidung: die guten und brauchbaren Thesen solle man höher bewerten, den antiquierten Aussagen gegenüber heiße es kritisch bleiben; erst so zeichne sich ein neuer Weg ab, der mit den Erkenntnissen der modernen Wissenschaft in Einklang zu bringen sei[24]. Das *Yin-Yang-Prinzip* und die *fünf Elemente* spielten in der überkommenen Heilkunde eine bedeutsame Rolle. Weil aber diese Lehren in historischen Schriften überliefert seien, wären sie heute schwer ausdeutbar und könnten in die moderne medizinische Wissenschaft nicht eingefügt werden. Darum erachtet es Professor Wogralik als notwendig, die historischen Thesen in eine wissenschaftliche Ausdrucksweise zu übertragen, um sie verständlich werden zu lassen[25].

Mensch und Klima

Die traditionelle Heilkunde legt besonderes Gewicht auf die Untersuchung der Klimaeinflüsse sowie deren Zusammenhang mit den verschiedenen Krankheiten. Schon seit Urzeiten wurden die Wechselbeziehungen zwischen Klima, Jahreszeit und Wetterstürzen und dem gesundheitlichen Gleichgewicht des Körpers beobachtet. »Im Frühling und im Sommer ist das *Yin* schwach, und das *Yang* dominiert; im Winter ist das *Yin* stärker als das *Yang*« – sagt das *»Ling Shu«*[26]. Nach dem *»Su Wên«* ist der Frühling die Jahreszeit der aufsteigenden Lebenskraft, der Freigiebigkeit der Natur, der Restitution. In dieser Zeit kann die Leber Schaden leiden, wenn der Mensch sich nicht an die Ordnung der Natur anpaßt. Der Sommer ist die Zeit der Verbindung der himmlischen und der irdischen Energien. Für diese Jahreszeit sind vor allem Herzkrankheiten und das »Wechselfieber« (Malaria) charakteristisch. Im Herbst gleichen sich die Energien zwischen Himmel und Erde aus. Diese Jahreszeit kann für die Lunge schädlich sein. Der Winter ist schließlich die Zeit der Ruhe in der Natur; im Winter treten häufig Nierenkrankheiten auf[27]. Es wurde auch beobachtet, daß das zugige Wetter im Frühling zu Durchfällen führt, die sommerliche Hitze fiebrige Erkrankungen verursacht. Die Feuchtigkeit des Herbstes geht mit »Husten« und die Kälte des Winters mit solchen fiebrigen Erkrankungen einher, die dann im Frühling ausbrechen[28].
Aus diesen Beispielen sehen wir, in welch eigenartiger Weise sich jahrtausendealte Beobachtungen mit der Theorie mischen. Ein ähnliches Beispiel findet sich ebenfalls im *»Su Wên«*, im Abschnitt über die Wirkungen der Geschmacksqualitäten: ». . . wer viel Salziges ißt, dessen Adern werden ›steif und leise‹, seine Hautfarbe verändert sich. Wer viel Bitteres ißt, dessen Haut trocknet aus, und er verliert die Haare. Wer viel Scharfes ißt, der wird unter Muskelschmerzen zu leiden haben, seine Nägel verkümmern. Wer viel Saures ißt, dessen Muskeln krampfen sich zusammen, seine Lippen werden trocken und schwellen an. Wer schließlich viel Süßes ißt, dem schmerzen die ›Knochen‹, und er wird unter Haarausfall leiden. Das sind die durch die fünf Geschmacksqualitäten verursachten Schädigungen«[29].

Zur Feststellung des Wahrheitsgehaltes solcher Theorien ist eine Kenntnis der herrschenden klimatischen Verhältnisse unerläßlich. China umfaßt ein riesiges Gebiet. Das Klima ist anders als in Europa. Auch die nördlichen, südlichen, östlichen und westlichen Teile des Landes unterscheiden sich in klimatischer Hinsicht voneinander. So stößt eine entsprechende Auswertung der Überlieferungen und das Herausfinden des empirischen Kernes in vielen Fällen auf erhebliche Schwierigkeiten.

Auch die verschiedenen Arten der Luftbewegung wirken unterschiedlich auf den menschlichen Organismus ein. Das *»Ling Shu«* erwähnt den Ostwind des Frühlings, den Südwind des Sommers, den Westwind des Herbstes und den Nordwind des Winters[30]. Es muß erwähnt werden, daß auch die heutige Medizin die Einflüsse des Klimas auf den Organismus kennt. Es wurde festgestellt, daß der Nordwind im allgemeinen wirbelig ist und dadurch reinigend wirkt. Der Südwind weht im allgemeinen horizontal und führt deshalb Verunreinigungen mit sich. Auch wurde beobachtet, daß die erfrischende Wirkung des kalten Windes auf einem kräftigen Hautreiz beruht. Weiter hat man festgestellt, daß die Ursachen der Erkältungen in einseitiger Abkühlung durch eventuell nicht wahrnehmbare kleine Luftbewegungen zu suchen sind. Die zugige feuchte Kälte kann die Entstehung rheumatischer Beschwerden begünstigen[31].

Exogene Ursachen einer Krankheit führt die traditionelle chinesische Heilkunst auf den Wind, die Kälte, die Trockenheit, die Feuchtigkeit, das Feuer und die Hitze zurück. Der Wind kann Kopfschmerzen, Erkältungen, »Nasenverstopfungen« und Husten verursachen. Die Kälte führt zu Gelenkschmerzen, Erbrechen, Durchfall und Leibschmerzen. Die Trockenheit dagegen zu Halsschmerzen, Husten, Schweißausbrüchen und Beschwerden im Brustkorb. Die Feuchtigkeit verursacht Geschwülste, Wechselfieber, Gelbsucht und Gelenkleiden. Das »Feuer« bringt Sonnenstich, Hitzschlag und Blutspucken. Die Hitze kann ebenfalls Durchfälle, Erbrechen, Kopfschmerzen hervorrufen. Unter dem »Feuer« kann auch ein fiebriger Zustand verstanden werden. Auch Wind, Kälte, Trockenheit, Feuchtigkeit und Hitze können »Feuer«, also Fieber, verursachen. Nach der überkommenen Auffassung fallen die »bösen Winde« hauptsächlich mit dem Frühjahr, die Kälte mit dem Winter, die Hitze mit dem Sommer, die Feuchtigkeit mit dem »Nachsommer«, die Trockenheit aber mit dem Herbst zusammen[32]. Die moderne Medizin untersucht ebenfalls die Einwirkung der atmosphärischen und der Witterungsverhältnisse auf den menschlichen Organismus. Es wurde nachgewiesen, daß die Zahl der Atemzüge im Jahresrhythmus schwankt, das Maximum fällt – in Europa – auf den Januar/Februar, das Minimum auf den Juli/August. Die Menge des Blutfarbstoffes, des Hämoglobins, ist im Juli am größten, im Januar am kleinsten. Die Wissenschaftler sehen diese Erscheinungen im Zusammenhang mit der wechselnden Intensität der Sonnenstrahlung. Diese Auffassung scheint auch durch eine Erfahrung bestärkt zu werden, derzufolge die Zahl der roten Blutkörperchen bei Personen abnimmt, die lange Zeit im Dunkeln verbrachten. Die Schilddrüse enthält im Winter weniger Jod und Thyroxin (Schilddrüsenhormon) als im Sommer[33].

Zwischen Krankheit und den Jahreszeiten bestehen ebenfalls ernstzunehmende Zusammenhänge. Im Frühjahr ist der Organismus besonders anfällig. Die Reizbarkeit des vegetativen Nervensystems wächst, der Phosphorgehalt des Blutes steigt an, der Kalkgehalt vermindert sich. Das ist ein Grund dafür, daß Tetanie-Patienten auf die ersten sonnigen Frühlingstage mit Krampfanfällen zu reagieren pflegen. (Die Tetanie ist eine mit gesteigerter Krampfbereitschaft des Organismus einhergehende Krankheit, deren unmittelbare Ursache in einer Abnahme des Kalkgehaltes im Blut zu suchen ist.) Im Winter geht die ultraviolette Strahlung und damit der D-Vitamin-Gehalt des Organismus zurück. Das D-Vitamin reguliert die Kalkablagerung in den Knochen. Man hat weiter festgestellt, daß am Ende des Winters die Embolie-Erkrankungen zunehmen. Einige Forscher führen das darauf zurück, daß der Jodgehalt des Blutes im Laufe des Winters abnimmt, im Frühling aber plötzlich ansteigt und sich dadurch der Zustand des an einer krankhaften Überfunktion der Schilddrüse leidenden Patienten jäh verschlechtert[34].

Einige Gruppen von Krankheiten melden sich bevorzugt während bestimmter Jahreszeiten. So sind beispielsweise einige Formen der Lungenentzündung und der Gehirnhautentzündung, die Schleimhautentzündung der Atemwege, die Windpocken, der Keuchhusten, verschiedene Ekzemformen charakteristische Krankheiten der Winter- und Frühjahrsmonate; die typischen Krankheiten der Sommer- und Herbstmonate sind der Darmkatarrh der Säuglinge, Typhus, Ruhr und die Kinderlähmung[35].

Auch Frontdurchzüge, d. h. Wechsel von Temperatur, Luftdruck, Feuchtigkeitsgehalt und Strahlung beeinflussen den Gesundheitszustand wetterfühliger Personen. Die Wissenschaft hat festgestellt, daß bei Personen, die auf den Einbruch von Kaltfronten empfindlich reagieren, Neuralgien, Gemütslabilität, Blutdrucksteigerungen, Gehirnschlag und rheumatische Schmerzen häufiger auftreten. Es ist weiter bekannt, daß bei einer raschen Erwärmung die Zahl der Influenzerkrankungen ansteigt. Kalter Wind kann Krampfzustände verursachen, warmer Wind hat dagegen eine erschlaffende Wirkung.

Wenn wir diese modernen Beobachtungen mit den jahrtausendealten Erfahrungen der chinesischen Heilkunst vergleichen, dann können wir feststellen, daß diese, auf die fernöstlichen klimatischen Verhältnisse bezogen, im wesentlichen den Tatsachen nahekommen.

3. Die Auffassung des chinesischen Altertums vom menschlichen Körper

Bisher haben wir einen Überblick über die Werke gewonnen, die in China als Grundpfeiler der alten Heilkunst gelten. Auch auf jene Thesen, welche die Übereinstimmung des Menschen mit der Natur erklären, sind wir eingegangen.

In der traditionellen Heilkunde herrschten zwei Richtungen vor. Die eine legte das Hauptgewicht auf die philosophische Zergliederung der Grundideen, wobei sie sich immer weiter von der Praxis entfernte. Wir können diese Richtung auch auf dem Feld der »klösterlichen« Heilkunde finden. Hierher gehören hauptsächlich jene taoistischen Ärzte und Alchimisten, die mit Hilfe buchstabengetreuer Auslegung nach einer Lösung der Geheimnisse der Natur, nach der

»Überwindung der Natur« und nach Unsterblichkeit strebten. Über die Erfolge dieser Alchimisten berichtet die chinesische Geschichtsschreibung und die schöne Literatur an zahlreichen Stellen. So lesen wir zum Beispiel im *»Wei Chih«* betitelten Geschichtswerk über einen taoistischen Magier, der die Kranken aufforderte, vor ihm niederzufallen und die Sünden zu bereuen. Dann gab er den Kranken Wasser zu trinken, in welchem das »Zaubermittel« gelöst war. Entscheidend war dabei, daß der Kranke an das *Tao* glaubte. Wenn es dem Kranken besser wurde, geschah dies lediglich dank seines Glaubens; starb er, dann mußte er das dem eigenen Unglauben zuschreiben[36].

Die andere ärztliche Richtung war die sich auf Empirie gründende Heilkunde. Obgleich sich diese Richtung nicht exakt von der klösterlichen Heilkunde abgrenzen läßt, betrachten wir sie dennoch unter dem Aspekt volkhafter Herkunft. Die Überlieferungen dieser Richtung sind mehrere tausend Jahre alt und auch im heutigen China noch lebendig. Wohl jede Familie kannte und kennt auch heute noch besondere Methoden zur Heilung irgendwelcher Beschwerden. Die Volksrepublik China hält die Sammlung solcher »Familienüberlieferungen« für sehr bedeutsam, und die Ergebnisse dieser Forschung beweisen, daß sich viele vorzügliche Medikamente und Heilverfahren, vom Vater auf den Sohn vererbt, erhalten haben. Viele Familien haben beispielsweise der ärztlichen Wissenschaft bisher ängstlich gehütete Geheimnisse über hervorragende Heilpflanzen und Medikamente gegen Schlangenbisse übergeben, welche moderne und traditionelle Ärzte gemeinsam überprüfen und bei geeigneten Krankheiten mit oft ausgezeichnetem Erfolg anwenden.

Auch aus dem umfangreichen Erbe der Akupunktur kennen medizinische Laien spezifische Wirkungen bestimmter Körperpunkte, die in der einschlägigen Literatur nicht überliefert sind. Solches Wissen ist natürlich meist rein empirisch. Die überkommenen Erläuterungen dazu sind oft lückenhaft und historisch gefärbt. Die Chinesen haben wahrscheinlich schon in der Steinzeit solche Punkte des menschlichen Körpers entdeckt, die, gedrückt oder angestochen, zur Linderung von Schmerzen verhalfen oder auch andere Wirkungen verursachten. (Die Epoche der Steinzeit liegt in China, im Vergleich mit Europa, wesentlich später. In Nordchina beginnt die Bronzezeit

erst im 2. Jahrtausend v. Chr., in Südchina dauert die Steinzeit im wesentlichen noch im 3. und 2. Jahrhundert v. Chr. an.)
Die Existenz von Steinnadeln ist geeignet, die Vermutung zu stützen, daß die Akupunktur noch aus der Steinzeit stammt. Steinnadeln wurden allerdings auch zu chirurgischen Eingriffen benützt. Ebenso wurde bereits in den frühesten Zeiten erkannt, daß das Brennen oder Erwärmen bestimmter Körperpunkte die Blutfülle vermehrt oder Schmerzen lindert. Auch diese Verfahren werden später gezielter angewandt[37].
Das Drücken und Reiben schmerzender, erkrankter Körperstellen, sowie Belebungsversuche an Neugeborenen können als Vorläufer einer systematischen Massage gewertet werden.
Die Ekstase der Schamanentänze machte den wechselnden Atemrhythmus sichtbar, sowie die damit einhergehenden Muskelstraffungen und -lockerungen. Auch eine Rückwirkung auf die Organtätigkeit wurde deutlich. So entstand vielleicht ein Ausgangspunkt für die spätere Systematisierung der Atemübungen.
Es fällt schwer, zu entscheiden, welcher der verschiedenen Heilmethoden ein zeitlicher Vorrang der Entstehung zukommt. Man hält es für wahrscheinlich, daß der Gebrauch von Steinwerkzeugen und somit auch von Steinnadeln der Nutzung des Feuers zeitlich vorausging, und so wäre das Stechen mit Steinnadeln älter als das Heilverfahren vermittels Brennen[38]. Auch ist bekannt, daß die heutige Form der Heilgymnastik späteren Ursprungs ist. Die einzelnen traditionellen Heilverfahren sind in verschiedenen Gebieten Chinas entstanden, was darauf schließen läßt, daß die individuellen Erfahrungen ursprünglich von den regionalen Verhältnissen abhängig waren.
Wir dürfen zum Gebrauch der Steinnadeln zurückkehren. Im China des Altertums, in einer geschichtlich nicht mehr bestimmbaren Zeit, entdeckte man solche Punkte des Körpers, die, gestochen oder gebrannt, bestimmte Schmerzzustände günstig beeinflußten. Durch Vergleich und Ausbau der Erfahrungen wurden immer mehr Punkte entdeckt, mit deren Hilfe nicht nur Schmerzen gelindert werden konnten, sondern auch die Funktion bestimmter innerer Organe zu beeinflussen war[39]. In der überkommenen heilkundlichen Literatur wuchs die Zahl solcher Körperpunkte im Laufe der Zeit immer mehr

an. Sie wurden nach Punkten ersten, zweiten und dritten Ranges geordnet, und man entdeckte immer neue Zusammenhänge zwischen den verschiedenen Punkten und den inneren Organen[40]. Zum besseren Einprägen erhielten die Punkte Namen. Die Bezeichnungen sind nur teilweise anatomisch, wobei sie dem jeweiligen Zeitgeist entsprechen.

Diese sogenannten Körperpunkte sind auf beiden Körperhälften symmetrisch verteilt. Das *»Su Wên«* und das *»Ling Shu«* verzeichnen auf den beiden Körperhälften insgesamt 295 (nach anderen Quellen 365) Punkte. Huang-fu Mi weist 649 Punkte nach. Auf der bereits erwähnten Bronzefigur der *Sung*-Zeit finden sich 657 Punkte. Das heilkundliche Werk *»Kompendium der Akupunktur und der Moxibustion« (Chên-chiu Ta-ch'êng)* aus der *Ming*-Zeit erwähnt 667 Punkte. Heute werden im allgemeinen 722 Punkte verzeichnet[41].

Von besonderer Tragweite bleibt die Erkenntnis, daß zahlreiche voneinander getrennt liegende Punkte die Funktion ein und desselben Organs beeinflussen. Diese Einsicht findet sich schon in der *»Die innere Heilkunde des Gelben Kaisers«* betitelten Sammlung. Alle Punkte, welche auf das gleiche Organ einwirken, wurden später miteinander verbunden. Diese Verbindungslinien wurden als *Ching*, das heißt *Meridiane*, bezeichnet[42]. Die Zahl der Meridiane betrug im Anfang zwölf, später kamen noch zwei weitere hinzu. Es blieben aber auch außerhalb dieser Verbindungslinien Punkte, die nicht einzuordnen waren. Diese faßte man später unter dem Namen der *acht Sondermeridiane* zusammen. Die ersten beiden davon sind die erwähnten Ergänzungen zu den zwölf Meridianen. Aus verschiedenen, aber auf gleiche Weise wirkenden Punkten kombinierte man ferner die zwölf *Nebenmeridiane*. Außerdem wurden auch jene Punkte zusammengefaßt, die nicht auf die inneren Organe, sondern auf die Haut und die Muskulatur einwirken, man nannte sie *Muskelmeridiane.*

Alle diese Meridiane besitzen einen bestimmten funktionellen Charakter, je nachdem sie auf Organe, Muskulatur oder die Haut einwirken. Die Erkenntnis des Zusammenhanges zwischen Hautoberfläche und inneren Organen ist die großartige und besondere Entdeckung der Heilkunst des chinesischen Altertums.

Die Körperpunkte und Meridiane finden sich auf dem menschlichen Körper ebenso wie auch auf dem Tierkörper. Auch diese Einsicht ist jahrtausendealt und spielt in den Schriften über Tierheilkunde eine wesentliche Rolle. Heute wie vordem behandeln die Tierärzte mit Hilfe erhitzter Nadeln oder der Moxibustion. Das bezeugt die fundamentale Erkenntnis, daß zwischen dem Organismus des Menschen und der Tiere, insbesondere der Wirbeltiere, kein grundsätzlicher Unterschied besteht[43].

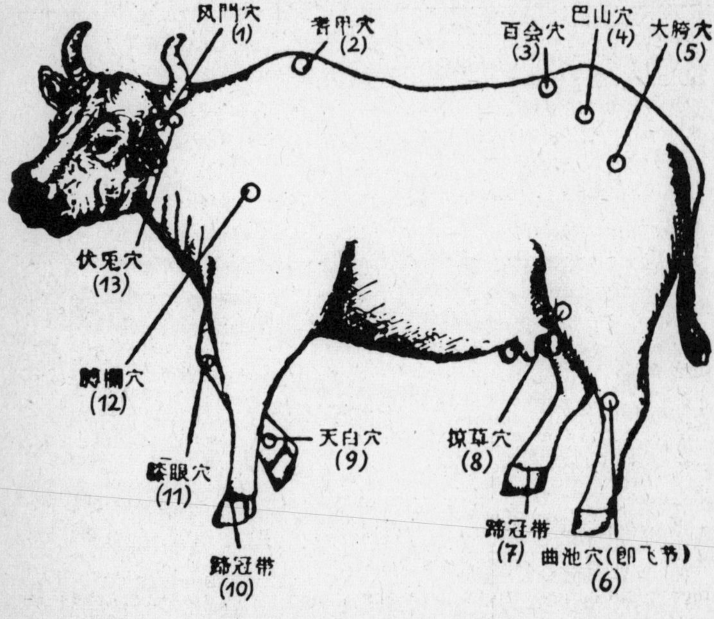

Abb. 4 Körperpunkte in der Veterinärmedizin
Die wichtigsten Körperpunkte beim Rind; die Abbildung ist einer chinesischen veterinärmedizinischen Zeitschrift entnommen. Die Ringe zeigen die einzelnen Körperpunkte, die Schriftzeichen geben deren Namen an:
(1) *Fêng-mên*-Punkt; (2) *Ch'i-chia*-Punkt; (3) *Pai-hui*-Punkt; (4) *Pa-shan*-Punkt; (5) *Ta-k'ua*-Punkt; (6) *Ch'ü-ch'ih*-Punkt; (7) Punkt der oberen Hufzone; (8) *Liao-ts'ao*-Punkt; (9) *T'ien-pai*-Punkt; (10) Punkt der oberen Hufzone; (11) *Hsi-yen*-Punkt; (12) *Po-lan*-Punkt; (13) *Fu-t'u*-Punkt.

Wir haben bereits erwähnt, daß die traditionelle chinesische Heilkunst die inneren Organe in zwei große Gruppen, die »Speichernden« (Passiven) und die »Tätigen«, »Aufarbeitenden« (Aktiven), einteilt. Im Hinblick auf das *Yin-Yang-Prinzip* nennt man die »speichernden« Organe *Yin-Organe*, die »aufarbeitenden« dagegen *Yang-Organe*. Auf chinesisch heißen die *Yin-Organe »Tsang«* und die *Yang-Organe »Fu«*. Daraus ergibt sich folgende Gruppierung der Organe:

Passive, ›speichernde‹ *Yin-Organe (Tsang-s)*	Aktive, ›aufarbeitende‹ *Yang-Organe (Fu-s)*
Lunge	Dickdarm
Milz	Magen
Herz	Dünndarm
Niere	Harnblase
Leber	Gallenblase

Später rechnete man zu den *Tsang*-Organen auch das *»Meister des Herzens«* genannte »Organ«. (Wörtlich aus dem Chinesischen übersetzt heißt der *»Meister des Herzens« Herzbeutel*. Diese Bezeichnung hat allerdings nichts mit dem Herzbeutel im europäisch-anatomischen Sinne gemein.) Der *»Meister des Herzens«* bezeichnet einen Funktionskreis des peripheren Teils des Blutkreislaufs.
Zu den *Fu*-Organen gehört auch das als *»Dreifacher Erwärmer«* bezeichnete »Organ«. Darunter wird jener Funktionskreis verstanden, der das chemische Milieu des Organismus regelt und aus der Zusammenwirkung von Atmung, Verdauung und urogenitalem System besteht. Er stellt die große Energiequelle des Körpers dar.
Dagegen reguliert der *»Meister des Herzens«* außer dem peripheren Blutkreislauf auch die Zusammensetzung des Blutes und die Blutversorgung der *Yin*-Organe[44].
Nach Auffassung der traditionellen Heilkunde stehen die einzelnen Organe miteinander in enger funktioneller Verbindung. Heutigen Begriffen zufolge gehören sie in das Gefüge des vegetativen Nervensystems. Ihre energetische Verknüpfung zeigt das Bild einer

Kette. So schließt sich die Leber an die Lunge an, die Lunge an den Dickdarm, der Dickdarm an den Magen, der Magen an die Milz, die Milz an das Herz, das Herz an den Dünndarm, der Dünndarm an die Harnblase, die Harnblase an die Nieren, die Nieren an den *»Meister des Herzens«*, der *»Meister des Herzens«* an den *»Dreifachen Erwärmer«*, dieser an die Gallenblase, und die Gallenblase an die Leber – wodurch sich der Kreis schließt. Das zeigt das Schema unten.

Dieser Anordnung zufolge gehören die *Yin*- und *Yang*-Organe jeweils paarweise zusammen: Leber und Lunge besitzen *Yin*-Charakter, Dickdarm und Magen *Yang*-Charakter, Milz und Herz *Yin*-Charakter, Dünndarm und Harnblase *Yang*-Charakter, Nieren und *»Meister des Herzens« Yin*-Charakter, der *»Dreifache Erwärmer«* und die Gallenblase wiederum *Yang*-Charakter[45]. Welchen Realitätsgehalt besitzt nun dieses Schema?

Leber ————————>	Lunge
↑	↓
Gallenblase	Dickdarm
↑	↓
»Dreifacher Erwärmer«	Magen
↑	↓
»Meister des Herzens«	Milz
↑	↓
Nieren	Herz
↑	↓
Harnblase <————————	Dünndarm

Die Erfahrungen der traditionellen Heilkunst zeigen, daß zur Tonisierung wie auch zur Sedierung der Organ-Funktionen solche Verfahren am besten wirken, die nicht nur den Meridian und die zugehörigen Punkte dieses Organs, sondern auch – bei der Tonisierung – das in der Abfolge führende Organ anregen und – bei einer Sedierung – auch auf das nachfolgende Organ einwirken. Zur besseren Erhellung dieses Zusammenhanges muß zunächst einmal die Verknüpfung von Organen und Meridianen dargestellt werden.

Die alten Heilkundigen haben entdeckt, daß zwischen gewissen Meridianen und Organen funktionelle Beziehungen bestehen. Die Namen der Meridiane werden davon abgeleitet. Die Hände und Füße berührenden Meridiane besitzen entweder eine zentrifugale Richtung, d. h. sie führen von dem jeweiligen Organ zu den Gliedmaßen, oder sie laufen zentripetal, d. h. von den Gliedmaßen in Richtung auf die zugehörigen Organe. Die auf der Innenseite der Arme und Beine verlaufenden Meridiane werden *Yin*-Meridiane, die auf der Außenseite verlaufenden *Yang*-Meridiane genannt. So gehören zu den sechs *Yin*-Organen je drei Meridiane an der Innenseite eines jeden Armes und Beines. Ebenso entsprechen den sechs *Yang*-Organen je drei Meridiane an der Außenseite eines jeden Armes und Beines. Bei der Benennung dieser Dreiergruppen wurden diese außerdem, vielleicht nur zur leichteren Einprägbarkeit, in *Yin*- und *Yang*-Meridiane mit starker, gemäßigter und schwacher »Energie« eingeteilt. Vorerst läßt sich nicht genau sagen, ob diese Einteilung einer tatsächlichen Erfahrung entspricht.

[Die Interpretation in chinesischen und westlichen Veröffentlichungen weicht hier voneinander ab. Von den bekannten westlichen Akupunktur-Forschern bezeichnet SOULIÉ DE MORANT diese Einteilung als reine Benennung[46], CHAMFRAULT dürfte die Bezeichnung wahrscheinlich falsch deuten, weil er den Begriff *Shao-Yang* (= wenig *Yang*) mit *»iang moyen«* (= mittleres *Yang*), den Begriff des *Yang-Ming* (= Licht des *Yang)* aber mit *»iang inférieur«* (= schwaches *Yang*) übersetzt[47]. Ein anderer namhafter westlicher Autor, BACHMANN, übernimmt von CHAMFRAULT die Übersetzung des *Shao-Yang* (= wenig *Yang*) mit *»mittlerem Yang«*[48]]. Wir verzichten deshalb der Klarheit halber auf die verschiedenen Benennungen des *Yin* und *Yang* nach dem Stärkegrad der Energie.

Es werden folgende Meridiane unterschieden:

die *Yin*-Meridiane an der Innenseite der Arme	Lungen-Meridian ›Meister des Herzens‹-Meridian Herz-Meridian
die *Yang*-Meridiane an der Außenseite der Arme	Dünndarm-Meridian ›Dreifacher Erwärmer‹-Meridian Dickdarm-Meridian
die *Yin*-Meridiane an der Innenseite der Beine	Milz-Meridian Nieren-Meridian Leber-Meridian
die *Yang*-Meridiane an der Außenseite der Beine	Harnblasen-Meridian Gallenblasen-Meridian Magen-Meridian

Den obigen Ausführungen zufolge setzt sich der Meridian eines Organs aus der Gesamtheit jener Körperpunkte, durch welche dieses Organ primär beeinflußbar ist, zusammen. Die einzelnen Organe müssen wir allerdings in Zusammenhang mit dem gesamten Trakt sehen. So existieren beispielsweise unter den Körperpunkten des Magen-Meridians solche, die auf den Mund, die Speiseröhre, die Magenwand etc. einwirken. Der Lungen-Meridian setzt sich in seiner Gesamtheit aus den auf Nase, Luftröhre, Bronchien, Lungenbläschen etc. einwirkenden Körperpunkten zusammen.
Nicht alle Punkte eines Meridians besitzen gleiche Wirksamkeit. Sowohl die traditionellen chinesischen Werke wie die einschlägige europäische Literatur werten die einzelnen Punkte nach deren Bedeutung. Darauf kommen wir später noch zurück.

Tonisierung und Sedierung – Die wichtigsten Körperpunkte

Die bereits erwähnten *Tsang*- und *Fu*-Gefäße stehen in Zusammenhang; durch sie zirkuliert das, was die traditionelle Heilkunst als »Energie« *(Ch'i)* bezeichnet. Das *Ch'i* bedeutete ursprünglich Luft,

Hauch, ähnlich dem griechischen *Pneuma*, es läßt sich also auf eine urtümliche Vorstellung zurückführen. Im Werk *»Erwägungen« (Lun Hêng)* des materialistischen Philosophen WANG CH'UNG, der 27–95 n. Chr. lebte, bedeutet das *Ch'i* bereits die materielle Ursubstanz, den *»Ur-Nebel«*, die Ur-Energie, in welcher das *Tao* (Naturgesetz) als Entfaltungsprinzip allen Geschehens wirkt. Die »Energie« kreist im gesamten Körper, sie regelt den Kreislauf des Blutes, die Nahrungsaufnahme und den Selbstschutz des Organismus. Die »Energie« strömt auch in den Meridianen. Wenn sie in ihrem Kreislauf infolge einer äußerlichen oder endogenen Einwirkung behindert oder blockiert wird, dann tritt ein krankhafter Überschuß oder Mangel auf, und zwar nicht nur in dem mit dem Meridian zusammenhängenden Organ, vielmehr gerät die Harmonie des Gesamtorganismus in Dissonanz – es entsteht ein krankhafter Zustand.

Läßt die Funktion eines Organs nach, dann ist eine Kräftigung notwendig; bei einer krankhaften Überfunktion muß der Überschuß an »Energie« gleichsam abgezapft werden. Tonisierung und Sedierung wollen demnach besagen, daß die Harmonie mit Hilfe von anregenden oder dämpfenden Einwirkungen über die in Frage kommenden Körperpunkte wieder hergestellt wird. Die Tonisierung stellt also, anders formuliert, eine »anhaltende starke Reizung«, die Sedierung dagegen einen beruhigenden, schwachen Reiz dar.

In den chinesischen medizinischen Werken finden wir die nachstehenden wichtigsten Punkt-Gruppen beschrieben:[49]

1. Die *Mu*-Punkte, das sind Körperpunkte, welche in der Nähe der erkrankten Körperteile oder Organe, aber auf einem nicht zu dem gleichen Organ gehörenden Meridian liegen. (BACHMANN nennt sie *»Alarm«*-Punkte.)[50]

2. Die *Ching*-Punkte, das sind Anfangs- und Endpunkte der Meridiane.

3. Die Punkte für Tonisierung und Sedierung.

4. Die *Lo*-Punkte, welche die »Energie« zwischen den nach dem *Yin-Yang-Prinzip* verbundenen Meridianen ausgleichen, wie beispielsweise zwischen Lungen- und Dickdarm-Meridian. (BACHMANN nennt sie auch *»Passage«*-Punkte.)[51]

5. Die *Yü*-Punkte (auch *»Beifalls«*- oder *»Zustimmungs«*-Punkte genannt) sind auf dem beidseitig der Wirbelsäule entlanglaufenden *Blasen-Meridian* zu finden. Nach BACHMANN sind sie als segmentabhängige Punkte zu werten; diese Punkte dürften mit der Innervation der Rückenmarksegmente in Zusammenhang stehen[52].
6. Die den *fünf Elementen* entsprechenden Punkte, die sich auf allen Meridianen finden: die *Ching*-Punkte (Holz-Element), die *Yung*-Punkte (Feuer-Element), die *Yüan*-Punkte sowie die *Yü*-Punkte (Erd-Element), die *Ching*-Punkte – im Chinesischen mit anderen Zeichen geschrieben als die obigen – (Metall-Element) und die *Ho*-Punkte (Wasser-Element). Alle diese befinden sich entlang den mit den *Yin*-Organen in Verbindung stehenden Meridianen.
Auf den *Yang*-Organen und den mit diesen verbundenen Meridianen finden sich dagegen folgende Punkte: die *»Ching«*-Punkte (Metall-Element), *»Yung«*-Punkte (Wasser-Element), *»Yü«*- und *»Yüan«*-Punkte (Holz-Element), *»Ching«*-Punkte (Feuer-Element) und *»Ho«*-Punkte (Erd-Element)[53].
7. Die *Spezialpunkte* pflegt man bei besonderen Krankheiten heranzuziehen, beispielsweise bei Kreislaufstörungen, beim Tonisieren oder Sedieren des *nervus vagus* etc.

Nun wollen wir die einzelnen Punkt-Gruppen noch genauer betrachten:

1. Die *Mu*- oder *»Alarm«*-Punkte finden sich auf der Vorderseite des Rumpfes, dagegen nicht an den Extremitäten. Die Reizung der *Mu*-Punkte wirkt unverzüglich. Mit Ausnahme des *»Meister des Herzens«-Meridians* besitzt jeder Meridian einen *Mu*-Punkt.
2. Über die *Anfangs*- und *Endpunkte* der einzelnen Meridiane läßt sich eine Harmonisierung des gesamten Organismus erreichen.
3. Vielleicht am bedeutsamsten sind die *tonisierenden* und *sedierenden Punkte*. Hier muß wieder auf die empirische Einteilung nach den *fünf Elementen* zurückgegriffen werden. Die traditionelle Heilkunde hat diese Punkte nach ihrer Wirksamkeit geordnet und den *fünf Elementen* entsprechend gruppiert. Nach der *»Mutter und Sohn«* genannten Regel wird eine Krankheit, die eine Folge einer übersteigerten Funktion ist, also einen hyperfunktionalen Charak-

ter besitzt, so behandelt, daß gleichzeitig mit der Sedierung des gestörten Organs auch jenes Organ beruhigend beeinflußt wird, das im »Energie-Kreislauf« folgt; es wird also das Organ selbst und dessen »Sohn« behandelt. So müssen beispielsweise bei einer hyperfunktionalen Erkrankung des »Lungentrakts« nicht nur die Punkte des Lungenmeridians sediert werden, sondern auch der »Sohn«. Nachdem die Lunge zur *Yin*-Gruppe des Metall-Elementes gehört, auf dieses aber das Wasser-Element folgt, muß auch der *Ho*-Punkt beruhigt werden, der mit dem Wasser-Element verbunden ist.
Wenn dagegen eine Erkrankung des Lungentraktes als Folge einer Hypofunktion auftritt, dann muß nicht nur die Funktion des Lungentrakts, der zum Metall-Element gehört, angeregt werden, sondern auch dessen »Mutter«. Das ist der in der Abfolge voranstehende *Yü*-Punkt des Erd-Elements. Die Benennung nach den Elementen besitzt nur eine zweitrangige Bedeutung und dient eigentlich nur dazu, die praktische Ausführung besser einprägsam zu machen[54].
4. Die *Lo*- oder *»Passage«*-Punkte dienen ebenfalls der Harmonisierung. In der Einteilung gemäß den *fünf Elementen* gehört zu jedem Element je ein *Yin*- und ein *Yang*-Organ. Zum Beispiel:

Feuer-Element: *Yin* = Herz, *Yang* = Dünndarm;
Erd-Element: *Yin* = Milz, *Yang* = Magen;
Metall-Element: *Yin* = Lunge, *Yang* = Dickdarm;
Wasser-Element: *Yin* = Nieren, *Yang* = Blase;
Holz-Element: *Yin* = Leber, *Yang* = Gallenblase.

Zu dieser Einteilung gehören noch die Funktionskreise des *»Meister des Herzens«* und des *»Dreifachen Erwärmers«*. Beide besitzen Feuer-Charakter. Der *»Meister des Herzens«* hat weiter *Yin*-Charakter, der *»Dreifache Erwärmer«* dagegen *Yang*-Charakter. Es wurde beobachtet, daß die zu dem gleichen Element gehörenden *Yin-Yang*-Paare oft in einer Wechselbeziehung zueinander stehen. Wenn sich das eine Organ im Zustand einer aufgeladenen Hyperfunktion befindet, kann das eine Funktionsschwäche des korrespondierenden Organs bedeuten. Um eine Harmonisierung zu erzielen, muß der *Lo*-Punkt gereizt werden, der zwischen den beiden Organen die ausgleichende Funktion besitzt. Wenn beispielsweise die Tätigkeit der Gallenblase zu schwach ist, die Funktion der Leber aber zu stark, dann muß der *Lo*-Punkt der Leber gereizt werden, damit es zu einem Ausgleich kommt. Im umgekehrten Falle muß auf den *Lo*-Punkt des Gallenblasen-Meridians eingewirkt werden.

5. Die *Yü*-Punkte gehören zu den sedierenden Punkten, ihr Charakter ist ausgleichend und harmonisierend. Jedes Organ besitzt einen solchen Punkt. Diese *Yü*-Punkte befinden sich auf dem Blasen-Meridian zu beiden Seiten der Wirbelsäule, zwischen erstem Rückenwirbel und letztem Lumbalwirbel. Es gibt zwölf *Yü*-Punkte, wie es auch zwölf Hauptmeridiane gibt.

6. Von den Punkten, die den *fünf Elementen* entsprechen, sind noch die sogenannten *Yüan-* oder *»Quell«*-Punkte erwähnenswert. Diese liegen in der Nähe der tonisierenden und sedierenden Punkte und verstärken deren Wirkung[55]. Auch mit Hilfe der sogenannten *Ho*- oder »Reunions«-Punkte kann eine tonisierende oder sedierende Wirkung erzielt werden. Diese *Ho*-Punkte verbinden die zwölf Hauptmeridiane mit anderen Meridianen[56].

7. Die *Spezialpunkte* spielen besonders bei Funktionsstörungen eine Rolle. Diese Punkte sind nicht an einzelne Organe gebunden, sondern beeinflussen das Zusammenspiel der Organe *(Synergie)*. So wirken diese Punkte auf die Nebennieren, das Bindegewebe, die Blutbildung, das Gleichgewicht des sympathischen Nervensystems, den Blutdruck usw. zurück.

Technik des Tonisierens und Sedierens

1. Bei herabgesetzter Funktion (*Yin*-Zustand) müssen folgende Punkte tonisiert werden:
a) der Tonisierungspunkt des zu dem Organ gehörenden Meridians;
b) der *Yüan*- oder »Quell«-Punkt des Organs;
c) der Anfangspunkt des zu dem Organ gehörenden Meridians.
2. Bei Überfunktion (*Yang*-Zustand) kann über folgende Punkte eine Sedierung erzielt werden:
a) den Sedierungspunkt des zu dem Organ gehörenden Meridians;
b) den *Yüan*- oder »Quell«-Punkt dieses Organs;
c) den Anfangspunkt des zu dem Organ gehörenden Meridians[57].
Für beide Anwendungsbereiche gilt die bereits erwähnte Regel *»Mutter und Sohn«*.

Die Hauptmeridiane

Im folgenden wollen wir mit den bereits erwähnten Meridianen, deren Verlauf und deren Beziehung zum *»Kreislauf der Energie«* bekannt machen. Die einzelnen Meridiane stellen wir auch durch Abbildungen vor.

Der *L u n g e n - M e r i d i a n* verläuft als *T'ai-Yin* (= kräftiges *Yin*)-Meridian auf den Armen. Der traditionellen Theorie zufolge bezieht er seine *Energie* vom *Leber-Meridian*, der *Yin*-Charakter besitzt und in Beziehung zum Holz-Element steht. Er gibt die *Energie* dem *Dickdarm-Meridian* weiter, der *Yang*-Charakter hat und zum Metall-Element gehört. Der *Lungen-Meridian* selbst ist auch dem Metall-Element zugeordnet; seine Richtung verläuft »zentrifugal«. Sein Anfangspunkt befindet sich nahe der Achselhöhle zwischen der zweiten und dritten Rippe. Er läuft entlang der Innenseite des Ober- und Unterarms und endet an der Innenseite des Daumengliedes. Er verbindet 11 (auf beiden Körperhälften zusammen 22) Körperpunkte.

Meßbare Veränderungen der Elektro-Potential-Werte entlang dieses Meridians sind bei krankhaften Störungen des Atmungsapparates, wie Bronchialkatarrh, Lungenentzündung, asthmatischen Beschwerden, Anginen, aber auch bei sekundären Phänomenen infolge von Erkrankungen des Herzens und bei bestimmten Nasen- und Augenkrankheiten feststellbar[58].

Der *Herz-Meridian* besitzt ebenfalls *Yin*-Charakter *(Shao-Yin* = wenig *Yin)* und steht zum Feuer-Element in Beziehung. Der traditionellen Theorie zufolge bezieht er seine *Energie* vom *Milz-Meridian*, der ebenfalls *Yin*-Charakter hat, aber zum Erd-Element gehört, und gibt die *Energie* dem *Dünndarm-Meridian* weiter, der *Yang*-Charakter besitzt und mit dem Feuer-Element verbunden ist. Der *Herz-Meridian* verläuft »zentrifugal«; sein Anfangspunkt liegt unter dem Brustmuskel *(musculus pectoralis)*, in der Höhe der dritten Rippe. Er führt entlang der Innenseite der Ober- und Unterarme und endet an der Innenseite des Endgliedes des Kleinfingers, in der Nähe des Winkels am Nagelfalz.

Dieser Meridian verbindet 9 (auf beiden Körperhälften zusammen 18) Körperpunkte. Gestörte Elektro-Potential-Werte weisen auf eine Erkrankung des Herzens und Störungen des Kreislaufes hin. Sekundär werden auch Erkrankungen des Dünndarms, des Kehlkopfes und der Augen registriert. Die Meßwerte des Meridians sind während der Wechseljahre *(Klimax)* oft unregelmäßig[59].

Der *»Meister des Herzens«-Meridian* ist der dritte Meridian der Arme mit *Yin*-Charakter *(Chüeh-Yin* = Ende des *Yin)*, er steht zum Feuer-Element in Beziehung. Der überlieferten Theorie zufolge bezieht er seine *Energie* vom *Nieren-Meridian*, der ebenfalls *Yin*-Charakter besitzt, aber zum Wasser-Element gehört, und gibt sie dem *»Dreifachen Erwärmer«-Meridian* weiter, welcher unter *Yang*-Charakter steht und zum Feuer-Element gehört. Ähnlich den beiden eben erwähnten Meridianen verläuft auch dieser »zentrifugal«. Sein Anfangspunkt befindet sich zwischen Brustwarze und Achselhöhle, zwischen der dritten und vierten Rippe. Er läuft ebenfalls entlang der Innenseite des Armes und endet an der Innenseite des Zeigefinger-Endgliedes. Er umfaßt 9 (auf beiden Körperhälften zusammen 18) Körperpunkte.

Wir haben bereits erwähnt, daß dieser Meridian nicht zu einem bestimmten Organ in Beziehung steht, sondern einen Funktionskreis repräsentiert, der den peripheren Kreislauf, das Blutbild und die Versorgung der *Yin*-Organe bestimmt. Dieser wichtige Meridian ist noch nicht genügend erforscht. Nach Bachmann hat dieser Meridian Beziehung zu der strömenden Blutmasse mit der Summe ihrer endokrinen, serologischen Bestandteile und intermediären Stoffwechselprodukte. Hierzu gehören auch die Oxydationsvorgänge[60].

Der *Dünndarm-Meridian* gehört in die Gruppe der *Yang*-Meridiane auf den Armen *(T'ai-Yang* = kräftiges *Yang)*, er steht gleichzeitig mit dem Feuer-Element in Beziehung. Seine *Energie* erhält er vom *Herz-Meridian*, der ebenfalls zum Feuer-Element gehört, aber *Yin*-Charakter besitzt. Er gibt die *Energie* dem *Blasen-Meridian* weiter, der dem Wasser-Element verbunden ist und zu den *Yang*-Meridianen gehört. Er verläuft »zentripetal«, zum Rumpfe hin. Er beginnt oberhalb des Nagelendes des kleinen Fingers, zieht auf der dorsalen Seite des Unterarmes der *Elle (Ulna)* entlang, führt über den Oberarm zum Schultergelenk und von hier aus über Hals und Unterkiefer zum äußeren Augenwinkel. Er endet vor dem Ohr *(lobulus auriculae)*. Er verbindet 19, auf beiden Körperhälften zusammen 38 Körperpunkte.

Dieser Meridian spiegelt den gesunden oder gestörten Zustand des Dünndarms wider. Auch Funktionsstörungen von Magen und Herz sind an diesem Meridian meßbar. Unregelmäßigkeiten im »Energiekreislauf« dieses Meridians finden sich ferner bei Neurasthenie, Psychosen, Parkinsonismus und Epilepsien[61].

Die gestrichelte graue Linie kennzeichnet die Verbindung zu den inneren Organen, die durchlaufende graue Linie den Meridian selbst. Die Pfeile und die Zahlen zeigen den Verlauf des Meridians. (Auch die nachstehend abgebildeten zwölf Hauptmeridiane sowie die Sondermeridiane *Tu-mai* und *Jên-mai* sind in gleicher Weise kenntlich gemacht. Die Abbildungen sind dem chinesischen Werk »Zusammenfassung der traditionellen chinesischen Heilkunst« entnommen.)

Zeichenerklärung:

●	Körperpunkte des betreffenden Meridians;
▲	Körperpunkte von anderen Meridianen;
....	zu Organen führender Abschnitt des betreffenden Meridians ohne Körperpunkte;
———	im Unterhautzellgewebe verlaufender Abschnitt des betreffenden Meridians mit Körperpunkten;
—·—·	innere Organe.

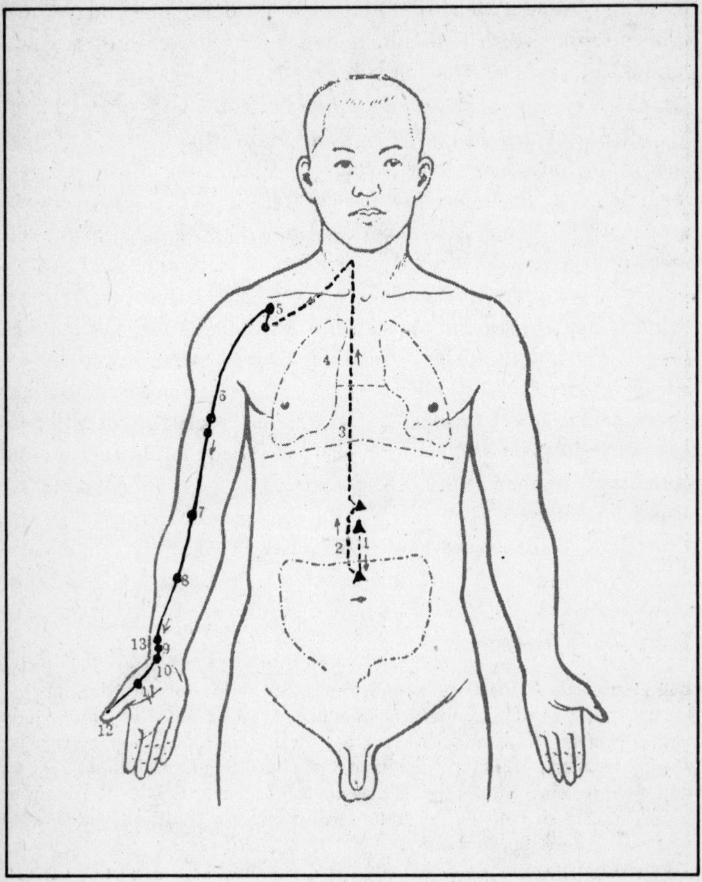

Abb. 5 Der Lungen-Meridian und sein Einflußbereich
(Zeichenerklärung siehe Seite 71)

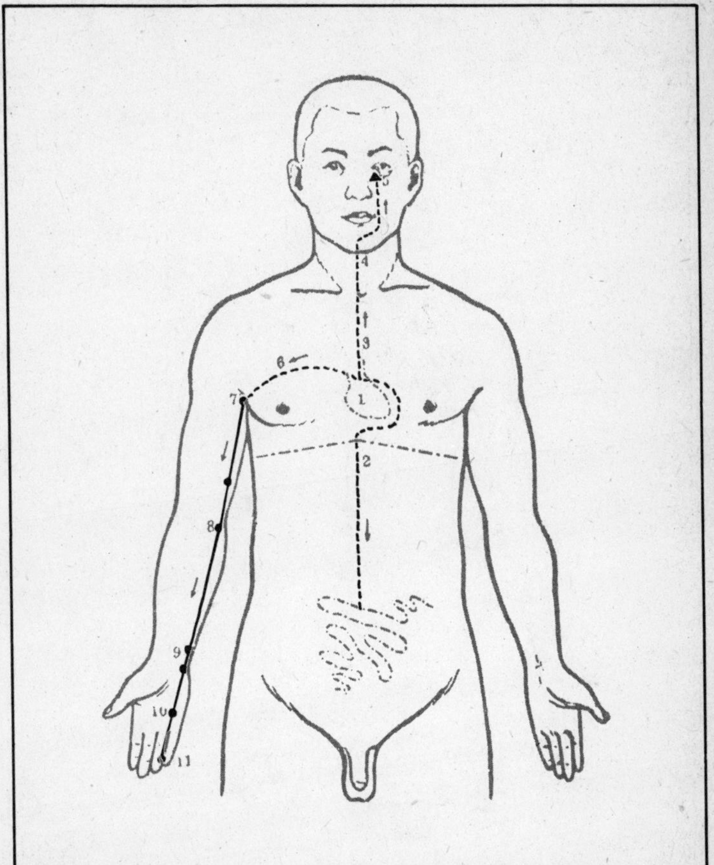

Abb. 6 Der Herz-Meridian und sein Einflußbereich
(Zeichenerklärung siehe Seite 71)

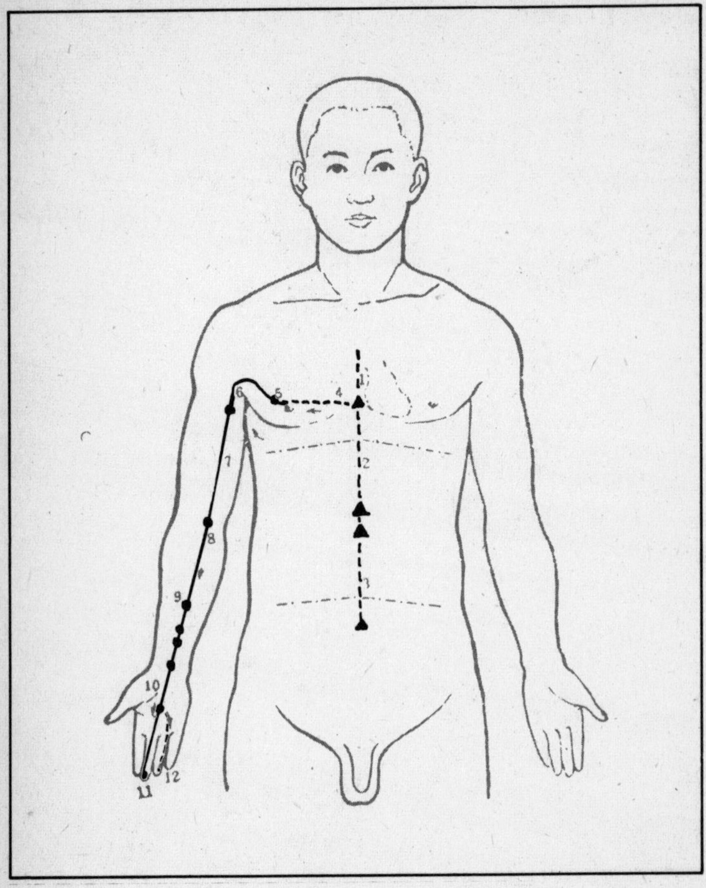

Abb. 7 Der »Meister des Herzens«-Meridian und sein Einflußbereich (Zeichenerklärung siehe Seite 71)

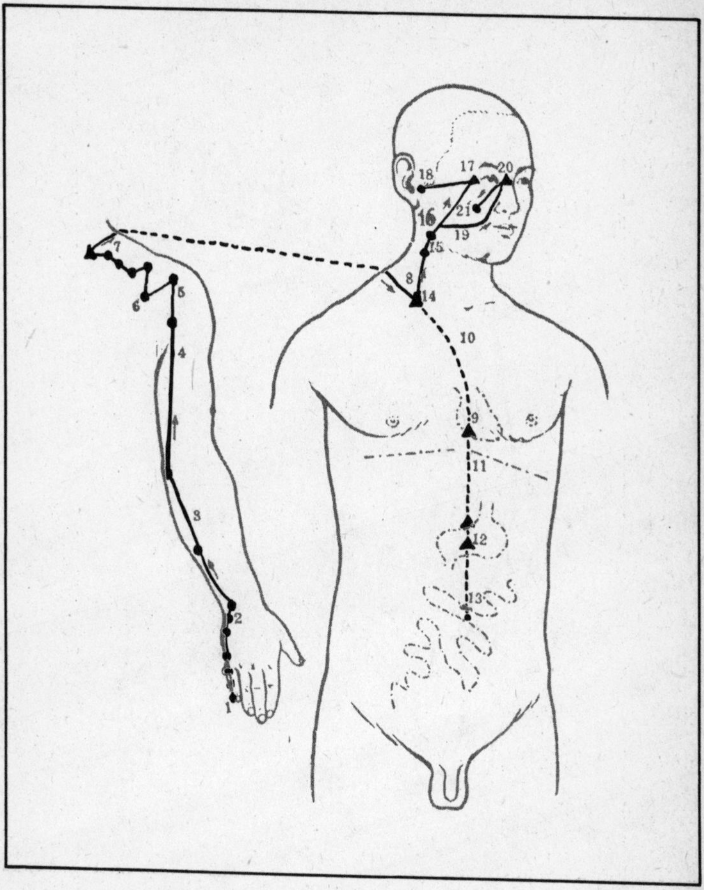

Abb. 8 Der Dünndarm-Meridian und sein Einflußbereich (Zeichenerklärung siehe Seite 71)

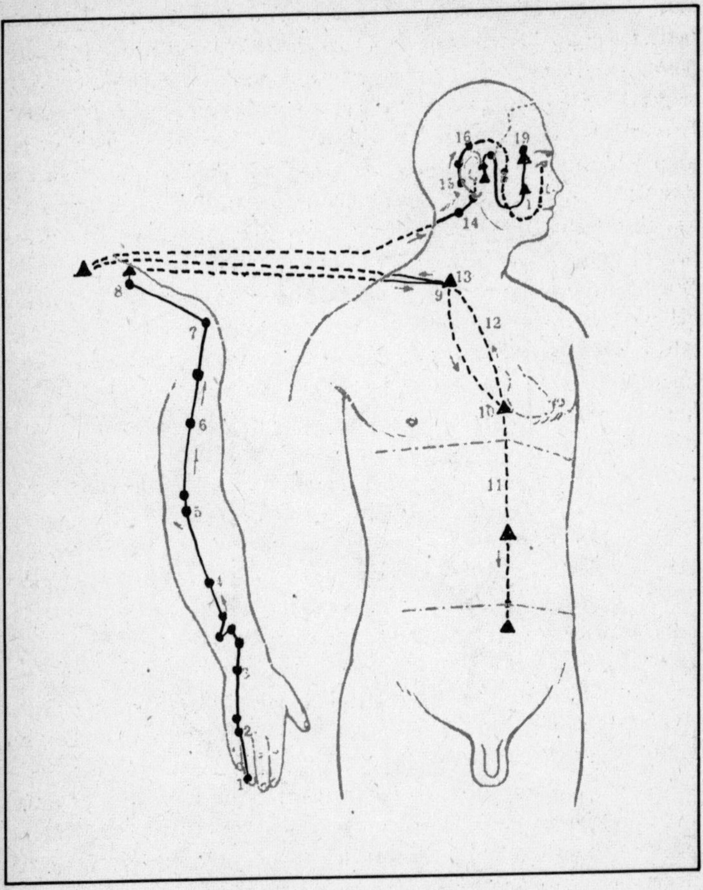

Abb. 9 Der »Dreifache-Erwärmer«-Meridian und sein Einflußbereich (Zeichenerklärung siehe Seite 71)

Der *»Dreifache Erwärmer«-Meridian* hat *Yang*-Charakter *(Shao-Yang* = wenig *Yang)* und gehört zum Feuer-Element. Seine *Energie* erhält er vom *»Meister des Herzens«-Meridian*, der ebenfalls zum Feuer-Element gehört, aber *Yin*-Charakter besitzt. Er gibt die *Energie* dem zum Holz-Element gehörigen *Gallenblasen-Meridian* mit *Yang*-Charakter weiter. Er verläuft »zentripetal«. Sein Ausgangspunkt liegt oberhalb des Ringfingernagels. Er verläuft auf der dorsalen Seite des Armes über die Schulter bis zum Schlüsselbein, steigt von hier zum Schläfenbein hoch, umkreist das Ohr, führt zum Unterkiefer und endet am äußeren Augenwinkel. Er besteht aus 23 (auf beiden Körperhälften zusammen 46) Körperpunkten.

Wie bereits erwähnt, ist dieser Meridian nicht an bestimmte Organe gebunden. Der traditionellen Theorie zufolge besteht er aus drei Abschnitten: dem unteren, mittleren und oberen *»Erwärmer«*. Der obere steuert die Atmung, der mittlere regelt die komplexe Tätigkeit von Verdauung und Nahrungsaufnahme, der untere beeinflußt das urogenitale System, die sexuelle Potenz und das chemische Milieu des Gesamtorganismus. Der *»Dreifache Erwärmer«* stellt einen regulierenden Funktionskreis dar, der die Funktion des *»Meisters des Herzens«* durch seine konträre Tätigkeit ausgleicht. Mit Störungen seiner Funktion können Erkrankungen der Atmungswege, des Verdauungsapparates und der Harnwege, sowie auch Krämpfe, Schwerhörigkeit und Neuralgien Hand in Hand gehen[62].

Der *Dickdarm-Meridian* besitzt *Yang*-Charakter *(Yang-Ming* = »Licht des *Yang«)* und gehört zum Metall-Element. Seine *Energie* bezieht er vom *Lungen-Meridian*, der zum Metall-Element gehört, jedoch *Yin*-Charakter besitzt. Er gibt diese dem *Magen-Meridian* weiter, der unter *Yang*-Charakter steht und dem Erd-Element angehört. Dieser Meridian ist in seinem Verlauf, ähnlich den beiden vorangehenden, »zentripetal«. Sein Anfangspunkt liegt auf der äußeren Seite des Zeigefinger-Endgliedes, nahe der Nagelwurzel. Er läuft von dort entlang der äußeren Ventralseite des Armes zum Schlüsselbein. Er berührt die oberen Halswirbel, kehrt dort um und gelangt wieder zum Schlüsselbein zurück, allerdings mehr in die Nähe des Brustbeins. Er führt dann über Unterkiefer und Mundwinkel zur gegenüberliegenden Nasolabialfalte und endet dort. Dieser Meridian verbindet 20 (auf beiden Körperhälften zusammen 40) Körperpunkte. Meßbare Veränderungen dieses Meridians spiegeln sich vornehmlich in Erkrankungen des Dickdarms, sekundär aber auch in Zahn- und Zahnfleischerkrankungen, asthmatischen Beschwerden sowie in diversen Hautkrankheiten wider[63].

Der *Milz-Meridian* hat *Yin*-Charakter und ist mit dem Erd-Element verbunden. Seine *Energie* bezieht er vom *Magen-Meridian*, welcher zum Erd-Element gehört, aber *Yang*-Charakter besitzt. Er gibt diese dem *Herz-Meridian* weiter, der zum Feuer-Element in Beziehung steht und *Yin*-Charakter hat. Der Anfangspunkt dieses Meridians liegt außen auf dem Endglied der Großzehe, von wo er auf der Innenseite des Beines verläuft, die Nabelgegend berührt und seitlich an der Brustwarze vorbei seinen Endpunkt im zweiten Zwischenrippenraum erreicht. Er verläuft »zentripetal« und besteht aus 21 (auf beiden Körperhälften zusammen 42) Körperpunkten[64].

Bachmann nennt ihn nicht *Milz-Meridian*, sondern *Milz-Pankreas-Meridian*[65]. Zwischen den chinesischen Quellenwerken und den westlichen Veröffentlichungen (vergleiche die zitierten Bücher von Bachmann und Chamfrault) gibt es Abweichungen im angenommenen Verlauf dieses Meridians.

Meßbare Veränderungen dieses Meridians werden mit Unregelmäßigkeiten der Verdauung und des Zuckerhaushaltes, mit Gemütsveränderungen sowie mit allergischen und Krampf-Zuständen in Verbindung gebracht.

Der *Nieren-Meridian* besitzt *Yin*-Charakter *(Shao-Yin* = wenig *Yin)* und ist mit dem Wasser-Element verbunden. Seine *Energie* erhält er vom *Blasen-Meridian*, der ebenfalls zum Wasser-Element gehört, aber *Yang*-Charakter hat. Er gibt die *Energie* dem *»Meister des Herzens«-Meridian* weiter, der unter *Yin*-Charakter steht und zum Feuer-Element gehört. Dieser Meridian verläuft »zentripetal«. Er beginnt an der Sohle des Vorderfußes, läuft an der Innenseite des Unterschenkels und des Oberschenkels entlang bis in die Blasengegend, um dann über Nabel und Brustbein zu führen und an der Sternalseite des Schlüsselbeines zu enden. Er umfaßt 27 (auf beiden Körperhälften zusammen 54) Körperpunkte.

Meßbare Veränderungen dieses Meridians können mit Unregel-

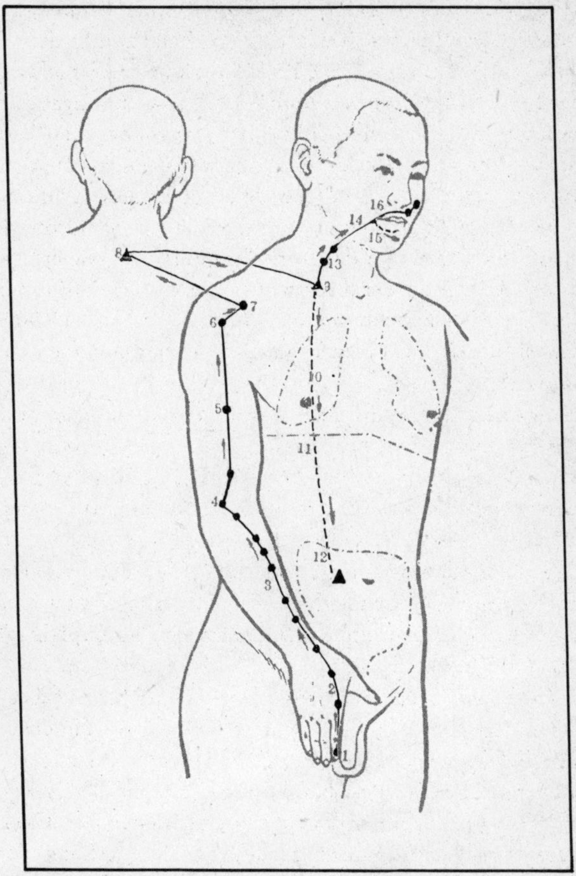

Abb. 10 Der Dickdarm-Meridian und sein Einflußbereich (Zeichenerklärung siehe Seite 71)

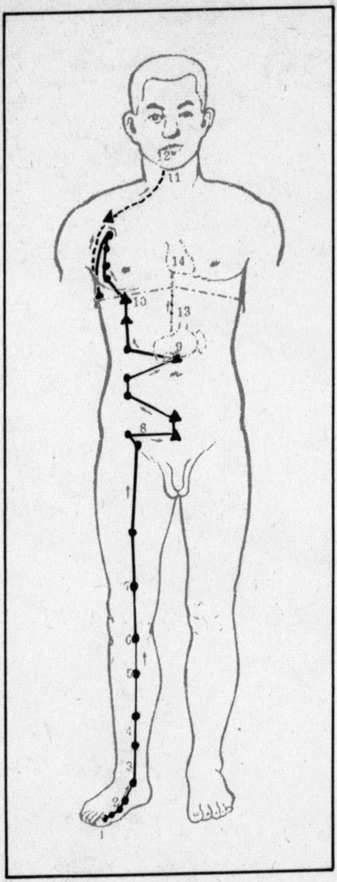

Abb. 11 Der Milz-Meridian und sein Einflußbereich
(Zeichenerklärung siehe Seite 71)

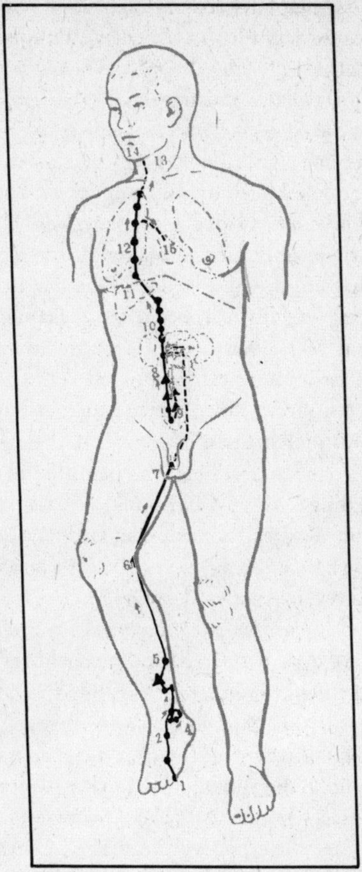

Abb. 12 Der Nieren-Meridian und sein Einflußbereich
(Zeichenerklärung siehe Seite 71)

mäßigkeiten der Nieren- und Herztätigkeit des Kreislaufes sowie mit Zuständen neurasthenischer und epileptischer Art einhergehen[66].

Der *Leber-Meridian* ist der dritte im Bereich der Beine beginnende Meridian. Er besitzt *Yin*-Charakter *(Chüeh-Yin* = Ende des *Yin)* und ist mit dem Holz-Element verbunden. Nach der traditionellen Lehre erhält er seine *Energie* vom *Gallenblasen-Meridian*, der ebenfalls zum Holz-Element gehört, aber unter *Yang*-Charakter steht. Er gibt die *Energie* dem *Lungen-Meridian* weiter, der *Yin*-Charakter besitzt und zum Metall-Element gehört.

Dieser »zentripetale« Meridian beginnt zwischen der großen und der zweiten Zehe, führt an der Innenseite von Unterschenkel und Oberschenkel entlang über die Leistenbeuge durch die Blase, berührt die falschen Rippen und endet in der Nähe der Brustwarze. Er besteht aus 14 (auf beiden Körperhälften zusammen 28) Körperpunkten. Meßbare Veränderungen dieses Meridians können Gelbsucht, vegetative Ermüdungserscheinungen, Leberschwellungen und Darmstörungen, sekundär auch Abmagerung, Allergien, Kopf- und Gelenkschmerzen widerspiegeln[67].

Der *Blasen-Meridian* beginnt ebenfalls im Bereich der Beine, besitzt allerdings *Yang*-Charakter *(T'ai-Yang* = kräftiges *Yang)*. Er ist dem Wasser-Element zugeordnet. Der überlieferten Theorie zufolge erhält er seine *Energie* vom *Dünndarm-Meridian*, der *Yang*-Charakter besitzt und zum Feuer-Element gehört. Er gibt die *Energie* dem *Nieren-Meridian* weiter, welcher unter *Yin*-Charakter steht und dem Wasser-Element zugehört.

Sein Anfangspunkt liegt am inneren Augenwinkel, er läuft über das Schädeldach, teilt sich im Nacken in zwei Stränge, welche parallel entlang dem Rücken abwärts laufen und die Steißgegend berühren. Der eine erreicht über die dorsale Mitte des Beines die Ferse und endet am Grundglied der kleinen Zehe. Der zweite endet bereits in der Kniekehle. Dieser Meridian verläuft also »zentrifugal«. Er berührt 67 (auf beiden Körperhälften zusammen also 134) Körperpunkte. Schmerzhafte und krampfartige Zustände, Kopfschmerzen, Neuralgien, rheumatische Schmerzen, Ischias und Lumbago, sekundär auch Stoffwechselstörungen der Zellen, Ekzeme sowie Störungen im Wasserhaushalt, spiegeln sich in meßbaren Veränderungen dieses Meridians wider[68].

Der *G a l l e n b l a s e n - M e r i d i a n* berührt ebenfalls die Beine, er besitzt *Yang*-Charakter *(Shao-Yang* = wenig *Yang),* ist dem Holz-Element zugeordnet und bezieht seine *Energie* vom *»Dreifachen Erwärmer«-Meridian,* der seinerseits unter *Yang*-Charakter steht und zum Feuer-Element gehört. Er gibt die Energie an den *Leber-Meridian* weiter, der *Yin*-Charakter besitzt und in Beziehung zum Holz-Element steht. Er verläuft »zentrifugal«. Beginnend am äußeren Augenwinkel, verläuft er über die Schläfen- und Occipitalgegend zum zentralen Teil des Trapezmuskels, führt seitlich am Schultergelenk vorbei bis zum Beckenkamm und zieht sich dann an der Außenseite des Beines entlang bis zum Grundglied der vierten Zehe.

Dieser Meridian verbindet 44 (auf beiden Körperhälften zusammen 88) Körperpunkte.

Da dieser Meridian unter *Yang*-Einfluß steht, sind seine meßbaren Veränderungen mit Schmerzen verbunden. So können Migräne, Krampfzustände der Sinnesorgane, vornehmlich aber Schmerzen an den unteren Gliedmaßen und Neuralgien festgestellt werden[69].

Der *M a g e n - M e r i d i a n* ist der dritte Meridian, der die Beine berührt; er besitzt *Yang*-Charakter *(Yang-Ming* = Licht des *Yang)* und ist mit dem Erd-Element verbunden. Seine *Energie* übernimmt er vom *Dickdarm-Meridian,* der seinerseits unter *Yang*-Charakter steht und zum Metall-Element gehört. Er gibt diese dem *Milz-Meridian* weiter, der *Yin*-Charakter besitzt und dem Erd-Element zugeordnet ist.

Auch der *Magen-Meridian* verläuft »zentrifugal«. Er beginnt an der Nasolabialfalte, führt dann am Unterkiefer entlang zur Schläfengegend, um von dort zum Unterkiefer zurückzukehren. Er zieht sich dann über das Schlüsselbein, die Brustwarze und am Nabel vorbei bis in die Hüftgegend. Von hier aus läuft er über die Vorderseite von Ober- und Unterschenkel bis zum Endglied der zweiten Zehe. Er verbindet 45 (auf beiden Körperhälften zusammen 90) Körperpunkte.

Erkrankungen des Magens und des Verdauungstraktes, sekundäre Krampfzustände der Gesichtsmuskulatur *(Tic)* sowie schmerzhafte Zustände der Halsmuskulatur führen zu veränderten Meßwerten im Bereich dieses Meridians[70].

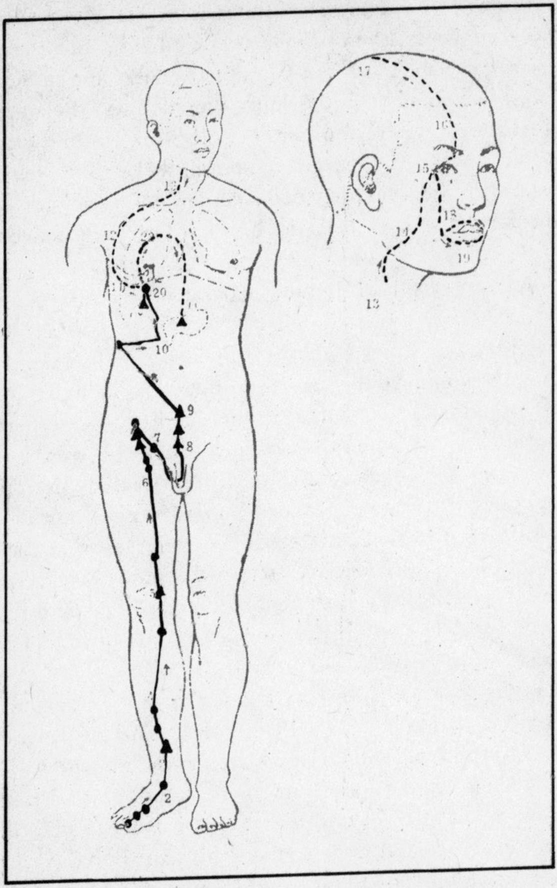

Abb. 13 Der Leber-Meridian und sein Einflußbereich
Die Abbildung rechts oben zeigt den am Kopf befindlichen Abschnitt des Meridians
(Zeichenerklärung siehe Seite 71)

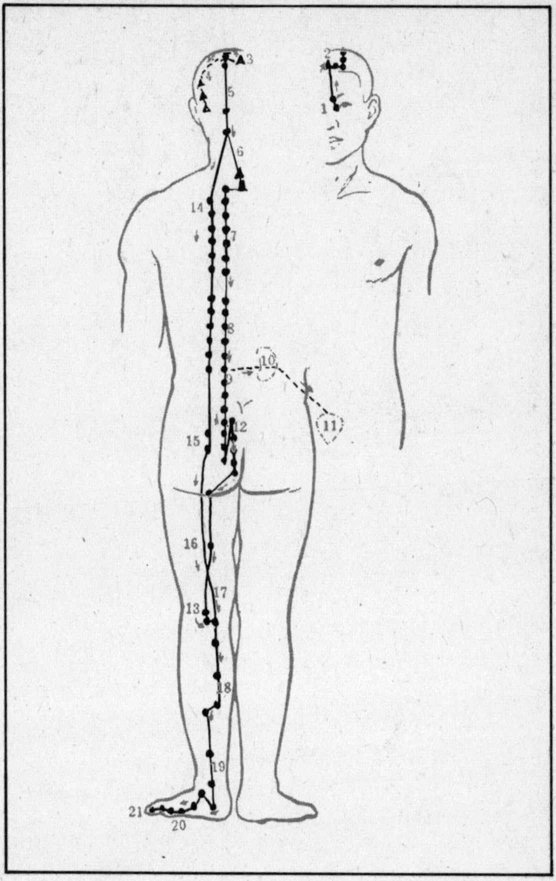

Abb. 14 Der Blasen-Meridian und sein Einflußbereich
(Zeichenerklärung siehe Seite 71)

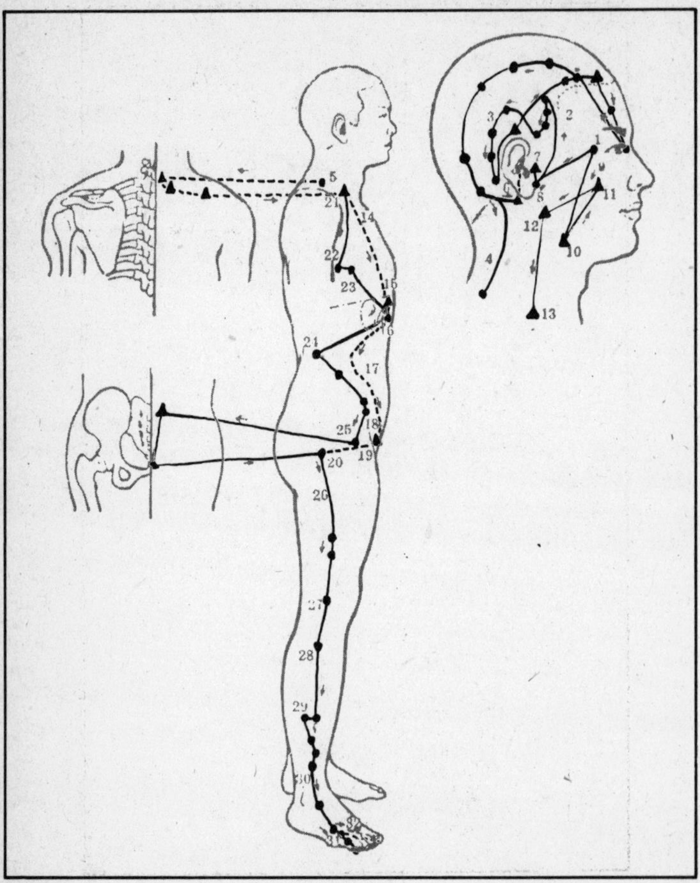

Abb. 15 Der Gallenblasen-Meridian und seine Zusammenhänge
Die Abbildung rechts oben zeigt den am Kopf befindlichen Abschnitt des Meridians
(Zeichenerklärung siehe Seite 71)

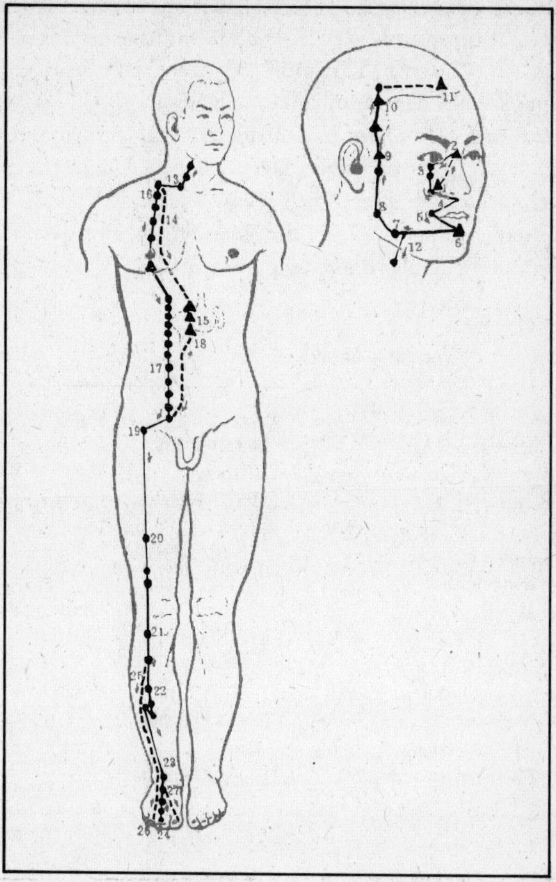

Abb. 16 Der Magen-Meridian und sein Einflußbereich
Die Abbildung rechts oben zeigt den am Kopf befindlichen Abschnitt des Meridians
(Zeichenerklärung siehe Seite 71)

Auf die einzelnen Körperpunkte dieser zwölf Meridiane, ihre Bedeutung sowie die bei gestörten Elektropotentialwerten dieser Körperpunkte feststellbaren Krankheiten können wir hier nicht näher eingehen, weil das nicht nur den Rahmen unseres Buches sprengen, sondern vom Leser auch vertiefte Fachkenntnisse verlangen würde. Lediglich darauf dürfen wir noch verweisen, daß die Lage einiger Körperpunkte auf den Meridianen, so beim *Magen-*, *Blasen-*, *Dickdarm-* und *Milz-Meridian*, in den chinesischen Werken anders verzeichnet ist als in europäischen Darstellungen. Unserer Studie liegen die traditionellen chinesischen Werke zugrunde.
Der Zusammenhang zwischen den Meridianen und dem *Energiekreislauf* kann wie folgt dargestellt werden[71]:

Meridian	Verlauf	Charakter	Meridian	Verlauf	Charakter
Leber (Holz-Element)	Beine	*Yin*	*Lunge* (Metall-Element)	Arme	*Yin*
Gallenblase (Holz-Element)	Beine	*Yang*	*Dickdarm* (Metall-Element)	Arme	*Yang*
»Dreifacher Erwärmer« (Feuer-Element)	Arme	*Yang*	*Magen* (Erd-Element)	Beine	*Yang*
»Meister des Herzens« (Feuer-Element)	Arme	*Yin*	*Milz* (Erd-Element)	Beine	*Yin*
Niere (Wasser-Element)	Beine	*Yin*	*Herz* (Feuer-Element)	Arme	*Yin*
Blase (Wasser-Element)	Beine	*Yang*	*Dünndarm* (Feuer-Element)	Arme	*Yang*

Bei der Beschreibung der zwölf Meridiane sowie in der obigen Tabelle haben wir die Beziehung der verschiedenen Meridiane zu den *fünf Elementen* und zum *Yin-Yang-Prinzip* vermerkt, um der traditionellen Auffassung über das *Tonisieren* und das *Sedieren* gerecht zu werden.

Schon im 3.–2. Jahrhundert v. Chr. erwähnt das *»Buch der Leiden« (Nan Ching)* das Vorhandensein und die Bedeutung der Sondermeridiane[72], deren genaue Beschreibung an den Namen von LI SHIH-CHÊN (1518–1593) geknüpft ist.
Warum heißen diese Meridiane nun *»Sonder«-Meridiane?* (BACHMANN spricht sogar von *»Wunder-Meridianen«.)*[73]
Jeder der im vorangehenden Kapitel beschriebenen zwölf Meridiane umfaßt vor allem tonisierende und sedierende Körperpunkte. Bei den *Sondermeridianen* fehlen diese. Die traditionelle Heilkunde kennt acht solcher *Sondermeridiane:*

1. Den *Tu-mai-Meridian* (»Gefäß des Herrschers«),
2. den *Jên-mai-Meridian* (»Gefäß der Empfängnis«, *»Vaisseau conception«)*[74],
3. den *Ch'ung-mai-Meridian* (»Gefäß des Enthemmers«),
4. den *Tai-mai-Meridian* (»Gürtelgefäß«),
5. den *Yin-chiao-mai-Meridian* (»Gefäß des *Yin*-Erregers«),
6. den *Yang-chiao-mai-Meridian* (»Gefäß des *Yang*-Erregers«),
7. den *Yin-wei-mai-Meridian* (»Gefäß des *Yin*-Bewahrers«),
8. *den Yang-wei-mai-Meridian* (»Gefäß des *Yang*-Bewahrers«).

Yang-Gefäße sind also der *Tu-mai-*, *Tai-mai-* und der *Yang-chiao-mai-Meridian; Yin*-Charakter besitzen der *Jên-mai-*, der *Ch'ung-mai-*, der *Yin-chiao-mai-* und der *Yin-wei-mai-Meridian.* Die alten Ärzte erklären die Rolle der *Sondermeridiane* dergestalt, daß wenn die zwölf *Hauptmeridiane* als Ströme betrachtet werden können, die acht *Sondermeridiane* dann mit Seen oder Meeren zu vergleichen sind. Auch wird bereits von den historischen Ärzten erwähnt, daß in den alten Werken voneinander abweichende Auffassungen über die Rolle der *Sondermeridiane* bestehen[75].
Nach BACHMANN besteht die Aufgabe dieser acht besonderen »Gefäße« in einer Regulierung, falls in den Hauptmeridianen eine Stokkung auftritt. Eine besondere Rolle spielen die *Sondermeridiane* auch bei der Behandlung von chronischen Erkrankungen, vegetativen Ermüdungserscheinungen, Stoffwechselstörungen sowie psychichischen Überlastungen[76].

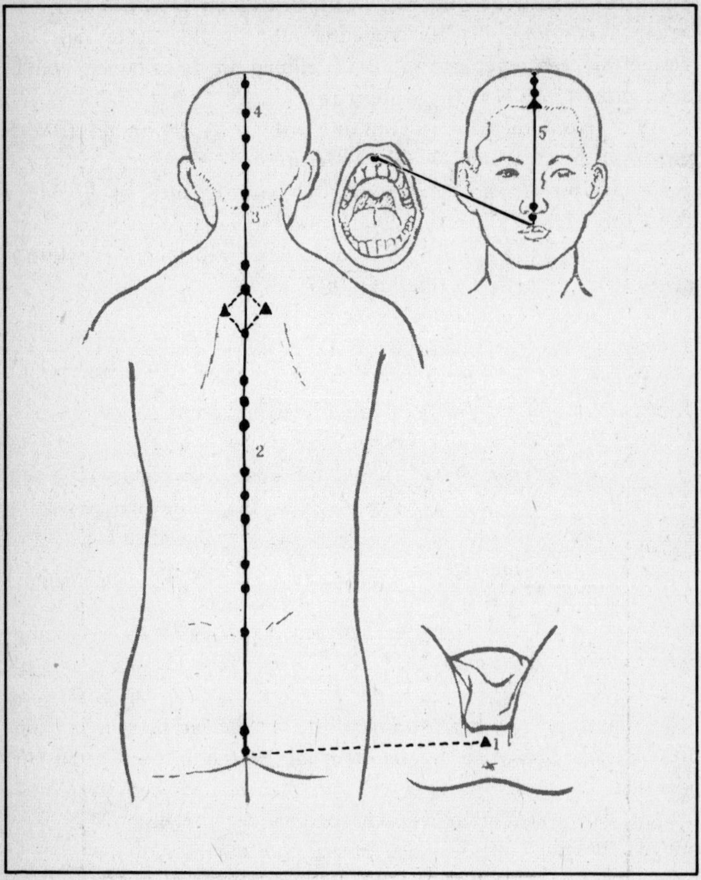

Abb. 17 Der Sondermeridian *Tu-mai*
(Zeichenerklärung siehe Seite 71)

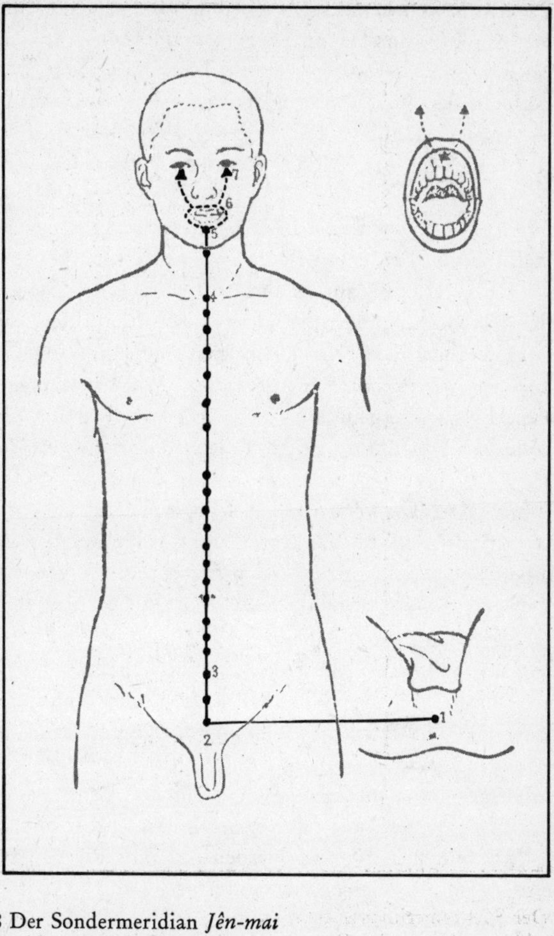

Abb. 18 Der Sondermeridian *Jên-mai*
(Zeichenerklärung siehe Seite 71)

Im Laufe der Zeit wurden die ersten beiden der acht *Sondermeridiane*, nämlich der *Tu-mai-Meridian* und der *Jên-mai-Meridian*, zu den zwölf *Hauptmeridianen* gerechnet; damit erhöhte sich die Zahl der *Hauptmeridiane* auf vierzehn. Nachstehend geben wir eine Übersicht der ersten beiden *Sondermeridiane:*

Der *Tu-mai-Meridian* besitzt *Yang*-Charakter, läuft der Wirbelsäule in der Weise entlang, daß der eine Endpunkt in der Nähe des Anus, der andere aber im Mund, am Zahnfleisch oberhalb der Schneidezähne, liegt. Dieser Meridian verbindet 28 Körperpunkte[77].

Der *Jên-mai-Meridian* besitzt *Yin*-Charakter, verläuft auf der Mittellinie von Brust und Bauch und erstreckt sich vom Zahnfleisch des Oberkiefers bis zur Analgegend.

Nachdem der *Tu-mai-Meridian* unter *Yang*-Charakter, der *Jên-mai-Meridian* aber unter *Yin*-Charakter steht, sind diese beiden Meridiane, der Körpermitte entsprechend, dem *Yin-Yang-Prinzip* verbunden. Es wird angenommen, daß bei Entwicklungsstörungen und vegetativen Dysfunktionen auch diese Meridiane gestörte Werte zeigen.

Der *Jên-mai-Meridian* verbindet 24 Körperpunkte. Er enthält einige wichtige *Mu*-Punkte (»Alarm«-Punkte), die auf den *Blasen*-, den *Dünndarm*-, den *Magen*- und den *Herz*- und *Lungen-Meridian* zurückwirken. Weitere Spezialpunkte weist dieser Meridian nicht auf[78].

Welchen Wert besitzen die Sondermeridiane?

In diesem Punkt decken sich auch die Ansichten der chinesischen Autoren nicht. Das Werk *»Die Zusammenfassung der traditionellen chinesischen Heilkunst« (Chung-i-hsüeh Kai-lun)*[79] geht auf die acht Sondermeridiane nur überschlägig ein und bemerkt, daß die Überlieferungen voneinander abweichende Ansichten vertreten. In anderen heilkundlichen Werken werden der *Tu-mai*- und der *Jên-mai-Meridian* im allgemeinen erst hinter den zwölf Hauptmeridianen genannt, die übrigen sechs Sondermeridiane werden überhaupt nicht erwähnt oder bezeichnen deren Körperpunkte als *»besondere Öffnungen außerhalb der Meridiane«*[80].

Die Veröffentlichungen von Chu Lien und von W. G. Wogralik[81] erwähnen zwar den *Tu-mai*- und den *Jên-mai-Meridian (Tu-mai-*

Meridian = 27 Körperpunkte, *Jên-mai-Meridian* = 24 Körperpunkte), gehen aber auf deren heilkundliche Bedeutung nicht näher ein. Nur die Positionen der Körperpunkte dieser Meridiane werden anatomisch genau bestimmt. Von den europäischen Autoren beschreibt CHAMFRAULT die Sondermeridiane auf der Grundlage des *»Su Wên«* und des *»Ling Shu«*[82], SOULIÉ DE MORANT verzichtet auf eine Erwähnung, BACHMANN erläutert sie in der schon erwähnten Weise.

CHU LIEN und W. G. WOGRALIK dürften recht haben, wenn sie lediglich die Lage der Körperpunkte auf den Sondermeridianen und deren Wirkungsweise behandeln, obgleich es nicht als ausgeschlossen erscheint, daß diese Meridiane nach einer Durchforschung mit exakten Methoden anders zu bewerten sind.

Die Nebenmeridiane

Wir erwähnten bereits die in »zentrifugaler« und in »zentripetaler« Richtung verlaufenden Meridiane, welche den ganzen Körper überziehen und deren Anfangs- oder Endpunkte auf den Extremitäten liegen. Den überkommenen Vorstellungen zufolge werden diese vertikalen Meridiane nicht allein durch »Schaltbrücken« an ihren Enden miteinander verknüpft. Es befinden sich vielmehr zwischen ihnen auch andere – horizontal verlaufende – kleine Verbindungen, welche zwischen den einzelnen Meridianen Brücken schlagen. Die traditionelle Heilkunst nennt diese Verbindungen *Lo*, das heißt »Fäden«.

Wenn man die Hauptmeridiane im Rahmen der »makro- und mikrokosmischen« Weltsicht als Flüsse ansieht, dann können diese *Lo*-Verbindungen als Nebenflüsse oder Bäche eingestuft werden, von denen einige wieder in andere »Flüsse« münden und so zwischen den »Flüssen« Querverbindungen herstellen. Sind die Hauptmeridiane in ähnlicher Sicht die »Hauptstraßen«, dann können die *Lo*-Verbindungen als Nebenstraßen gelten[83].

Eingedenk dieser Voraussetzung steht die Existenz der *Nebenmeridiane* mit der Funktion der *Lo*-Verbindungen in engem Zusam-

menhang. Außer den Haupt- und Sondermeridianen besteht nämlich noch ein weiteres »Kreislaufnetz«. Es handelt sich dabei um Umformungen, bei welcher ein Meridian-Teilabschnitt über eine *Lo*-Verbindung zu einem anderen Meridian in Beziehung tritt und dergestalt als ein eigener Meridian fungiert. Ein *Yang*-Meridian wird hierbei immer mit einem *Yin*-Meridian verbunden und umgekehrt.
Diese sogenannten *Nebenmeridiane* beginnen an Knie oder Ellenbogen, berühren den Rumpf, um sich dann an bestimmter Stelle mit einem anderen Meridian zu vereinigen.
So entstehen folgende *Nebenmeridiane:*

Blasen-Meridian (Yang) + Nieren-Meridian (Yin)
Gallenblasen-Meridian (Yang) + Leber-Meridian (Yin)
Magen-Meridian (Yang) + Milz-Meridian (Yin)
Dünndarm-Meridian (Yang) + Herz-Meridian (Yin)
»Dreifacher Erwärmer«-Meridian (Yang) und »Meister des Herzens«-Meridian (Yin)
Dickdarm-Meridian (Yang) + Lungen-Meridian (Yin)[84].

Bis heute wurde die Wirkungsweise der *Nebenmeridiane* lediglich empirisch bestimmt. Ihr Wert wird in einer subtilen Harmonisierung der Organfunktionen und des vegetativen Gleichgewichts gesehen. In den einschlägigen Werken der heutigen chinesischen Autoren werden die Nebenmeridiane häufig erwähnt[85]. CHU LIEN geht in ihrem Buch allerdings nicht auf sie ein, auch die europäischen Autoren übergehen sie.

Die Muskelmeridiane

Die traditionelle Heilkunst kennt auch Meridiane, welche – wenigstens primär – nicht in Verbindung zu den inneren Organen stehen, sondern die Haut- und Muskelfunktionen beeinflussen.
Entsprechend dem »beherrschenden« *Yin-Yang-Prinzip* werden auch diese Meridiane in *Yin-* und *Yang*-Meridiane eingeteilt. Es gibt ebenfalls zwölf *Muskelmeridiane*. Deren Körperpunkte sind

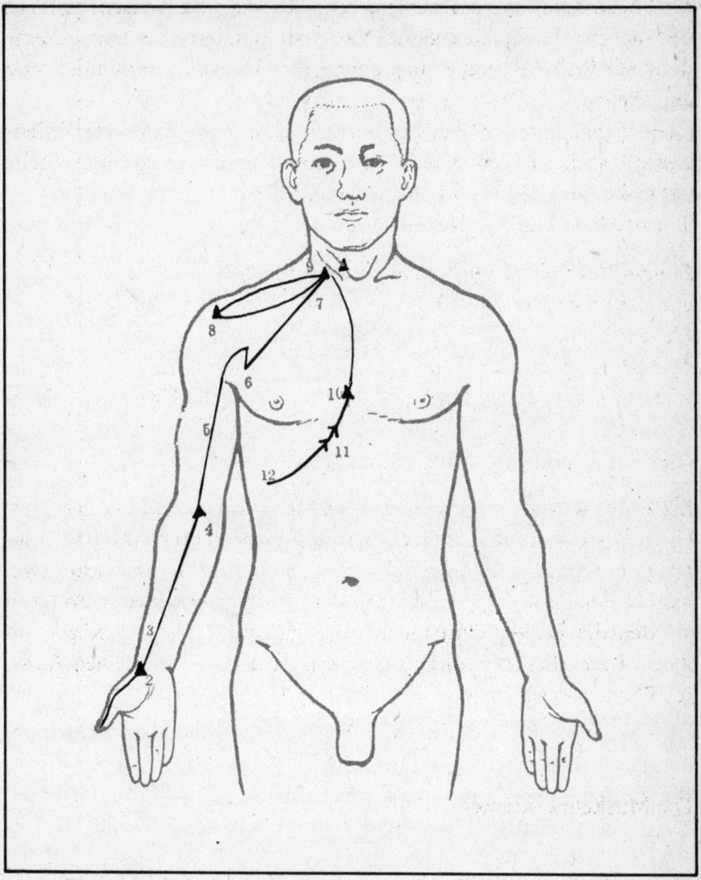

Abb. 19 Der zum Lungen-Meridian gehörende Muskel-Meridian (Zeichenerklärung siehe Seite 71)

bereits auf den zwölf Hauptmeridianen erfaßt. Ihre Neugruppierung erfolgt lediglich unter dem Gesichtspunkt der Möglichkeit, Erkrankungen von Haut und Muskulatur zu beeinflussen. So veranschaulicht deren Umgruppierung sehr deutlich jene bereits erwähnte Theorie, derzufolge zuerst die Reizpunkte des Körpers entdeckt wurden, während deren Verbindungslinien – die Meridiane – Konstruktionen jüngeren Datums darstellen.
Gestörte Meßwerte der *Muskelmeridiane* sind entweder mit Veränderungen der Hautoberfläche, wie Ausschlägen und Ekzemen, oder mit Muskelkrämpfen und rheumatischen Schmerzen verbunden.
Die *Muskelmeridiane* werden in den älteren wie auch in heutigen traditionellen Lehrwerken oft erwähnt. CHU LIEN nutzt bei einschlägigen Behandlungen die Körperpunkte der *Muskelmeridiane*, ohne selbst auf die Meridiane einzugehen. In den europäischen Veröffentlichungen fehlen entsprechende Hinweise völlig[86].

Die Spezialpunkte

In den einschlägigen chinesischen Werken werden die *Lo*- oder »Passage«-Punkte als »spezielle« Körperpunkte gewertet. Die modernen chinesischen Arbeiten beschreiben fünfzehn solcher Punkte und bestimmen deren Lage und Wirkungszusammenhänge[87]. Jeder dieser *Spezialpunkte* fungiert gleichzeitig auch als Körperpunkt im Verband eines Meridians.
Die *Spezialpunkte* können zwischen zwei benachbarten Meridianen, die unter dem Einfluß des gleichen Elements stehen, jedoch unterschiedlichen *Yin-Yang*-Charakter besitzen, eine Harmonisierung bewirken, weshalb sie sich in der Praxis als besonders bedeutsam erwiesen haben.
Von den europäischen Autoren geht auch BACHMANN auf die *Spezialpunkte* ein. Er erwähnt, indem er auch FERREYROLLES und SOUILÉ DE MORANT folgt, 31 Körperpunkte, die nicht mit dem Meridiansystem in Zusammenhang stehen. Ferner beschreibt BACHMANN noch weitere 20 *Spezialpunkte*, die zu einem der Hauptmeridiane gehören[88].

Meridiane und Körperpunkte in der Sicht heutiger Forschung

Die medizinische Wissenschaft europäischer Prägung nimmt hinsichtlich der Bewertung der Körperpunkte und der sie verbindenden Meridiane keinen einheitlichen Standpunkt ein. Es gibt Mediziner, welche die ganze Angelegenheit als Kurpfuscherei betrachten und die Theorie und Praxis der chinesischen Heilkunst als überholtes, unwissenschaftliches System einschätzen. Andere Wissenschaftler halten das System der Körperpunkte und Meridiane, trotz der altertümlichen Benennungen, für wertvoll und bringen es mit bestimmten Abschnitten oder Funktionskreisen des Blutgefäß- und Nervensystems in Zusammenhang. So auch HÜBOTTER[89], der die *Yin*-Meridiane in Zusammenhang mit den Arterien, die *Yang*-Meridiane dagegen mit den Nervenbahnen sieht. So bringt er beispielsweise den *Lungen-Meridian* mit der *Arteria radialis*, der *Arteria axillaris* und der *Arteria subclavia* in Verbindung, den *Dickdarm-Meridian* dagegen mit den Ästen des *Nervus radialis*. Zu ähnlichen Identifizierungen kommen auch der Japaner ISHIKAWA sowie die Franzosen RIBET und NESSLER[90]. Diese Vergleiche hinken allerdings, denn sie bieten keine vollständige Erklärung, und anstatt zu einem Urteil über den Wert des Erbes der chinesischen Medizin zu kommen, verlieren sie sich an Detailfragen.

Das Vorhandensein der oft als mythisch eingeschätzten Körperpunkte und Meridiane läßt sich auch experimentell nachweisen. In China, der Sowjetunion und auch in Europa wurden nämlich hochempfindliche Elektropotentiometer für Messungen des Hautwiderstandes entwickelt. Diese Meßgeräte weisen entlang der Meridiane konstante, außerhalb derselben jedoch wechselnde Potentialwerte aus.

Ähnliche Aufgaben erfüllt in Deutschland der »Elektroakupunkturapparat« von R. VOLL-PLOCHINGEN. Im biophysikalischen Institut der Lomonosow-Universität in Moskau wurden zur genauen Lokalisierung der Körperpunkte zwei besondere Apparate konstruiert. Der eine stellt ein elektronisches Gerät dar, dessen Elektrode beim Kontakt mit einem Körperpunkt eine Kontroll-Lampe zum Aufleuchten bringt. Das zweite Gerät stellt einen transportablen Apparat dar, in dem bei einer Reibung der Haut akustische Signale entstehen; diese fallen bei den Körperpunkten deutlich schwächer aus. Beide Apparate bestätigen die Vermutung, daß die Körperpunkte im Bindegewebe lokalisiert sind. Ferner wird nachgewiesen, daß sich das elektrische Potential des Hautwiderstandes auf den Körperpunkten und neben denselben unterscheidet. Diese Messungen haben außerdem bestätigt, daß im Bereich der Körperpunkte das Bindegewebe lockerer ist.

Das Prinzip des sowjetischen »akustischen« Geräts beruht auf dem gleichen Umstand. Der beim Reiben der Haut erzeugte Ton wird von den Medien unterschiedlicher Dichte verschieden stark reflektiert. Der schwächere Ton weist auf lockereres Bindegewebe und somit auf den gesuchten Körperpunkt hin[91].

Entlang eines Meridians kann an allen zugehörigen Körperpunkten ein gleichbleibender Hautwiderstand gemessen werden; sogar an Leichen ist dies möglich[92].

Durville und Bisky haben die Ergebnisse verschiedener elektrophysikalischer Hautwiderstandsmessungen veröffentlicht. Sie stellten am Kopf etwa 400 topographisch genau bestimmbare Punkte fest, die sich mit den aus der chinesischen Heilkunst bekannten Körperpunkten in den meisten Fällen decken[93].

Die Veröffentlichungen modern ausgebildeter chinesischer Ärzte sowie die einschlägigen europäischen Arbeiten stimmen darin überein, daß das Vorhandensein der Meridiane und Körperpunkte mit der Reizbarkeit des vegetativen Nervensystems zusammenhängt. Wir wissen, daß es sich um jenen Teil des peripheren Nervensystems handelt, welcher die zur Selbsterhaltung, zum Wachstum und zur Fortpflanzung dienenden Organe nervös versorgt. Es handelt sich um die inneren *(viszeralen)* Organe, alle Drüsen, die glatte Muskulatur, die Herzmuskulatur, die Haut und die Schleimhaut. Daneben hält es die europäische Medizin für wahrscheinlich, daß auch die quergestreifte Muskulatur in gewisser Weise vegetativ innerviert wird. Das vegetative Nervensystem steht auch zu den *endokrinen* Drüsen in enger Beziehung.

Das vegetative Nervensystem steht aber nicht nur mit den inneren Organen, sondern auch mit der »Zentrale« des Gehirns und des Rückenmarks in enger Verbindung. Es reguliert und koordiniert die

Lebensvorgänge des gesamten Organismus, wie Atmung, Verdauung, Stoffwechsel, Wärmehaushalt, Wasserhaushalt und teilweise auch die Fortpflanzung. Die Grundphänomene der sich im vegetativen Nervensystem abspielenden neurobiologischen Prozesse sind sogenannte *viszerale Reflexe.* Zwischen diesen und der biologischen Zweckbestimmung der sogenannten *somatischen Reflexe* von Gehirn und Rückenmark besteht ein wesentlicher Unterschied. Während die *somatischen Reflexe* das Verhältnis des Gesamtorganismus zur Umwelt regeln, ist es Aufgabe der *viszeralen Reflexe,* das dynamische Gleichgewicht der biologischen Vorgänge sowie das harmonische Zusammenwirken der Organe zu ermöglichen.

Das vegetative Nervensystem teilen wir – je nachdem von welchem Abschnitt des zentralen Nervensystems die *präganglionären* Nervenstränge ausgehen – in das *sympathische* und in das *parasympathische* Nervensystem ein. Beide Systemkreise reagieren gegenüber Medikamenten und Chemikalien gegensätzlich (antagonistisch). Fast sämtliche inneren Organe werden sympathisch und parasympathisch innerviert[94].

Die Reizung der Körperpunkte und Meridiane wirkt, im Sinne der obigen Ausführungen, auf das vegetative Nervensystem ein und verhilft zu einer Harmonisierung der Organtätigkeit. Das gilt besonders für die später noch darzustellende *Akupunktur* und *Moxaerwärmung* sowie für die Wirkungen der *Heilmassage.*

Wir zitieren nun noch einige moderne Ansichten: Nach W. Lang sind die Meridiane keine Bahnen des Hautbereichs, sondern Verbindungsbahnen im Rückenmark und im Hirnstamm, die, den zentralen Anschlüssen entsprechend, in die Peripherie ausstrahlen[95]. Er ist es auch, der die Beziehung zwischen Rückenmarksegmenten und Meridianen erwähnt. Angesichts der Tatsache, daß das System der Segmente horizontal organisiert ist, die Meridiane aber in vertikaler Richtung laufen, folgert er, daß die Wirksamkeit von Akupunktur und Moxibustion nicht nur von den einzelnen Segmenten abhängt, sondern auch von deren »Zusammenschaltung«[96].

W. Lang untersucht die Ausbreitung der durch Akupunktur und Moxabrennen hervorgerufenen Reizung, beginnend bei der Rezeptoren-Zone der Haut bis zu dem zugehörigen Rindenfeld. Danach läuft der *periphere Neurit,* der im Rezeptorenareal der Haut wurzelt, zum *Spinal-Ganglion* und fördert die Reizung über den *zentralen Neuriten* zur *ersten Synapse* des entsprechenden Rückenmarksegments. Hier beginnt das *zweite Neuron*, von welchem der Reiz in den *Thalamus* bis zur *zweiten Synapse* gelangt. Das *dritte Neuron* leitet den Reiz schließlich zum dazugehörigen *Rindenfeld*[97].

W. Lang berichtet über ein Experiment, bei welchem er den *Ho-ku*-Punkt einer Versuchsperson reizte. (Dieser Punkt befindet sich auf der Hand, dort wo der erste und zweite Handwurzelknochen zusammentreffen.) Die Versuchsperson nahm den Reiz auch an Unterarm, Oberarm sowie in der Hals- und Nasengegend wahr. Das bedeutet, daß auch jene Rindenfelder gereizt wurden, welche die Innervation von Unterarm, Oberarm, Hals und Nase versorgen. Die erwähnte Reizbahn entspricht dem *Dickdarm-Meridian* der traditionellen Heilkunst.

W. Lang erklärt das Ergebnis dahingehend, daß zwar die Nervenfasern isoliert verlaufen, an den Synapsen (»Relaisstellen«) aber »offen« sind. Hier käme also eine Verbindung mit den Schaltzellen und Fasern des extrapyramidalen Systems zustande, als deren Folge das beschriebene Phänomen entstehe[98].

Zeichenerklärung:

(a) Praeganglionäre Fasern des Sympathicus
(b) Ganglien des Sympathicus
(c) Postganglionäre Fasern des Sympathicus
(d) Praeganglionäre Fasern des Parasympathicus
(e) Ganglien des Parasympathicus
(f) Postganglionäre Fasern des Parasympathicus

Die Bedeutung der chinesischen Schriftzeichen neben den einzelnen Zahlen:

(1) Großhirn
(2) Zwischenhirn
(3) Mittelhirn
(4) Kleinhirn
(5) Medulla oblongata
(6) Cervicale Rückenmarksegmente
(7) Thoracale Rückenmarksegmente
(8) Vasomotoren der Haut- und Schweißdrüsen
(9) Lumbale Rückenmarksegmente
(10) Sacrale Rückenmarksegmente
(11) Nervus pelvicus
(12) Ganglion pelvicum
(13) Ganglion mesentericum inferius
(14) Nervi splanchnici
(15) Ganglion mesentericum superius
(16) Ganglion coeliacum
(17) Große Nerven der inneren Organe
(18) Truncus sympathicus
(19) Nervus vagus
(20) Nervus tympanicus
(21) Nervus oculomotorius

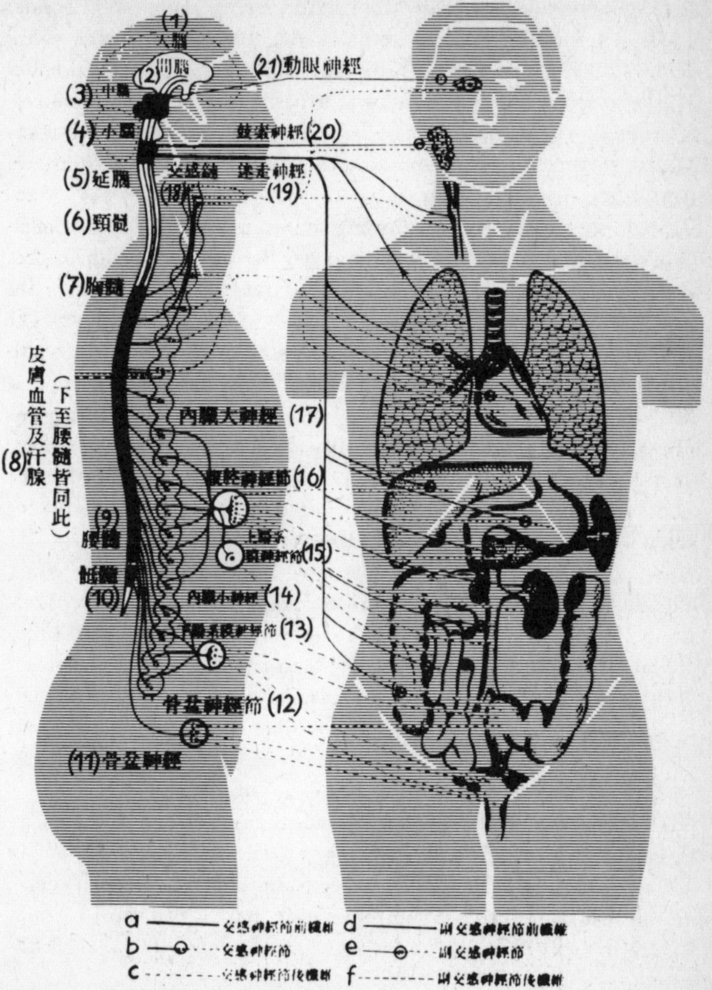

Abb. 20 Zusammenhänge des vegetativen Nervensystems
(aus dem Werk von Chu Lien; die Abbildung des Originals ist farbig)

Nach dem Japaner FUJITA beruht die Ansprechbarkeit der Körperpunkte nicht nur auf der Haut und den vasoneuralen Verbindungen, sondern auch auf der Muskulatur, deren *humoral-physiologische* Veränderungen sich auch an der Peripherie zeigen würden[99]. Die Reizung spricht nicht nur die Haut, sondern auch die Muskulatur an. Von der Muskulatur besitzen nach FUJITA die *Extensoren* sowie die Hohlorgane mit glatter Muskulatur *Yang*-Charakter, wogegen die *Flexoren* und die sogenannten *parenchymatösen* Organe *Yin*-Charakter aufweisen[100].

BACHMANN vertritt die Auffassung, daß die zentralen, sensoriellen und viszeralen Funktionsgebiete mit der Peripherie als einheitliches Ganzes zu betrachten sind, und führt darauf die Wirksamkeit der Reiztherapie zurück[101].

Die Auffassungen der modernen Akupunktur-Forscher sind also nicht einheitlich. Der Wirkungsmechanismus der Körperpunkte und Meridiane ist auch noch nicht überzeugend geklärt. Nach Professor HUARD stellt die Erklärung der Körperpunkte und Meridiane auch kein Problem der Morphologie, sondern der Physiologie dar. Er vermerkt, daß die östlichen (lies: chinesischen und sowjetischen) Interpreten meist vom PAWLOWschen *Nervismus* ausgehen[102].

Schon vor den Forschungen PAWLOWS (1849–1936) wußte man, daß das Gehirn ein lebenswichtiges Organ ist, aber eine wissenschaftlich befriedigende Erklärung seiner Funktion, d. h. der in ihm ablaufenden biologischen Prozesse, konnten weder die Psychologie noch die Physiologie geben. Es ist das Verdienst von PAWLOW, daß er damals die grundlegenden biologischen Prozesse der höheren Nervenfunktion auf objektive Weise, d. h. mit biologischen Experimenten, aufzuklären suchte. Er wies darauf hin, daß die Grundphänomene der höheren Nervenfunktion einen eigentümlichen Reflexvorgang der Großhirnrinde darstellen. Bei Experimenten an Tieren – hauptsächlich Hunden – erkannte er, daß verschiedene, nicht an Bedingungen geknüpfte Reize (z. B. die Nahrung) zu einer Reflexfunktion führen, die er als *»unbedingten Reflex«* bezeichnete.

Geräusche, das Erblicken des Wärters und andere Reize, welche das Verhalten des Tieres, ja selbst das Ingangkommen seiner unbedingten Reflexe beeinflussen können, nannte PAWLOW »bedingte Reize«

und die dadurch ausgelöste reflektorische Aktivität *»bedingten Reflex«*[103]. Er wies auch darauf hin, daß sich bei Einwirkung von gegensätzlichen oder zu heftigen Reizen in der Gehirnrinde Hemmungen entwickeln, welche das gesamte Nervensystem und über dieses den Gesamtorganismus beeinflussen. Als Reaktion auf zu starke Reizungen entstehen die sogenannten *Schutzhemmungen.*

Die Gehirnrinde steht nicht nur mit der Muskulatur und den Sinnesorganen in Verbindung, sondern über Neuralverbindungen auch mit den inneren Organen. Darum können die Reflexe auch die inneren Organe funktionell beeinflussen. Die Großhirnrinde wirkt also auf die gesamte Organtätigkeit ein und steuert die organischen und somatischen Abläufe.

Der PAWLOWsche Nervismus sieht deshalb nicht nur den Organismus als Ganzheit, sondern berücksichtigt auch die unlösbare Wechselbeziehung zwischen Organismus und Umwelt. Nach dieser einführenden Darstellung wollen wir sehen, wie auf der Basis der PAWLOWschen Theorie Körperpunkte und Meridiane bewertet werden.

Nach CHU LIEN[104] lösen die auf die einzelnen Körperpunkte einwirkenden Reize Reaktionen im gesamten Nervensystem und in der Gehirnrinde aus. Milde Reize wirken tonisierend, heftige Reize können dagegen eine sogenannte Schutzhemmung auslösen, welche die traditionelle Heilkunst zum Sedieren nutzt. Die durch Akupunktur und Moxibustion verursachten Reaktionen bringt CHU LIEN mit der Funktion der Gehirnrinde in Zusammenhang. Zwischen den Körperzellen besteht eine weitgehende Arbeitsteilung und Organisation. Diese erstrecken sich auf Verdauung, Atmung, Stoffwechsel, Kreislauf, Bewegungsapparat und innere Sekretion, welche alle durch das Nervensystem gesteuert werden.

Die Gehirnrinde harmonisiert und steuert die gesamten Funktionsabläufe auf höchster Ebene; so wird der Körper zu einem einheitlichen Ganzen[105]. Eine ähnliche Auffassung vertritt auch WANG HSÜEH-TAI, der die traditionellen Heilmethoden, insbesondere Akupunktur und Moxabrennen, als eine Reiztherapie wertet[106].

Die sowjetischen Forscher stimmen in ihren Ansichten mit den chinesischen Kollegen überein. W. G. WOGRALIK, I. M. GOLDBERG und N. J. INGAMDSCHANOW bezeichnen die auf Körperpunkte und Meridiane ausgerichtete Behandlung als »Reiztherapie« oder »Reflextherapie«. Die durch Akupunktur und Moxibustion erzielten Heilerfolge führt auch W. P. FILATOW auf biologische Reizung zurück[107].

Obgleich bei der Erklärung der traditionellen chinesischen Heilmethoden die Ansichten noch auseinandergehen, zeigen die praktischen Ergebnisse doch, daß die Verfahren gut ansprechen. In einzelnen Fällen weisen die traditionellen chinesischen Heilmethoden sogar bessere Ergebnisse auf als die moderne Therapie.

Das Pulsfühlen

In der chinesischen Heilkunst besitzt das Pulsfühlen eine besondere Bedeutung. Wir haben bereits erwähnt, daß die einschlägigen Kenntnisse bis in das 5. Jahrhundert v. Chr. zurückreichen. Der große chinesische Arzt des Altertums, PIEN CH'ÜEH, stellte gemäß der Überlieferung zum ersten Mal Diagnosen mit Hilfe des Pulses. Alle alten heilkundlichen Werke befassen sich ausgiebig mit den Pulsqualitäten, auch das *»Su Wên«* enthält mehrere Kapitel darüber[108], genauso wie das *»Ling Shu«*[109]. Das PIEN CH'ÜEH zugeschriebene, doch wahrscheinlich erst in der *Han*-Zeit entstandene *»Buch der Leiden«* und die berühmte Arbeit des WANG SHU-HE, *»Buch der Pulse« (Mai Ching)*, sind auf diesem Gebiet epochemachend. Auch das unter dem Titel *»Acht besondere Meridiane«* bekannte und ebenfalls die Pulsuntersuchung eingehend behandelnde Werk des Arztes und Pharmakologen LI SHIH-CHÊN aus dem 16. Jahrhundert n. Chr. muß erwähnt werden, da dessen Kategorien für die traditionell ausgebildeten Ärzte bis heute gültig sind.

Was wird eigentlich unter dem *Puls* verstanden?

Die heutige Medizin bezeichnet damit jene rhythmische *Pulsation*, die mit auf die Arterien gelegter Fingerspritze oder mit Hilfe von Instrumenten wahrnehmbar ist. Das aus der linken Herzkammer herausgepumpte Blut dehnt die Wand der Aorta aus. Die rhythmische Dehnung pflanzt sich durch die vorwärts gepreßte Blutsäule entlang den elastischen Arterienwänden in Wellen fort, was die *Pulsation* der Gefäßwände hervorruft. Im Westen pflegt man den Pulsschlag an der Speichenarterie *(Arteria radialis)* zu tasten. Der

Puls gibt über Rhythmus und Frequenz der Herztätigkeit sowie über den Zustand der Aortenklappen Auskunft[110].
Die chinesischen Ärzte tasten den Puls nicht nur an der bereits erwähnten Speichenarterie, sondern auch an den Arterien des Halses und der Beine. In der chinesischen Heilkunst wurde ein ganzes diagnostisches System mit Hilfe des Pulsfühlens an der *Arteria radialis* aufgebaut. Das Wesen dieser Methode besteht darin, daß der Arzt allein durch Abtasten nicht nur den Zustand von Herz und Aortenklappen, sondern auch den normalen oder gestörten Befund der unter dem Namen *Tsang* und *Fu* erwähnten inneren Organe erkennt. Der Puls wird an der *Arteria radialis* beider Unterarme untersucht. Der Arzt legt gleichzeitig je drei Finger auf beide Speichenarterien und tastet den Puls mit leichtem oder kräftigerem Fingerdruck.
Mit leichtem Palpieren läßt sich der Zustand der sogenannten *Yang*-Organe, oder anders ausgedrückt der *Fu*-s (aufarbeitende Organe), wahrnehmen. Mit dem Palpieren der »Tiefenschicht« wird die Beschaffenheit der *Yin*-Organe, oder *Tsang*-s (speichernde Organe), erkannt. An der *Arteria radialis* sowohl des linken wie auch des rechten Unterarmes kann der Arzt ferner auf den Zustand der je drei *Yang*- und *Yin*-Organe schließen, indem er die Finger auf je drei entsprechende Stellen legt.

Durch Pulsfühlen erkennbare Meridian-Zustände:

Auf der linken Arteria radialis	*Durch leichtes Betasten*	*Durch kräftiges Betasten*
mit der Zeigefingerspitze	Dünndarm	Herz
mit der Mittelfingerspitze	Gallenblase	Leber
mit der Ringfingerspitze	Harnblase	Nieren
Auf der rechten Arteria radialis	*Durch leichtes Betasten*	*Durch kräftiges Betasten*
mit der Zeigefingerspitze	Dickdarm	Lunge
mit der Mittelfingerspitze	Magen	Milz
mit der Ringfingerspitze	»Dreifacher Erwärmer«	»Meister des Herzens«

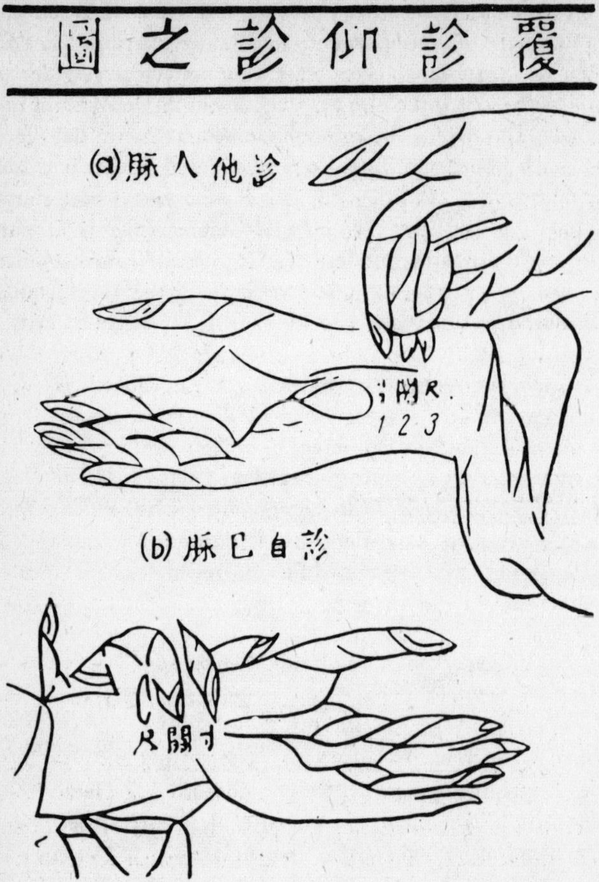

Abb. 21 Arten des Pulsfühlens
(aus dem *»Kompendium der Akupunktur und Moxibustion«*, *Ming*-Zeit)
(a) Pulsfühlen bei anderen Personen,
(b) Fühlen des eigenen Pulses.
(Die chinesischen Schriftzeichen sowie die Ziffern bezeichnen jeweils die Tastpunkte.)

Die Möglichkeiten der Differenzierung sind sehr groß. Beide Arten, den Puls zu fühlen, lassen einen kräftigen oder schwachen Puls, dessen »Fülle« oder »Leere« *(Yin-* oder *Yang*-Zustand), einen ausgewogenen oder gestörten Rhythmus, die Frequenz sowie den arteriellen Druck erkennen. Das Werk *»Zusammenfassung der traditionellen chinesischen Heilkunst«* erwähnt 28 Pulsqualitäten mit deren Charakteristiken sowie die gesundheitlichen Störungen, die durch eine spezifische Pulsform gekennzeichnet werden[111].

Das Problem des Pulsfühlens hängt eng mit der Tonisierung und Sedierung zusammen. Aufgrund ihrer Erfahrung erklären nämlich die traditionstreuen Ärzte, daß die Tonisierung eines Meridians, der auf ein zur *Arteria radialis* des linken Unterarmes gehörendes Organ hinweist, eine sedierende Wirkung auf einen zu der gleichen Pulsstelle auf dem rechten Unterarm gehörenden Meridian ausübt und umgekehrt. Das läßt sich auf folgende Weise darstellen:

Rechte Arteria radialis	*Linke Arteria radialis*
Dünndarm	Dickdarm
Herz	Lunge
Gallenblase	Magen
Leber	Milz
Harnblase	»Dreifacher Erwärmer«
Nieren	»Meister des Herzens«

Obiger Regel zufolge bewirkt beispielsweise die Reizung des Tonisierungs-Punktes des *Leber-Meridians* eine beruhigende Wirkung im Bereich des *Milz-Meridians;* ein auf den Sedierungs-Punkt des *Milz-Meridians* ausgeübter Reiz tonisiert dagegen den *Leber-Meridian*[112].

Diese überkommene Technik des Pulsfühlens führt bei modernen Ärzten zu Zweifeln, weil die Methode an sich auf sehr subjektiven Voraussetzungen beruht. Dennoch liegen solchen Untersuchungsmethoden jahrtausendealte Erfahrungen zugrunde. Einen anschaulichen Beweis dafür lieferten gemeinsame Untersuchungen französischer Ärzte und ihrer traditionell ausgebildeten chinesischen Kollegen. In 79 Prozent der Fälle ergaben sich übereinstimmende Diagnosen, obgleich die chinesischen Ärzte ihre Diagnosen allein mit Hilfe des Pulsfühlens aufstellen[113].

Nach dem Japaner FUJITA kann aus den Veränderungen des Pulses der *Arteria radialis* auf Unregelmäßigkeiten der Organtätigkeit geschlossen werden. Nach BACHMANN weist der oberflächlich getastete Puls auf die Spannung der Arterienwand hin, der tiefgetastete Puls dagegen auf den Blutdruck. Der erstere würde den bereits erwähnten, aus glatten Muskelfasern bestehenden Hohlorganen, also den *Yang*-Organen, der letztere aber, durch sein enges Verhältnis zum Blutkreislauf, den sogenannten *Yin*-Organen entsprechen[114]. STIEFVATER erachtet für die Diagnostik auch den sogenannten *peripheren* Puls als bedeutungsvoll. Die chinesischen Heilkundigen kennen denselben bereits seit langer Zeit, wobei sie die Ansicht vertreten, daß auch hieraus auf unregelmäßige Organfunktionen geschlossen werden kann. STIEFVATER erklärt das damit, daß die peripheren Pulse dort lokalisiert sind, wo die Arterien verhältnismäßig nahe unter der Haut liegen (z. B. an Kopf, Hals, Armen, Knöcheln etc.); die Arterien stehen aber wiederum in anatomischem Zusammenhang mit den inneren Organen[115].

Der modernen Medizin erscheint das Erkennen solch differenzierter Pulsqualitäten als unsicher und von subjektiven Momenten abhängig. Dazu ist zu bemerken, daß die beschriebenen Differenzierungsmöglichkeiten weitgehend auf dem feineren Tastsinn des fernöstlichen Menschen beruhen. Teilweise können sie aber auch damit erklärt werden, daß man die Erfahrungen der traditionellen Heilkunst – welche jahrtausendelang vom Vater auf den Sohn übertragen wurden – im allgemeinen in einem sehr jugendlichen Alter zu empfangen begann, so daß die Entwicklung des Tastsinnes Hand in Hand mit der Ausbildung des künftigen Arztes ging. Es bedarf keiner besonderen Betonung, daß auch auf diesem Teilgebiet der chinesischen Medizin noch viel Forschungsarbeit zu leisten ist.

Krankheitsursachen

Die traditionelle Heilkunst unterscheidet neun Gruppen von Krankheitsursachen[116]. Es sind dies:

1. Die sechs »bösen« Ursachen: Wind, Kälte, Hitze, Feuchtigkeit, Trockenheit und Feuer;
2. die Seuchen;
3. die sieben Gefühlszustände: Freude, Zorn, Sorge, »Gedanke«, Kummer, Angst und Schrecken;
4. die durch Nahrungsmittel und Getränke verursachten Gesundheitsstörungen sowie Erschöpfungszustände;
5. exzessives Geschlechtsleben;
6. Verletzungen, auch durch Schlangenbisse und tollwütige Tiere;
7. Eingeweideparasiten;
8. Vergiftungen, auch durch giftige Drogen;
9. Vererbungsfaktoren.

Wenden wir uns diesen Ursachen im einzelnen zu:
Die durch die sechs »bösen« Ursachen ausgelösten Gesundheitsstörungen haben wir bereits im Kapitel »Mensch und Klimaeinflüsse« erwähnt. Die Erfahrungen beruhen hauptsächlich auf den Einflüssen der Jahreszeiten auf den Organismus. So wurde beispielsweise beobachtet, daß die durch *Wind* verursachten Erkrankungen im allgemeinen im Frühjahr häufiger vorkommen und – medizinisch gesehen – das Resultat einer mangelhaften Wärmeregulierung darstellen. Das *»Su Wên«* behandelt ausführlich die Auswirkungen von windigem Wetter auf den Organismus und zählt zu den spezifischen Erkrankungen »Schnupfen«, »Husten«, »Nasenverstopfung« und »Kopfschmerzen«. Der »Wind« wird als »Hervorbringer von hunderterlei Krankheiten« bezeichnet[117].
Die *Kälte* macht sich hauptsächlich im Winter geltend. In dieser Jahreszeit können Gelenkbeschwerden, Leibschmerzen und Durchfall auftreten[118]. Die *Hitze,* also die sommerliche Jahreszeit, kann mit Kopfschmerzen, Schweißausbrüchen, mit Herzbeschwerden und Kreislaufbeschwerden einhergehen. Die *Feuchtigkeit* – die mit dem chinesischen Nachsommer zusammenfällt – kann Furunkel, Gelb-

sucht sowie Gelenkschmerzen verursachen. Die durch die *Trockenheit* hervorgerufenen Erkrankungen – es kann sich um trockene Kälte oder auch um trockene Hitze handeln – treten hauptsächlich im Herbst auf und können mit Kopfschmerzen, Husten, Erbrechen, Halsschmerzen oder mit »Bruststechen« einhergehen. Das *»Feuer«* schließlich ruft Entzündungen, Rötungen und Geschwülste hervor.

Die vorstehende Aufzählung enthält eher Symptome als ausgesprochene Krankheitsbilder. Der Zusammenhang zwischen den sechs »bösen« Ursachen und den Jahreszeiten deutet übrigens auf den Versuch hin, die Erfahrung in den verschiedenen Gebieten Chinas mit der Theorie auf einen einheitlichen Nenner zu bringen.

Über verschiedene Seuchen berichten schon die ältesten heilkundlichen Werke, was für diese frühe Zeit eine erstaunliche Einsicht in die Zusammenhänge bedeutet. So finden sich Aufzeichnungen, daß Seuchen durch Menschen, Tiere, insbesondere Ratten, unreines Wasser, verpestete Luft und durch Anhauchen verbreitet werden können. Eine Konsequenz aus dieser Einsicht stellt übrigens das Trinken von abgekochtem Wasser und von Tee in China dar.

Unter den Seuchen werden oft Cholera, Pest, Diphtherie und Pokken erwähnt. Im Kampf gegen die Pocken entdeckte und nutzte China als erstes Land der Welt die sogenannte natürliche Immunität. Diese Immunisierung wurde erreicht, indem man Gesunde mit etwas Sekret aus den Bläschen Pockenkranker »impfte«. Durch die im allgemeinen nach dieser »Impfung« milder verlaufene Infektion, wurde eine Immunität auf Lebenszeit erreicht. Die »Schutzimpfung« wurde in der Weise durchgeführt, daß der Impfling getrocknetes Sekret aus Pockenbläschen in die Nase sog oder in die Nasenschleimhaut eingerieben bekam. Dieses Verfahren ist in China seit Urzeiten bekannt, allgemein verbreitet wurde es allerdings erst im 16. Jahrhundert[119].

Die sieben Gefühlszustände dürfen in dieser Aufzählung nicht fehlen, weil der traditionellen Heilkunst zufolge auch ein unausgeglichenes Gefühlsleben zu Gesundheitsstörungen führen kann. Zu den unausgeglichenen Gefühlszuständen gehört erstaunlicherweise auch die Freude, nämlich die plötzliche und hektische

Freude, wenn »die Seele des Erfreuten überrascht und zerstreut wird, und nicht verborgen bleibt«[120], wenn also jemand in der Freude den »Verstand verliert«. Heftiger Zorn führt zu Blutwallungen und kann Lebererkrankungen verursachen. Übertriebene Sorgen können der Lunge schädlich sein. Der »Gedanke«, die Einbildung, soll die Milzfunktion stören. Kummer und Traurigkeit können zu Herzleiden führen[121]. Angst und Schrecken können weiter schwere Kreislaufstörungen verursachen[122]. Die Angst unterscheidet sich vom Schrecken darin, daß bei der Angst der Betroffene die Ursache kennt, beim Schrecken dagegen nicht vorher weiß, wovor er erschrickt.

Die durch die verschiedenen Gefühlszustände verursachten Störungen werden nicht nur im Zusammenhang mit empirischen Erfahrungen gesehen, sondern auch an theoretische Systeme zu knüpfen versucht, deren philosophische Betrachtungsweise veraltet sein mag. Es bleibt trotzdem die Tatsache beachtenswert, daß die chinesische Heilkunst bereits so früh die psycho-physischen Wechselbeziehungen und die bedeutsame Rolle psychischer Faktoren beim Entstehen gesundheitlicher Störungen erkannt hat[123].

Die durch Nahrungsmittel und Getränke verursachten Störungen sind auf verdorbene Speisen sowie auf übermäßiges Essen und Trinken zurückzuführen. Verdorbener Magen, Verdauungsstörungen, »Verstopfung«, Delirium (bei Alkoholmißbrauch) etc. sind die Folgen. Die heilkundliche Überlieferung bringt auch die fünf Geschmacksqualitäten mit den gesundheitlichen Störungen in Verbindung.

Erschöpfungszustände können zusammen mit unregelmäßiger Atmung, Schweißausbrüchen und Herzbeschwerden auftreten. Erschöpfung kann die Folge einer Dauerbeanspruchung des Gesamtorganismus oder einzelner Organe sein. »Das anhaltende Schauen schadet dem Blute, andauerndes Stehen den Knochen, langes Gehen den Muskeln« – lehrt das *»Su Wên«*[124].

Auch ein exzessives Geschlechtsleben kann gesundheitliche Störungen verursachen. »Wer ein übertriebenes sexuelles Leben führt, kann den Nieren schaden«, berichtet das *»Ling Shu«*[125]. Ein ausgeglichenes Geschlechtsleben steht in enger Verbindung mit der Harmonie der inneren Organe und des ganzen Körpers. Äußere Zeichen einer ausgeglichenen Sexualität sind die »Reinheit von Gesicht und Haut«, ein »klarer Blick« und das »feine Gehör«. Geschlechtliche Exzesse können im Endergebnis zu Fieber, Herzbeschwerden, Kreuzschmerzen, kalten Händen und Füßen, Impotenz oder vorzeitigem Samenerguß bei Männern und unregelmäßiger Menstruation bei Frauen führen[126].

Unter der Rubrik Verletzungen, auch durch Schlangenbisse und tollwütige Tiere, behandelt die chinesische Heilkunst Stich- und Schußverletzungen, Knochenbrüche, Verstauchungen, Schlangenbisse (die besonders in Südchina ziemlich häufig vorkommen) sowie den Biß durch tollwütige Tiere[127].

Die traditionelle Heilkunst kennt mehrere Arten von Eingeweideparasiten, unter anderem die *Hui-ch'ung*, *Jao-ch'ung* und *Ts'un-pai-ch'ung* genannten Würmer. Der *Hui-ch'ung* wird wie folgt beschrieben: »seine Länge beträgt einen Fuß, es gibt aber auch 5–6 Daumen lange; wenn er sich zu bewegen beginnt, schmerzt der Leib«. Der *Jao-ch'ung* genannte Eingeweidewurm »ist ganz winzig, von der Gestalt einer Raupe«. Der *Ts'un-pai-ch'ung* »wächst bis zur Länge eines Daumens, ist von weißer Farbe, kleiner und schmaler Gestalt und bringt die *Tsang-s* und *Fu-s* in Bewegung und schwächt sie«[128]. Wahrscheinlich ist der *Hui-ch'ung* mit dem *Taenia solium*, der *Jao-ch'ung* mit dem *Taenia echinococcus*, der *Ts'un-pai-ch'ung* aber mit dem Weibchen des Fadenwurms *(Enterobius vermicularis)* identifizierbar.

In diesem Zusammenhang ist ein jahrtausendealter Aberglaube zu erwähnen. Im alten China wurde ein bestimmter Wurm zur Behexung von Personen benützt. Man nannte ihn *Ku*, und es ist anzunehmen, daß es sich um einen Eingeweidewurm handelte. Seine Bestimmung war an magische Handlungen und Vorschriften geknüpft. Eine Handvoll Würmer wurden in ein Gefäß gelegt, dazu kamen die magischen Ingredienzien. Das Gefäß wurde zugedeckt und blieb ein Jahr lang stehen. Die Würmer im Gefäß fraßen sich aus Hunger gegenseitig auf. Der als letzter übrigbleibende Wurm war der *Ku*. Dieser eignete sich besonders zur Behexung, weil sich in ihm nach dem Volksglauben alles »Gift« der aufgefressenen Artgenossen angesammelt hatte. Damit wurden unliebsame Personen, die man losbekommen wollte, »verdorben«. Ob das gelang, und wenn ja, weshalb, läßt sich heute nicht mehr feststellen. Der Wurm *Ku* jedenfalls war von abergläubischem Nimbus umgeben.

Vergiftungen können von Lebensmitteln herrühren, insbesondere von verdorbenem Fisch oder Fleisch; infolge des chinesischen Klimas sicher seit jeher keine seltenen Erscheinungen. Toxisch können aber auch Drogen und Pflanzen wirken, wie beispielsweise der *Pa-t'ou (Croton tiglium* L.), aus dessen Samen das Krotonöl gewonnen wird, der *Wu-t'ou (Aconitum chinense* Sieb., Eisenhut) und andere. Auch Medikamente anorganischen Ursprungs, wie beispielsweise die seit Urzeiten bekannten Mineralien Schwefel und Arsen, können Vergiftungserscheinungen hervorrufen[129].

Was schließlich die Vererbungsfaktoren anbelangt, so sagen die alten Schriften, daß sich bei der Empfängnis *Ching* (Spermium und Eizelle) und *Ch'i* (Energie) verbinden und auf das Kind die Eigenschaften der Eltern übertragen[130]. Die traditionelle Heilkunst befaßt sich auch mit der Vererbung von Krankheiten. Der Gelbe Kaiser fragt in dem ihm zugeschriebenen Buch den Minister und Hofarzt Ch'i Po ». . . ein Mensch ist geboren, der fallsüchtig (epileptisch) ist. Wie erklärt man seine Krankheit, und woher hat er sie bekommen?« Ch'i Po antwortet darauf: »Diese Krankheit nennt man das ›Leiden des Mutterleibes‹. Die Leibesfrucht hat sie bekommen, als die Mutter sie noch trug und sich sehr erschrak. Das *Ch'i* (Energie) stieg höher, aber sank nicht mehr tiefer, *Ching* (das Spermium und die Eizelle) und Energie konnten nicht zusammentreffen, und das ist der Grund, weshalb das Kind, von dem Du sprichst, fallsüchtig wurde.«[131]

Der geschilderte Fall bezieht sich nun allerdings weniger auf eine tatsächliche »Vererbung« als auf eine vorgeburtliche Schädigung. Allerdings kennen die chinesischen Heilkundigen auch ganz konkret die Übertragung körperlicher Eigenschaften von den Eltern auf die Kinder.

Traditionelle Diagnose und Heilbehandlung

Die traditionell ausgebildeten Ärzte stellen ihre Diagnose mit Hilfe der sogenannten *»acht Grundsätze«* und der *»vier Untersuchungsmethoden«*. Nach den acht Grundsätzen wird zunächst festgestellt, ob die Krankheit *Yin-* oder *Yang*-Charakter hat, *äußere* oder *innere Symptome* zeigt, *kalten* oder *warmen Charakters* ist und endlich: ob die Krankheit auf eine *gesteigerte* oder *verminderte Funktion* zurückzuführen ist.

Die vier Untersuchungsmethoden bestehen aus *Sehen*, *Abhören*, *Befragen* und *Pulsfühlen.*

Vielleicht ist es nicht uninteressant, die acht Grundsätze und die vier Untersuchungsmethoden kurz darzustellen.

Die Anwendung des *Yin-Yang-Prinzips* bei der Diagnose zeigt eine Verbindung zwischen Philosophie und Praxis. Der *Yin*-Charakter steht mit einer »inneren«, »kalten« und herabgesetzten Funktion, der *Yang*-Charakter dagegen mit einer »äußerlichen«, »warmen« und übersteigerten Funktion in Verbindung. »Bei den *Yang*-Krankheiten will der Kranke nicht liegen, ist lebhaft, gesprächig, die Atmung erfolgt stoßartig, es besteht ein Bedürfnis nach Abkühlung; hinzu kommen ständiger Durst und beschleunigter Puls.«

»Der von einer Krankheit mit *Yin*-Charakter betroffene Patient liegt schlaff, möchte niemanden sehen und ist sehr wortkarg, sein Leib ist kalt, er zeigt darum ein Bedürfnis nach Wärme, der Urin ist milchig trüb, der Puls schwach und verlangsamt.«[102]

Was die *äußeren* oder *inneren Symptome* anbelangt, so greifen die bereits erwähnten acht *»bösen Verursachungen«* zuerst die »Oberfläche« des Körpers an. »Die Krankheit zieht sich von der Hautoberfläche, entlang den Meridianen, in die inneren Organe.« Zu den äußerlichen oder »kalten« Oberflächensymptomen gehören Kopfschmerzen, fehlende Schweißabsonderung, Gelenkschmerzen und Zungenbelag. Zu den »warmen« Oberflächensymptomen Schweißausbrüche, Durst, beschleunigter Puls. Die Symptome der »inneren Kälte« zeigen sich in belegter, feuchter Zunge, Fehlen des Durstgefühls, Erbrechen, Durchfällen. Bei »innerer Hitze« treten eine gerötete und gelblich belegte Zunge, Durstgefühl und Mattigkeit auf. Die genannten Symptome können einander auch widersprechen und sich gleichzeitig sowohl oberflächlich als auch innerlich zeigen. Es können also beispielsweise Symptome der »Kälte« an der »Oberfläche« und gleichzeitig Symptome der »inneren Wärme« (z. B. Schmerzen und Schlaffheit) zusammen auftreten. Zu Symptomen »äußerlicher Wärme« mit »innerer Kälte« gehören beispielsweise Kopfschmerzen, verbunden mit Fieber und Schüttelfrost. Die traditionelle Heilkunst beachtet bei der Diagnose sämtliche Kombinationsmöglichkeiten der Symptome. Die sechs *Yin-* und die sechs *Yang*-Organe zeigen bei gesundheitlichen Störungen gesteigerte oder reduzierte Funktionen, die wiederum »kalten« oder »warmen«, »äußerlichen« oder »innerlichen« Charakter besitzen können. Der Arzt alter Schule muß deshalb nicht nur die einzelnen Symptome sicher erkennen, er muß für die Differenzierung seiner Diagnose auch mit sämtlichen Kombinationsmöglichkeiten vertraut sein[133]. Einer ausführlichen Darstellung sämtlicher Symptome sind durch Umfang und Zielsetzung dieses Buches Grenzen gesetzt.

Die Untersuchungsmethoden des Sehens, Abhorchens, Befragens und Pulsfühlens werden in der nachstehenden Weise ausgeführt.

Eine Untersuchung mit Hilfe des *Sehens* erfolgt so, daß der Arzt die Gesichts- und Hautfarbe des Patienten, dessen Mund, Nase, Zunge, Augen, Zähne etc. betrachtet. Besonders aus dem Zungenbelag lassen sich viele Folgerungen ziehen. Es wird zwischen »rötlichen, bläulichen, grünlichen, gelblichen, gräulichen und schwärzlichen Belägen« unterschieden.

Beim *Abhorchen* wird das Atemgeräusch des Kranken sowie dessen Art, zu husten und zu sprechen, beobachtet. Zu dieser Untersuchungsmethode zählt auch die Beachtung von Ausdünstung, Urinbeschaffenheit und Stuhl des Patienten.

Bei der *Befragung* wird der Arzt mit den Gewohnheiten des Patienten, seiner Umwelt und den auf den Gesundheitszustand zurückwirkenden Umständen bekannt. Er erkundigt sich weiter nach Appetit, Stuhl und Allgemeinbefinden und versucht also alles zu erfahren, was der Patient über sich selbst weiß[134].

Das *Pulsfühlen* ist die letzte Stufe der Diagnose; es wurde im vorhergehenden bereits ausführlich besprochen.

Die traditionellen Ärzte wenden nach erfolgter Diagnose »kleinere« oder »größere« Heilmethoden an. Unter den »kleineren« Methoden werden Schwitzbehandlungen oder die Verordnung von Brech-, Abführ- oder harntreibenden Mitteln verstanden. Bei Krankheiten mit »warmen« Symptomen werden Medikamente von »kaltem« Charakter verabfolgt und umgekehrt. Zum Ausgleich übersteigerter Organfunktionen gibt man dämpfende, zur Behandlung von Unterfunktionen aber kräftigende Mittel.

Zu den »größeren« Heilmethoden zählen Akupunktur und Moxabrennen sowie Atemtherapie, Heilmassage, Heilgymnastik und in bestimmten Fällen auch das Schröpfen. Atemtherapie und Heilgymnastik werden vornehmlich gegen chronische Leiden angewandt[135].

Neben den verschiedenartigen Heilverfahren besitzt in China auch die Prävention eine jahrtausendealte Tradition. Das wird vor allem verständlich, wenn wir die klimatischen Verhältnisse in China betrachten. Der richtige Ausgleich zwischen Arbeit, Erholung und Schlaf, die »goldenen Regeln« einer mäßigen, »sauberen« und richtigen Ernährung helfen zur Vorbeugung gegen Krankheiten. Auch Diät, Massage, Heilgymnastik, Sonnenbäder sowie die Anwendung von Wasser aus heißen Quellen können präventiv wirken. Ebenso gehören die Regeln für die Verhütung von Infektionskrankheiten sowie die Ratschläge für eine richtige Anpassung an Wetter und Jahreszeit hierher.

II. Teil: Die traditionellen Heilverfahren

1. Die Akupunktur

Im ersten Teil unseres Buches wurde der Versuch unternommen, einen Überblick über Grundsätze und Praxis der traditionellen Heilkunst zu geben. Die Beziehung zwischen Mensch und Natur, die Beschreibung der Körperpunkte und Meridiane sowie eine ausführliche Darstellung der Krankheitsursachen in chinesischer Sicht und der Diagnostik ergaben eine zum Verständnis der chinesischen Heilmethoden notwendige Einleitung. Zuerst wollen wir nun die auch in Europa vieldiskutierte *Akupunktur* darstellen. Dieses Heilverfahren hat nicht nur in China, sondern bereits auch in Europa eine umfangreiche Literatur aufzuweisen. Zahlreiche Ärzte bemühen sich um eine Erforschung dieser empirisch begründeten Kunst. Die Akupunktur weist nämlich einen umfangreichen Schatz an Erfahrungen auf, der auch der modernen Medizin manche Anregungen geben kann.

Wie bereits erwähnt, wird die Therapie mittels Nadelstechens – mit dem latinisierten Namen *Akupunktur* (aus *acus* = Nadel und *pungere* = stechen) – in China seit Urzeiten ausgeübt. In den Epochen vor der Zeitenwende wurden zu diesem Zweck Steinnadeln benutzt. Später ging man, wahrscheinlich vor der Niederschrift der Sammlung *»Innere Heilkunde des Gelben Kaisers« (Huang-ti Nei-ching)*, zur Verwendung von Metallnadeln über. Das Wesen dieses Heilverfahrens besteht darin, daß zur Behandlung von Krankheiten die Körperpunkte bestimmter Meridiane mit einer oder mehreren Metallnadeln verschieden tief eingestochen werden, worauf die Nadeln eine Weile in der Stichstelle verbleiben. Eine einmalige oder auch öfters wiederholte Behandlung verhilft zur körperlichen Harmonie und damit zur Wiederherstellung der Gesundheit.

Die chinesischen und europäischen Autoren pflegen die Akupunktur zusammen mit dem Heilverfahren mittels Erwärmen oder Brennen *(Moxibustion)* darzustellen. Das Wesen dieses Verfahrens besteht darin, die Harmonie des Organismus durch Erwärmen oder Brennen der gleichen Körperpunkte anzuregen, die auch die Basis der Akupunkturbehandlung abgeben. Darauf wird erst im nächsten Kapitel ausführlich eingegangen, doch muß bereits an dieser Stelle, mit Rücksicht auf die Identität der Quellen, der Hinweis auf eine ähnliche Wirkungsweise gebracht werden.

Von den etwa zwei- bis dreihundert bedeutsamen chinesischen Werken mit einschlägiger Thematik können die nachstehend aufgeführten als die wesentlichsten gewertet werden: Die zu der Sammlung *»Innere Heilkunde des Gelben Kaisers« (Huang-ti Nei-ching)* gehörenden Werke *»Su Wên«* und *»Ling Shu«*, das *»Buch der Leiden« (Nan Ching)* aus der *Han*-Zeit, *»Das Erste und Zweite Buch« (Chia-i Ching)* des HUANG-FU MI aus der *Ch'in*-Zeit, *»Die Tausend-Dukaten-Rezepte« (Ch'ien Chin Fang)* des SUN SZÛ-MIAO aus der *Sui-T'ang*-Zeit, dann *»Kompendium der Akupunktur und Moxibustion« (Chên-chiu Ta-ch'êng)* des YANG CHI-CHOU aus der *Ming*-Zeit, außerdem die Sammlung *»Der Goldene Spiegel der Heilkunst« (I-tsung Chin-chien)* aus dem 18. Jahrhundert n. Chr.

Die Akupunktur kam während der *T'ang*-Zeit auch nach Japan, sie wurde ferner in Korea und Indien verbreitet. In Europa erscheint eine erste Darstellung im Jahre 1683 in London. Autor ist der holländische Arzt TEN RHYNE. 1712 gibt ENGELBRECHT KAEMPFER ein Buch mit dem Titel heraus *»Curatio Colicae per Acupuncturam Japonibus Usitata« (Die Heilung des Durchfalls mit Hilfe der von den Japanern angewandten Akupunktur).* Es folgt dann eine Darstellung durch einen unbekannt gebliebenen Missionar in dessen Buch *»Description de l'Empire de la Chine et de la Tartarie Chinoise« (Beschreibung des Kaiserreichs von China und des chinesischen Tatarenreichs)*, das 1735 in Paris erschien. J. CLOQUET verfaßt 1826 die erste umfassende Darstellung über die Akupunktur unter dem Titel *»Traité de l'Acupuncture« (Abhandlung über die Akupunktur).*

Alle diese Werke sind jedoch eher als Kuriosa zu werten denn als ernsthafte wissenschaftliche Arbeiten. Als erstes ernstzunehmendes Werk muß das 1863 in Paris verlegte Buch von P. DABRY *»La Médecine chez les Chinois« (Die Heilkunst bei den Chinesen)* angesehen werden.

In unserem Jahrhundert hat GEORGE SOULIÉ DE MORANT – zusammen mit FERREYROLLES – zwei kritische Darstellungen verfaßt: das 1929 erschienene Werk *»L'Acupuncture en Chine et la Réflexothérapie Moderne« (Die Akupunktur in China und die moderne Reflextherapie)* und das 1930 erschienene *»Les Aiguilles et les Moxas en Chine« (Die Akupunktur und die Moxibustion in China).* P. HUARD zufolge enthalten beide Darstellungen unrichtige Zitate. Das ausgezeichnete Werk von ROGER DE LA FUYE *»Traité d'Acupuncture Chinoise sans Mystère« (Abhandlung über die chinesische Akupunktur ohne Geheimnis)* ist 1947 in Paris erschienen. Darauf folgte 1954 in Angoulême A. CHAMFRAULTS *»Traité de Médecine Chinoise« (Abhandlung über die chinesische Heilkunst).* Der Genannte benutzt auch die *»Su Wên«* und *»Ling Shu«* genannten chinesischen Quellen. Bedauerlicherweise ist die Übertragung dieser Texte nicht genau und vollständig. Von den wichtigeren Werken in französischer Sprache muß schließlich noch das ernstzunehmende und anspruchsvolle Buch von PIERRE HUARD und MING WONG *»La Médecine Chinoise au Cours des Siècles« (Die chinesische Heilkunst im Laufe der Jahrhunderte),* Paris 1959, erwähnt werden, das einen guten Überblick über die Geschichte der traditionellen Heilkunst gibt. Es legt auch die ganze Entwicklung der Akupunktur dar. Es ist das modernste medizingeschichtliche Werk über die chinesische Heilkunst, das im Westen erschienen ist.

Unter den deutschsprachigen Veröffentlichungen ist GERHARD BACHMANNS Werk *»Die Akupunktur, eine Ordnungstherapie«* I (Textband) und II (Bildband), Ulm/Donau 1959, sehr beachtenswert. Wesentlich sind weiter ERICH STIEFVATERS *»Akupunktur als Neuraltherapie«* (Ulm 1956) und W. LANGS *»Akupunktur und Nervensystem«* (Ulm 1957), welches die Ergebnisse neurologischer Forschungen bezüglich der Akupunktur zusammenfaßt.

In der Sowjetunion erschienen eine russische Übersetzung von CHU LIENS *»Lehrbuch der Neuen Akupunktur und Moxibustion« (Hsin Chên-chiu-hsüeh),* weiter Werke von W. G. WOGRALIK, INGAMDSCHANOW, BOLDIREW, KORSAKOW, KRASNOSELSKY, TÜKOTSCHINSKAJA und anderen sowie etwa 200 medizinische Veröffentlichungen über einschlägige Forschungsergebnisse. Dazu befaßt sich ein eigenes Institut der Sowjetischen Akademie der Wissenschaften systematisch mit einer Erforschung der Akupunktur.

Als fernöstliche Länder kennen die Mongolei, Korea, Vietnam, Indien und Japan die Akupunktur und andere chinesische Heilverfahren. In Europa schließlich ist die Akupunktur in Frankreich, Deutschland, Österreich und in Italien nicht unbekannt. In Frankreich und Deutschland erscheinen auch einschlägige Zeitschriften (*»Revue d'Acupuncture«* und *»Deutsche Zeitschrift für Akupunktur«*).

Die Nadeln

In geschichtlicher Zeit wurden in China für die Akupunktur neun verschiedene Nadeltypen benutzt. Nicht alle Typen besaßen Nadelform, es gab vielmehr auch »Nadeln« in Form kleiner Lanzen, dann solche mit einer Kugelspitze oder einer dreikantigen Schneide. Die zuletzt genannten dienten auch zur Öffnung von Geschwülsten oder zur Blutentnahme[136].
Heute benützt man die *Hao-chên* genannten Nadeln, dreischneidige Nadeln sowie sogenannte »Hautnadeln«. Die Nadeln bestehen aus Griff und Nadelkörper. Die »Hautnadel« besitzt 5–6 nebeneinander stehende, durch einen einheitlichen Griff verbundene Nadeln, deren Spitzen etwa einen Quadratzentimeter Hautfläche bedecken. Im allgemeinen wird die »Hautnadel« zur Behandlung von Kleinkindern benutzt, deren Körperpunkte lediglich leicht geklopft werden.
Ursprünglich bestanden die Nadeln aus Stein, später wurden sie aus Kupfer oder Eisen gefertigt. Heute werden goldene, silberne und Stahlnadeln aus der Legierung für chirurgische Instrumente benützt. Bezüglich der goldenen und silbernen Nadeln ist das interessante Experiment rumänischer Ärzte erwähnenswert, welche mit Nadeln verschiedenen Materials differenzierte physiologische Wirkungen erzielen konnten. Diese rumänischen Ärzte – Prodescu, Stoicescu und Bratu – experimentierten mit Hunden, indem sie die tonisierenden und *Yüan*-Punkte des *Gallenblasen-Meridians* nadelten. Bei insgesamt 120 Versuchen stellten sie fest, daß eine gesteigerte Gallenabsonderung erfolgte, die der Wirkung einer 20-

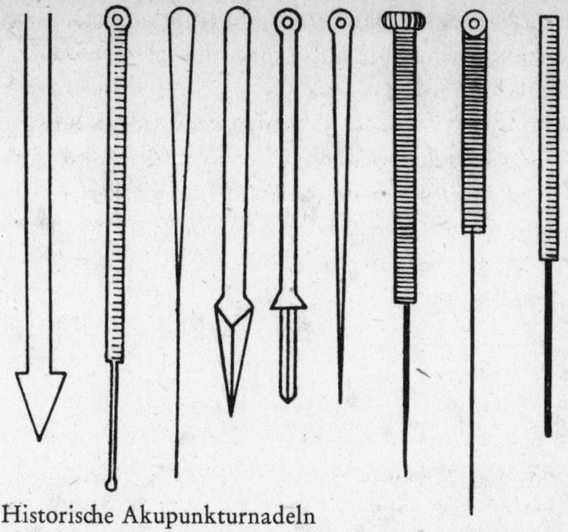

Abb. 22 Historische Akupunkturnadeln
Die bei der historischen Akupunktur verwendeten neun verschiedenen Nadeln

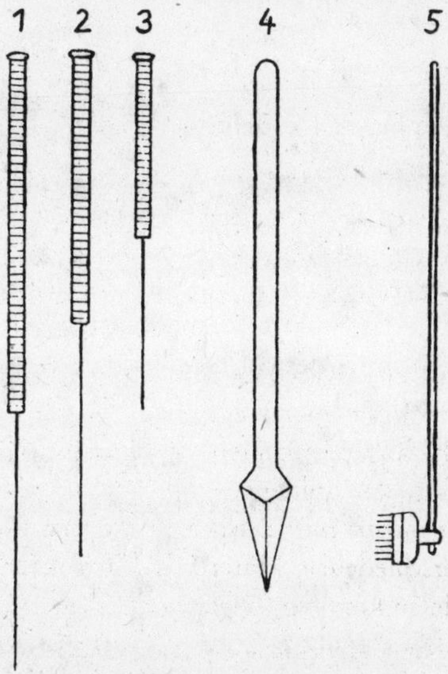

Abb. 23 Heutige Akupunkturnadeln
Die heute gebräuchlichen Nadeln: (1)–(3) *Hao-chên*-Nadeln in verschiedener Länge; (4) Dreikantige Nadel; (5) Hautnadel.

prozentigen *Decholin*-Injektion entsprach. Die *Cholerese*-Wirkung dauerte bei goldenen Nadeln an, bei silbernen Nadeln nahm sie dagegen allmählich ab[137].
Die Richtung der Nadelung, die anzuwendende Kraft beim Einstich sowie eine korrekte Nadelhaltung üben die angehenden Ärzte erst an kleinen Baumwollkissen oder Fließpapierlagen.
Die Akupunkturnadeln werden vor der Behandlung desinfiziert – einst tauchte man sie in den Aufguß von Heilpflanzen; heute werden sie wie Injektionsnadeln ausgekocht.
In China ist auch das sogenannte »natürliche Nadelstechen« bekannt. Hierbei »sticht« sich der Patient selbst mit einem Finger, indem er kräftig auf den entsprechenden Körperpunkt drückt. Fast jeder Chinese kennt einige wichtige Körperpunkte, welche vornehmlich bei Schmerzen (Zahn- und Kopfschmerzen, Magenkrämpfen etc.) auf diese Weise behandelt werden, ehe ein Arzt aufgesucht wird. Diese Behandlungsart gehört allerdings mehr in den Bereich der chinesischen Heilmassage.

Drei Grundfragen bei der Nadelung

Als Vorbereitung für die eigentliche Nadelung sind die drei nachstehenden Voraussetzungen zu klären:

1. Einstichpunkt und geeignete Körperhaltung,
2. Richtung und Technik des Stiches,
3. Dauer der Nadelung.

Sowohl die alten wie auch die modernen chinesischen Werke behandeln ausführlich diese Grundsatzfragen[138].

Die Feststellung der Einstichpunkte und die Körperlagen

In der traditionellen Heilkunst dient das Zoll-System als Maßeinheit für die Lokalisierung der verschiedenen Körperpunkte. Der zehnte Teil des Zoll *(Ts'un)* heißt auf chinesisch *Fên*. Als Bezugspunkte für die Messungen fungieren charakteristische Ausformungen am Knochengerüst[139]. Der chinesische Zoll ist allerdings nicht als allgemein verbindliche Maßeinheit brauchbar, weil er den individuellen Konstitutionsunterschieden der Patienten nicht gerecht wird. Deshalb wurde eine individuelle Zoll-Länge, geeignet für alle Messungen auf dem Körper eines Patienten, geschaffen. Diese individuelle Maßeinheit entspricht dem mittleren Glied des Mittelfingers, gemessen von Beugefalte zu Beugefalte.

Geübte Ärzte bestimmen allerdings die Position der Körperpunkte nur gelegentlich mit Hilfe dieser Methode; Anfänger lernen jedoch sich mit ihr anatomisch zu orientieren. Die traditionellen Ärzte besitzen ferner für Kopf und Rumpf auch noch andere Vermessungsmethoden, die wir hier allerdings nicht darstellen wollen.

Um sicher stechen zu können, muß der Patient eine geeignete Körperhaltung einnehmen. Allgemeiner Grundsatz bleibt, daß der Patient seinen Körper fest anlehnen muß und sich nicht bewegen darf. Die Nadel trifft sonst nicht den gewünschten Körperpunkt, sie kann sich verbiegen oder gar abbrechen. Der Patient sitzt meist bei der Behandlung und stützt die Unterarme auf einen Tisch. Er muß sich jedoch auch mit dem Rücken anlehnen. Ferner sind Bauch-, Rücken- und Seitenlage gebräuchlich. Beim Liegen wird zur Unterstützung der Gliedmaßen oder als Polster für die Ellenbogen ein Kissen benutzt.

Körperpunkte in der Nähe großer Blutgefäße sowie der Augen und Ohren dürfen im allgemeinen nicht genadelt werden, vielmehr kommt in diesen Fällen besser eine Heilmassage oder Moxabehandlung in Frage. Als Regel gilt, daß eine Nadelung im allgemeinen weder Blutungen noch Schmerzen verursachen darf. Bei der Behandlung schwangerer Frauen gelten besondere Vorsichtsmaßregeln.

Richtung, Technik und Dauer beim Akupunktieren

Die Nadelung kann in drei verschiedenen Hauptachsen erfolgen. Senkrecht zur Hautfläche werden die empfindlicheren Körperpunkte gestochen sowie diejenigen Körperpunkte, die über dicken Muskelschichten liegen. Nadelungen mit 45° Neigung zur Hautoberfläche kommen meist bei Körperpunkten auf dem Brustkorb, solche mit 12–15° Neigung dagegen bei den Körperpunkten auf

Gesicht, Kopf und Hals zur Anwendung. Die Nadeln werden gemäß der Lage der Punkte entsprechend tief eingestochen. Die normale Einstichtiefe umfaßt einen Bereich von 3 bis 10 Millimetern. Einzelne Quellen erwähnen auch Einstichtiefen von 6–7 Zoll, was etwa 12–14 Zentimetern entspricht.

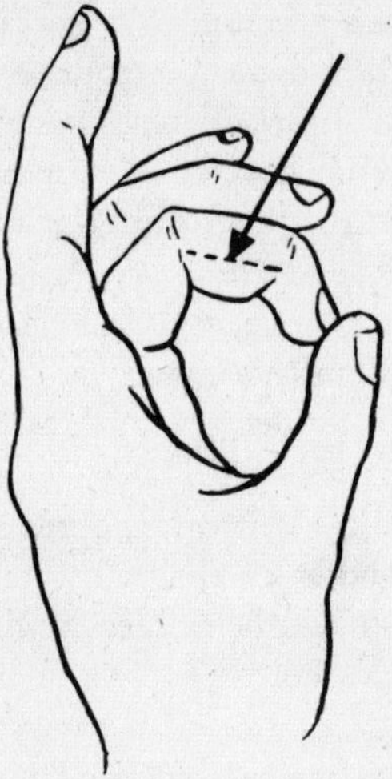

Abb. 24 Das individuelle Zollmaß
Das individuelle Maß am Mittelfinger des Patienten, mit dessen Hilfe sich Lage und Distanz der einzelnen Körperpunkte feststellen lassen.

Die Einführung der Nadeln kann auf verschiedene Weise erfolgen. Der Arzt drückt beispielsweise die Haut in der Nähe des Einstichpunktes mit dem Daumen ein und setzt die Nadel daneben. Ein Verfahren, das im allgemeinen bei kurzen Nadeln angewendet wird. Bei langen Nadeln wird der sogenannte »geführte Einstich« vorgenommen; der Arzt drückt mit Daumen und Zeigefinger der linken Hand die Umgebung des Einstichpunktes nieder in der Weise,

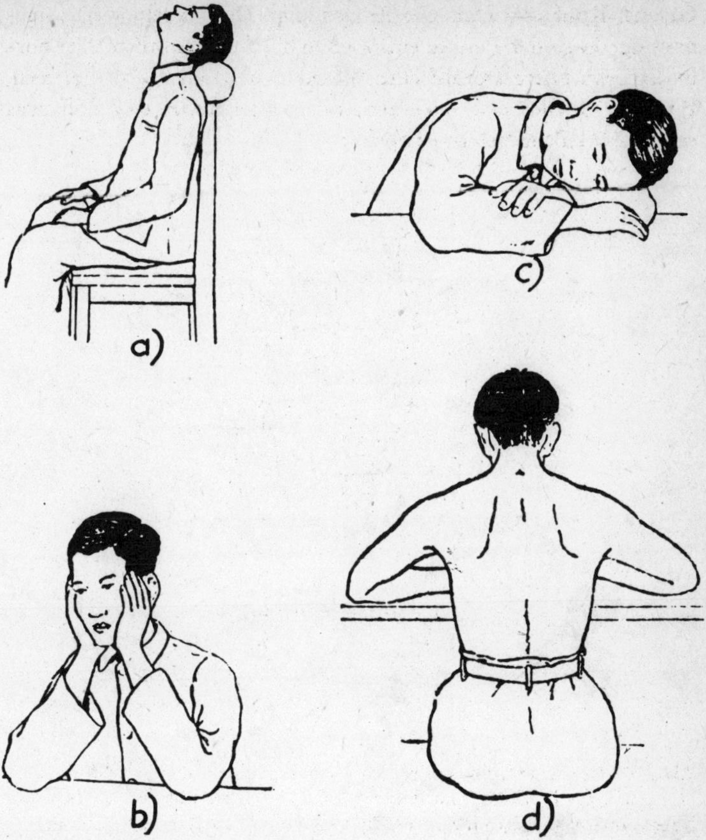

Abb. 25 Körperhaltungen bei Behandlung mit Akupunktur, Moxibustion oder Massage

a) Abstützen des nach hinten gelegten Kopfes (bei Behandlung der Körperpunkte des Gesichts);

b) Abstützen des Kopfes mit den Händen (bei Behandlung der Stirnpunkte);

c) Seitlage des Kopfes (bei Behandlung der Körperpunkte auf einer Gesichtshälfte, an Ohr oder Hals);

d) Sitzhaltung mit aufgestützten Armen (bei Behandlung der Körperpunkte auf Rücken und Hals).

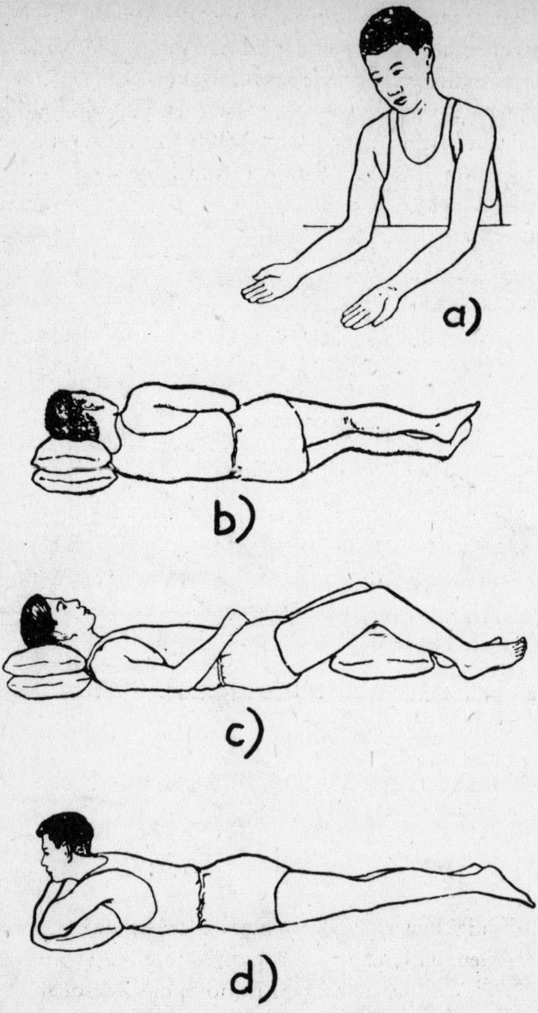

Abb. 26 Körperhaltungen bei Behandlung mit Akupunktur, Moxibustion oder Massage
a) Gerades Sitzen mit vorwärts gestreckten Armen;
b) Seitlage;
c) Rückenlage, mit Unterstützung der Knie;
d) Bauchlage mit aufgestützten Ellenbogen.

daß der Körperpunkt zwischen den Endgliedern der beiden Finger liegt. Zwischen beiden Fingern wird dann auch die Nadel geführt. So ist es verhältnismäßig leicht, auch lange Nadeln einzuführen, weil sich der Arzt weiter mit der rechten Hand, mit welcher er die Nadel hält, auf dem linken Handrücken abstützen kann. So wird auch die Gefahr geringer, daß die Nadel ausweicht oder bricht. Diese Technik pflegt man am Kreuz, in der Hüftgegend sowie an den Armen anzuwenden.

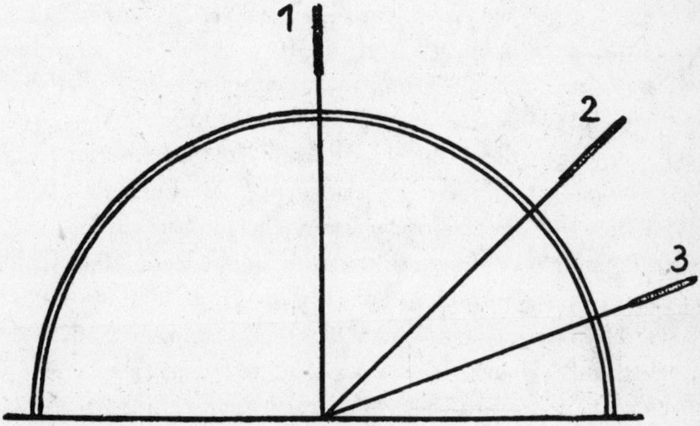

Abb. 27 Die Richtung der Nadelung
1. Senkrecht auf die Hautoberfläche; 2. In einem Winkel von ca. 45 Grad; 3. In einem Winkel von 12–15 Grad.

An Kreuz und Rücken kann die Nadel übrigens auch dergestalt eingeführt werden, daß der Arzt die gestreckte linke Hand so auf den Patienten legt, daß der gewählte Einstichpunkt zwischen Zeige- und Mittelfinger zu liegen kommt.
Auf Gesicht und Kopf, auch dort, wo die Muskulatur relativ dünn ist, kneift der Arzt die Haut zwischen zwei Fingern zusammen und drückt die Nadel in die angehobene Hautfalte in Richtung auf den Einstichpunkt[140].

Da die richtige Einstichstelle leicht zu verfehlen ist, pflegt der Arzt den lokalisierten Körperpunkt mit einem gelinden Druck des Daumennagels zu fixieren[141].

Bei der Nadelung treten – außer an den Fingern – keine Schmerzempfindungen auf. Lediglich sogenannte *synästhetische* Empfindungen (bitterer oder saurer Geschmack, Taubwerden der Glieder, Wärmegefühl) können gelegentlich bemerkt werden.

Mit Hilfe der Nadelung werden dem Körper starke oder schwache Reize vermittelt. Die Technik des Stechens muß dem Rechnung tragen. Ein schwacher Reiz wirkt im allgemeinen tonisierend, ein kräftiger Reiz dagegen sedierend. CHU LIEN erklärt das damit, daß eine kurze, schwache Reizung (beispielsweise in Fällen von allgemeiner Schwäche oder Organunterfunktionen) mittels ihrer Rückwirkung auf die Gehirnrinde zu einer gesteigerten Organfunktion führt. Starke Reizungen der Gehirnrinde lösen dagegen eine sogenannte *Schutzhemmung* aus, was von beruhigender Wirkung ist. (Indikation bei starken Schmerzen oder Organüberfunktionen.)[142]

Zur Erzielung abgestufter Reizwirkung läßt sich die Nadel in differenzierter Weise einführen. So kann die Nadel einfach eingestochen werden. Durch eine drehende Bewegung kann die Nadel jedoch auch gleichsam »eingezwirbelt« werden, was einen stärkeren Reiz auslöst. Erfolgt der Stich kurz und rasch, dann tonisiert er. Wird intermittierend gestochen – nämlich in Einklang mit dem Aus- und Einatmen, wobei beim Ausatmen nachgestochen wird –, so übt die Nadelung einen kräftigen Reiz aus und wirkt dadurch sedierend[143].

Bei tonisierender Reizung verbleibt die Nadel nur kurz im Einstichpunkt. Beim Sedieren wird dagegen die Nadel zum Hervorrufen eines kräftigeren Reizes wiederholt angehoben und tiefer nachgestochen, oder aber auch im Einstichpunkt hin und her gedreht. Das Anheben und Nachstechen der Nadel wird auch als *»Vogelpicken«* bezeichnet. Das Steckenlassen der Nadel kann entsprechend der Hartnäckigkeit des Leidens und der Reaktion des Patienten verschieden lange andauern, mitunter auch mehrere Stunden. Die Akupunktur-Ärzte berücksichtigen bei der Behandlung auch die individuelle Konstitution. Denn es gibt Patienten, bei denen relativ schwache Reizungen kräftige Reaktionen auslösen, während bei an-

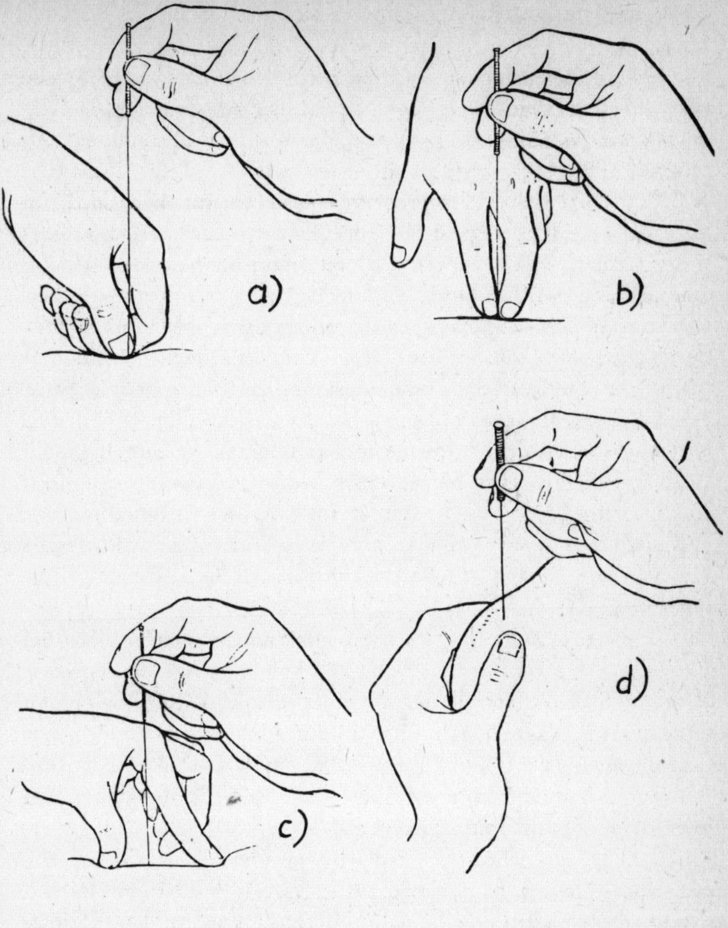

Abb. 28 Führung der Akupunkturnadel
a) Einführung einer langen Nadel neben dem angedrückten Daumennagel;
b) Nadelung zwischen zwei Fingern;
c) Nadelung in einer auseinandergezogenen Hautfalte;
d) Nadelung in einer zusammengedrückten Hautfalte.

deren auch starke Reizungen nur langsam die erwünschte Wirkung zeitigen.

Die Heilkundigen im alten China befolgten komplizierte Regeln bezüglich der Drehrichtung der Nadeln, der Abstimmung der Nadelung mit dem Aus- und Einatmen, der Wahl des Behandlungszeitpunktes (Tag, Jahreszeit, Stand der Planeten) und des Charakters der Krankheit. Diese Regeln sind heute meist nur mehr medizinhistorische Merkwürdigkeiten. Einige Theorien verdienen allerdings eine systematische Überprüfung. Dazu gehört beispielsweise der Zusammenhang zwischen Drehrichtung der Nadel und therapeutischem Effekt. CHU LIEN, die, nachdem sie eine moderne medizinische Ausbildung genossen hat, auf dem Gebiet der traditionellen Heilkunde forscht, beschreibt solche Zusammenhänge. So führte beispielsweise bei der Behandlung eines krampfhaften Gesichtszuckens *(Tic)* die Drehung der Nadel in der einen Richtung zu keinem Ergebnis. Nachdem die Nadel in umgekehrter Richtung gedreht wurde, trat eine sofortige Lösung des Krampfes ein. CHU LIEN betont allerdings, daß hieraus noch keine allgemein gültigen Schlüsse gezogen werden können, weil in anderen Fällen ein vergleichbares Ergebnis ausblieb[144].

CHU LIEN teilt auch ihre weiteren Forschungsergebnisse über das *Pu-hsieh (Tonisieren-Sedieren)* mit und kommt, ausgehend von dem Umstand, daß die Tonisierung auf einer schwachen Reizung beruht, die Sedierung dagegen mit einer Schutzhemmung der Gehirnrinde zusammenhängt, zu dem Ergebnis, daß für den Effekt einer Akupunktur-Behandlung in erster Linie die Stärke der Nadelung und nicht deren Drehrichtung maßgebend ist[145].

Mit dem Herausziehen der Nadel ist im allgemeinen die Behandlung abgeschlossen. In manchen Fällen kann sich aber ein Heilverfahren über Wochen und Monate erstrecken, was sich hauptsächlich bei chronischen Leiden oft als notwendig erweist. Den traditionstreuen Ärzten zufolge besteht ja das Ziel der Akupunktur-Behandlung nicht allein in einer direkten Reizung der Einstichpunkte, sondern vorrangig in einer Harmonisierung der Funktionen der Gehirnrinde[146].

Nun noch ein kurzer Überblick über die bevorzugten Einstichpunkte und Stichtechniken. CHU LIEN erwähnt folgende Möglichkeiten:

1. Die Nadelung der symmetrisch auf der linken und der rechten Körperhälfte übereinstimmenden Körperpunkte.

2. Die Nadelung der Körperpunkte mit einander entsprechender Wirkung auf den oberen und den unteren Extremitäten.

3. Eine gleichzeitige Behandlung der Körperpunkte auf Vorderseite und Rücken. In diesem Zusammenhang wird auch eine Kombination von flachem und tiefem Stechen erwähnt, bei der beispielsweise Körperpunkte auf Vorderseite und Rücken gleichzeitig genadelt werden, jedoch in unterschiedlicher Tiefe.

4. Eine gleichzeitige Behandlung von »innen« und »außen«, also die simultane Reizung eines *Yin*-Punktes mit einem *Yang*-Punkt.

5. Die Kombination einer direkten Reizung mit einer indirekten. Das bedeutet die simultane Reizung eines Körperpunktes in der Nähe des Krankheitsherdes und eines entfernt liegenden Körperpunktes.

6. Die gleichzeitige Reizung von Körperpunkten entlang der Wirbelsäule und solcher auf den Extremitäten.

7. Bei uneinheitlichen Krankheitssymptomen die gleichzeitige Reizung an mehreren Körperpunkten.

8. Eine »allgemeine Stärkung«. Diese beruht auf einer gleichzeitigen Reizung der bei einer Tonisierung bevorzugt behandelten Körperpunkte und jener Körperpunkte, die zu der gegebenen Krankheit »gehören«.

9. Eine Behandlung nach den »übereinstimmenden und wechselnden Zeiten«. Das bedeutet während des Behandlungszeitraumes einen Wechsel in der Wahl der tonisierenden oder sedierenden Punkte.[147]

Die Entscheidung für eine der geschilderten Behandlungsweisen hängt vom Zustand des Patienten und vom Fingerspitzengefühl des Arztes ab. Die vorstehende Aufzählung soll deshalb nur die Möglichkeiten zeigen, was nicht bedeuten kann, daß bei einem Patienten alle Kombinationen angewendet werden müßten.

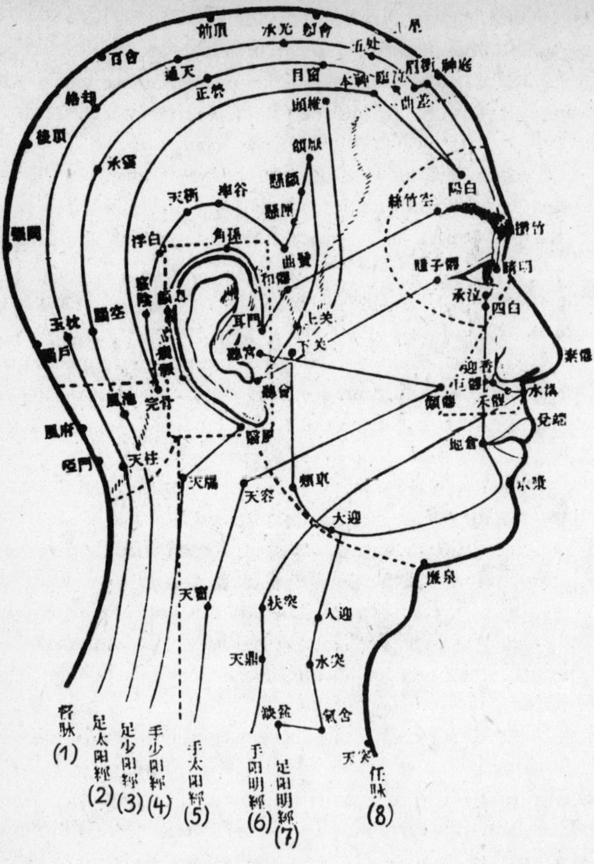

Abb. 29 Die Körperpunkte des Kopfes
(aus einem modernen chinesischen anatomischen Atlas)
Die chinesischen Schriftzeichen bezeichnen die einzelnen Körperpunkte. Die Verbindungslinien zwischen den Körperpunkten stellen die Meridiane dar. Die gestrichelten Linien dienen lediglich der Orientierung.
Die einzelnen Meridiane sind von uns wie folgt numeriert: (1) *Tu-mai*-Meridian, (2) Blasen-Meridian, (3) Gallenblasen-Meridian, (4) »Dreifacher Erwärmer«-Meridian, (5) Dünndarm-Meridian, (6) Dickdarm-Meridian; (7) Magen-Meridian, (8) *Jên-mai*-Meridian.

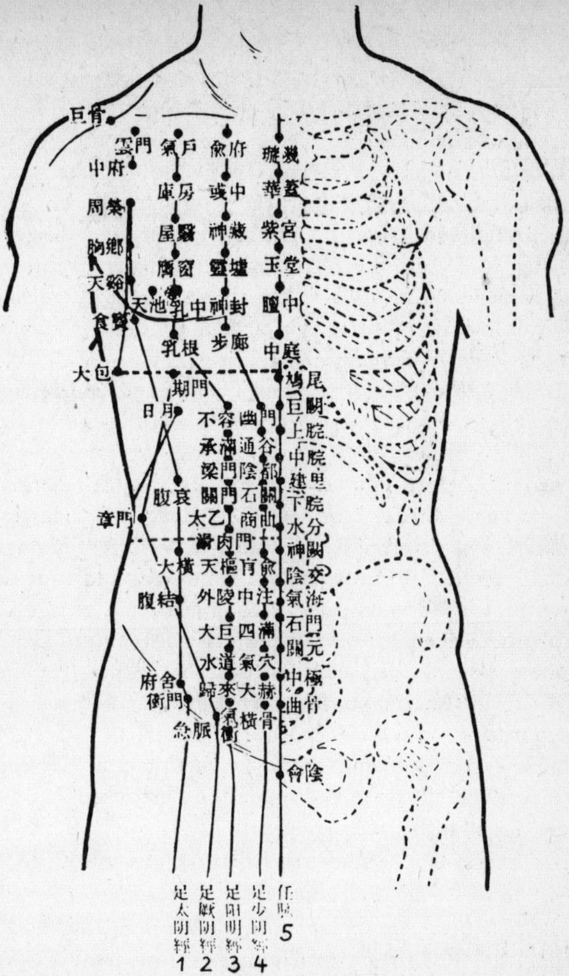

Abb. 30 Die auf der Vorderseite des Rumpfes liegenden Körperpunkte (aus einem modernen chinesischen anatomischen Atlas)
Die chinesischen Schriftzeichen geben die Bezeichnungen der einzelnen Punkte. Die Verbindungslinien zwischen den Körperpunkten markieren die Meridiane, die wir wie folgt numeriert haben: (1) Milz-Meridian, (2) Leber-Meridian, (3) Magen-Meridian, (4) Nieren-Meridian, (5) *Jên-mai*-Meridian.

Erprobung der Tradition

Bevor wir uns einer ausführlichen Darstellung der klinischen Ergebnisse der Akupunktur zuwenden, darf die heutige Bewertung ihrer Traditionen gestreift werden. Im heutigen China wird einer wertenden Darstellung der überlieferten Heilmethoden wie auch einer weiterführenden Forschungsarbeit großer Wert beigemessen. Dem ersten Ziel dient der Druck zahlreicher, der Tradition verpflichteter medizinischer Werke. Die medizinischen Akademien geben Nachdrucke alter Werke heraus, kommentieren dieselben und machen sie so der Forschung zugänglich. Das *»Su Wên«*, das *»Ling Shu«*, das *»Buch der Leiden« (Nan Ching)* und andere sind vor wenigen Jahren, modern kommentiert und in die heutige Sprache übertragen, erschienen.

Das zweite Ziel wird mit Hilfe der modernen Medizin gemäßen Wertungen und durch eine Veröffentlichung einschlägiger Forschungsergebnisse zu erreichen versucht. In Veröffentlichungen der chinesischen Ärzte CHU LIEN, WANG HSÜEH-TAI und anderer wird die traditionelle Terminologie in Klammern mit vermerkt. Die Krankheitsbezeichnungen werden nicht mit den Ausdrücken der alten Volkssprache, sondern mit Hilfe der modernen Terminologie gegeben. In der Akupunkturlehre wird den überkommenen Meridianen nur eine sekundäre Bedeutung beigemessen. Statt dessen finden die Zusammenhänge zwischen vegetativem Nervensystem und Körperpunkten starke Beachtung. In Zusammenhang mit den einzelnen Krankheiten werden anstelle der Meridiane die Positionen der vorzugsweise behandelten Körperpunkte mit Hilfe moderner anatomischer Fachausdrücke erläutert. Das *Yin-Yang-Prinzip* sowie die *fünf Elemente* finden in diesen Veröffentlichungen wenig Beachtung, dafür wird um so häufiger eine moderne Umwertung der Überlieferung versucht.

Nun wollen wir noch kurz darauf eingehen, weshalb sich in China die Akupunktur sowie die später noch darzustellende Moxibustion einer so großen Beliebtheit erfreuen. Die Erfolge beider Heilverfahren sind in China allgemein bekannt, kennt doch fast jeder Chinese einige wirksame Punkte. Und da die Nadelung zudem kei-

nen besonderen Schmerz verursacht, wird sie gerne in Anspruch genommen.
Die Akupunktur eignet sich weiter zur Behandlung zahlreicher Krankheiten, sowohl auf den Gebieten der inneren Medizin wie auch der Frauen- und Kinderheilkunde, der Neurologie und der Organtherapie. Sie wird oft mit modernen medizinischen Verfahren kombiniert angewandt. Die Wirkung tritt im allgemeinen rasch ein, besonders bei der Schmerzstillung, wobei sich die Akupunktur oft als wirksamer erweist als chemotherapeutische Präparate. Ein weiterer Vorzug liegt darin, daß nur ein bescheidenes Instrumentarium erforderlich ist. Die Ausübung der Akupunktur ist nicht nur einfach, sondern auch sehr billig. Die Behandlungsmethoden können relativ leicht erlernt werden, auch kann überall behandelt werden, weil die einzigen Vorbedingungen in der Sicherung der Ruhe und in der Vermeidung einer Infektion bestehen[148].
Eine erste allgemeine Zusammenfassung der mit Hilfe der Akupunktur erzielten Ergebnisse erfolgte in den Jahren 1951 bis 1954 für das ganze chinesische Staatsgebiet, einschließlich der inneren Mongolei. Von 10 036 mit Akupunktur behandelten Fällen wurden später 8063 Fälle ausgewertet. Das statistische Ergebnis wurde in vier Gruppen gegliedert, nämlich in die ausgeheilten, deutlich gebesserten und nicht gebesserten Fälle. Die Summe aller erfolgreich behandelten Fälle ergibt 92,47 Prozent (siehe Tabelle).

Erkrankungen	Zahl der Fälle	Ausgeheilte	Deutlich Gebesserte und Gebesserte	Nicht Gebesserte	Erfolg in %
des Nervensystems	2236	652	1390	194	91,32
des Bewegungsapparats	2603	923	1532	148	94,31
des Verdauungsapparats	1415	625	706	84	94,06
des Blutkreislaufs	375	54	248	73	80,53
der Atmungsorgane	504	166	306	32	93,65
des urogenitalen Systems	157	70	71	16	90,00
gynäkologische Fälle	378	168	192	18	95,24
der Sinnesorgane	173	39	108	26	85,00
Hautkrankheiten	44	21	22	1	97,73
Infektionskrankheiten	142	90	43	9	93,66
sonstige	36	8	22	6	83,33
Insgesamt	8063	2816	4640	607	92,47

Die Tabelle bringt Chu Lien in ihrem bereits zitierten Buch[149]. Der besseren Übersicht halber haben wir die beiden Gruppen der »deutlich Gebesserten« und der »Gebesserten« zusammengefaßt.

Die Krankheits-Gruppen unserer Tabelle umfassen folgende Gesundheitsstörungen:

In der Gruppe der Erkrankungen des *Nervensystems* werden 42 verschiedene Erkrankungen genannt, darunter Nervenkrämpfe, Epilepsie, neurogene Kopfschmerzen, Hirnhautentzündung, Gehirnentzündung, Gehirnblutung, Veitstanz und Poliomyelitis.

Unter den Erkrankungen des *Bewegungsapparates* waren Knochenhautentzündung, rheumatische Beschwerden, Muskelentzündung und Arthritis zu finden. Insgesamt wurden 16 Krankheitsbilder in dieser Gruppe behandelt.

Die 39 zitierten Erkrankungen der *Verdauungsapparate* reichen von Zahnschmerzen über Speiseröhrenentzündung, Magensenkung, Magensäureüberschuß, nervöse Magen- und Verdauungsstörungen, Darmentzündung, Gallenblasenentzündung, Gallensteine bis zu Geschwüren des Verdauungstraktes.

Unter den 18 ausgewiesenen Störungen des *Blutkreislaufes* und des *blutbildenden Systems* finden sich Blutarmut, Herzleiden, Arterienverkalkung, hoher Blutdruck, Leukämie und Lymphdrüsenentzündung.

Bei den acht Erkrankungen der *Atmungsorgane* werden Bronchialkatarrh, Asthma, Brustfellentzündung, Halsentzündung und andere aufgeführt.

Die Erkrankungen des *urogenitalen Systems* verteilen sich auf 17 Gesundheitsstörungen, wie chronische Nierenentzündung, Harnblasenentzündung, Blasenkrampf, krankhafter Harndrang, Hodenentzündung, Impotenz etc.

Unter den 14 *gynäkologischen Fällen* kamen Gebärmutterentzündung, unregelmäßige Menses, Scheidenentzündung etc. vor.

Bei den sehr zahlreichen (24) Erkrankungen der *Sinnesorgane* werden unter anderem Hornhautentzündung, verschiedene Augenkrankheiten, Außen- und Mittelohrentzündung, Nasenentzündung *(Rhinitis)* etc. genannt.

Am häufigsten kamen unter den elf zitierten Fällen von *Hautkrankheiten* Ekzeme, Furunkel und Ausschläge vor.

Die zehn Fälle von *Infektionskrankheiten* umfassen unter anderem Malaria, Influenza und verschiedene Formen der Tuberkulose.

In der Gruppe von 13 Fällen *sonstiger* Erkrankungen sind Hormonstörungen, Diabetes und Toxikosen verschiedener Genese zu finden.

Das *»Neue Handbuch für Akupunktur und Moxibustion« (Hsin-pien Chên-chiu-hsüeh)*, das 1958 in Tschunking erschien, bringt eine Statistik über die Behandlung von 17 514 Fällen mit Akupunktur. Es wird hier nachgewiesen, daß auch eine ausschließliche Anwendung dieser Methode gute Erfolge bei den folgenden 26 Gesundheitsstörungen erbrachte: Malaria, Darmentzündung *(Enteritis)*, Ruhr *(Dysenterie)*, Bronchitis, Insuffizienz der Verdauung, Kopfneuralgien, Zahnschmerzen, Arthritis, Mandelentzündung, Bindehautentzündung, nervöse Magenstörungen, Mittelohrentzündung *(Otitis media)*, Influenza, rheumatische Beschwerden, Ischias, Kreuzschmerzen, Kehlkopfentzündung, Nesselausschlag *(Urticaria)*, Kala-Azar *(Splenomegalia febrilis tropica)*, Muskelkrämpfe, Cholera, krankhafter Samenguß *(Spermatorrhoe)*, Oedeme, Epilepsie, Radiculitis und Gerstenkorn *(Hordeolum)*.

Die höchste Zahl der Fälle bezog sich auf Malaria (5115 Fälle, Erfolgsquote 90%); nervöse Magenstörungen (2757 Fälle, Erfolgsquote 63,9%); rheumatische Beschwerden (2467 Fälle, Erfolgsquote 70,4%); Arthritis (1775 Fälle, Erfolgsquote 55,6%); Kopfneuralgien *(Nervus trigeminus, Nervus facialis etc.)* (1041 Fälle, Erfolgsquote 97,4%) und Darmentzündung *(Enteritis)* (1036 Fälle, Erfolgsquote 88,3%). Die kleinste Zahl der Fälle umfaßte der Samenguß *(Spermatorrhoe)* (zwei Fälle, die beide geheilt wurden)[150].

Besonders schwierig bleibt es, den Wirkungsmechanismus von Akupunktur und Moxibustion bei der Behandlung von Infektionskrankheiten und von Störungen der blutbildenden Organe (Leukämie, Blutarmut etc.) zu erklären. Hier müssen die Ergebnisse weiterer Forschungen abgewartet werden.

Die medizinischen Fachzeitschriften in China berichten laufend über die auf dem Gebiet der traditionellen Heilkunst gewonnenen neuen Einsichten, die mit nachprüfbaren Ergebnissen belegt werden. Aus solchen Veröffentlichungen ist zu entnehmen, daß bei der Behandlung der Malaria in dreißig Bezirken ein 81prozentiger Erfolg erreicht werden konnte[151]. Auch wurden in der Kinderklinik von Peking in den Jahren 1953 bis 1955 98 Kinderlähmungs-Fälle erfolgreich mit Akupunktur behandelt. Die Erfolgsquote bei Erkrankungen, die nicht länger als ein Jahr zurücklagen, erreichte 100 Prozent. Bei ein bis zwei Jahre alten Fällen betrug die Erfolgsquote noch 92 Prozent. Ältere Fälle dagegen widerstehen einer Behandlung durch Akupunktur[152].

Chinesische Fachzeitschriften berichten auch über eine Behandlung der Blinddarmentzündung *(Appendicitis)* durch Akupunktur (Erfolgsquote 92,3% bei 1202 Fällen) oder die vollständige Heilung von 39 Asthma-Kranken[153]. Es ließen sich zahlreiche Veröffentlichungen dieser Art aufzählen. Auch in sowjetrussischen medizinischen Zeitschriften wird laufend über ähnliche Erfolge berichtet[154].

Im Zusammenhang mit der Akupunktur darf auf ein Kuriosum hingewiesen werden, das auch in Ungarn, wo dieses Buch zuerst erschienen ist, nicht unbekannt blieb. Auf dem ungarischen Büchermarkt erschien nämlich 1865 ein kleines Büchlein mit dem Titel *»Der Baunscheidtismus«*[155]. Der Autor, Karl Baunscheidt, war Maschinist in Endenich. Übersetzt wurde das Buch von P. M. Szabó. Baunscheidt empfiehlt darin Kranken und Ärzten eine als *»Lebenswecker«* bezeichnete Erfindung, zu der er schreibt: »Dieses waghalsige Instrument besteht aus einer Bündelung von Nadeln mit feiner Spitze, welche dazu dient, durch Einstiche in die Haut (eine beinahe schmerzlose Operation) künstliche Löcher zu machen, durch welche allen durch die gestörte Hauttätigkeit an den schmerzenden Stellen angesammelten, die Gesundheit mordenden Krankheitsstoffen ein natürlicher Weg zur Verflüchtigung eröffnet wird«[156]. In einer Abbildung wird auch das Instrument vorgestellt, das in der Form einer auch heute in China gebräuchlichen speziellen Hautnadel gleicht. Wie der Erfinder mitteilt, wurde er durch eine Stechmücke auf die Idee seiner Erfindung gebracht. Diese Mücke stach seinen rheumatischen Arm, worauf er keine Schmerzen mehr verspürte. In seinem Buch gibt Baunscheidt genaue Hinweise für geeignete Einstichpunkte zur Heilung verschiedener Krankheiten. Darunter befinden sich – was zu denken gibt – auch Körperpunkte der traditionellen chinesischen Heilkunst. Die Herkunft dieser Erfindung wird noch zweifelhafter durch den ausdrücklichen Hinweis des Autors, daß die »chinesische Nadelstecherei« nicht mit seiner Heilmethode identisch ist.

Nach dieser Abschweifung dürfen wir noch bemerken, daß die Akupunktur-Therapie auch mit modernen medikamentösen Behandlungsweise kombiniert wird und daß auch mit elektrischen Nadeln *(Elektroakupunktur, Galvanopunktur)* behandelt wird. Die bereits mehrfach zitierte Wissenschaftlerin CHU LIEN hat sich um Weiterentwicklung und Ausbau des überkommenen Akupunktur-Verfahrens besondere Verdienste erworben.

2. Die Moxabehandlung (Moxibustion)

Wir haben bereits im vorhergehenden Kapitel erwähnt, daß die Heilbehandlung mittels Erwärmung oder »Brennen« sowohl in der Überlieferung wie auch in der heutigen einschlägigen Literatur zusammen mit der Akupunktur dargestellt und in der Praxis auch kombiniert mit der letzteren angewandt wird. Daraus erklärt sich, daß die klinischen Erprobungen, über die im vorangehenden Kapitel berichtet wurde, auch die Moxabehandlung mit einschließen.

Das Heilverfahren der Moxabehandlung wird mit einem älteren Namen auch als *Moxibustion* bezeichnet, welche Wortbildung sich aus dem japanischen Pflanzennamen *Mogusa* (latinisiert *Moxa*), der dem *Echten Beifuß (Artemisia vulgaris)* entspricht, und dem lateinischen Wortstamm *uro* = brennen, verbrennen (vergleiche *comburere, combustus* und *bustum* = Brandstatt) zusammensetzt. Der Benennung entsprechend wurden früher die Körperpunkte tatsächlich mit »brennendem Gras«, also mit einer brennenden Heilpflanze, gebrannt. Heute werden die zu reizenden Punkte lediglich erwärmt. Der Name *Moxibustion (Moxabrennen)* ist zwar immer noch gebräuchlich, doch sollte der Bezeichnung *Moxabehandlung* der Vorzug gegeben werden.

Nach Professor Huard liegt der Ursprung dieses Verfahrens wahrscheinlich noch weiter zurück als das Stechen mit Steinnadeln, obzwar man in modernen chinesischen Veröffentlichungen auch der gegenteiligen Ansicht begegnet[157]. Den Überlieferungen zufolge wurde die Moxibustion vornehmlich im nördlichen Teil Chinas entwickelt. Daraus schließt Huard, daß der Mensch der Steinzeit mit Hilfe des Moxabrennens vor allem seine durch das kühlere Klima oder die feuchten Wohnhöhlen verursachten rheumatischen Beschwerden gelindert hat[158].

Sicher wurde der heilende Einfluß eines wärmenden Feuers schon in sehr früher Zeit erkannt. So findet sich bereits in der ältesten Zusammenfassung heilkundlicher Einsichten, nämlich in der *»Inneren Heilkunde des Gelben Kaisers«*, die Moxibustion als vollständig ausgebildetes Verfahren.

Auch ein Heilverfahren mittels Erwärmung setzt eine Kenntnis der

Reizpunkte des menschlichen und tierischen Körpers voraus. Lediglich bestimmte Körperpunkte sind für eine Moxabehandlung ausgeschlossen; sie dürfen nur genadelt werden – und umgekehrt. Die alten wie die neueren Werke verzeichnen sämtlich diese »verbotenen« Punkte.

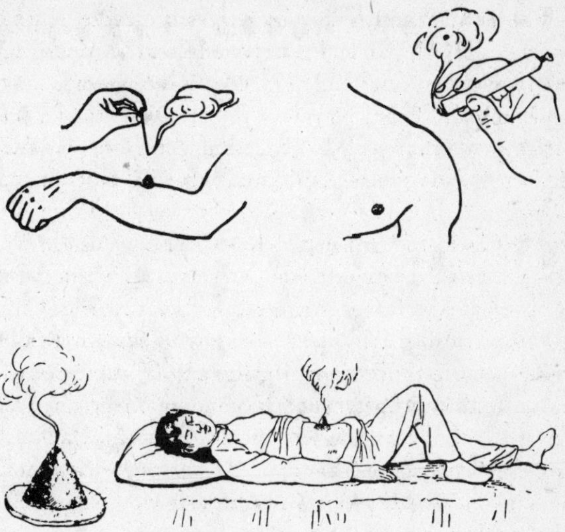

Abb. 31 Moxa-Kegel, Moxa-Stäbchen und deren Anwendung
Oben links: Unmittelbar auf die Haut aufgelegter Moxa-Kegel; oben rechts: Erwärmung mittels eines Moxa-Stäbchens; unten links: Moxa-Kegel mit Unterlage; unten rechts: Auflegen eines Moxa-Kegels mit Unterlage.

Deutung der Moxabehandlung

In der Frühzeit brannte man die für eine Behandlung ausgesuchten Körperpunkte auch mit glühenden Eisenstäbchen. Dieses Verfahren findet sich heutzutage nur noch in der Tierheilkunde. Außer den Eisenstäbchen wurden hauptsächlich auch Stäbchen aus zusammengerollten Blättern von Heilpflanzen (Maulbeerbaum, Ingwer, Eisenhut, Beifuß etc.) verwendet. Mit den glühenden Kräuterstäbchen wurden die Reizpunkte gebrannt oder erwärmt.

Heute sind mehrere Verfahren der Erwärmung gebräuchlich. So wird das pulverisierte und in ein besonderes Papier gewickelte Heilkraut nach dem Anzünden über die zu erwärmenden Körperpunkte gehalten. Die getrocknete und geriebene Heilpflanze wird aber auch zu einem Kügelchen oder einem kleinen Kegel geformt und so auf den zu behandelnden Körperpunkt gelegt. Dieser Moxa-Kegel verbleibt nach dem Anzünden so lange auf der Haut, bis die Gefahr des Versengens oder einer Überhitzung eintritt, worauf er entfernt wird.

In bestimmten Fällen wird der Moxa-Kegel oder das Moxa-Kügelchen auch mit einer besonderen Unterlage versehen, worauf wir noch zu sprechen kommen.

Heute werden in den chinesischen Kliniken zumeist die Blätter des *Echten Beifuß (Artemisia vulgaris)* verwendet, und zwar in Form von etwa 10–12 Zentimeter langen Stäbchen oder auch von Kegeln und Kugeln in Bohnengröße. Es wird angestrebt, daß den zu behandelnden Körperpunkt zwar eine angenehme Wärme durchdringt, aber ohne daß sengende Hitzegrade auftreten.

In Japan wurden für den Zweck der Moxabehandlung Vorrichtungen in der Form kleiner, mit einem Griff versehener Röhrchen entwickelt, in welchen das Pflanzenpulver abbrennt. Diese Geräte finden sich vereinzelt auch in China.

In heutigen chinesischen Veröffentlichungen finden sich über die Moxabehandlung folgende ausführlichen Darstellungen:[159]

1. Für eine Sitzung werden drei bis fünf *Moxa-Kegel* oder *-Kugeln* benötigt, die entweder gleichzeitig auf verschiedenen Körperpunkten oder aber auch nacheinander auf dem gleichen Körperpunkt angezündet werden. Chronische Zustände erfordern gegebenenfalls auch größere Dosen.

2. Ein *Moxa-Stäbchen* brennt vier bis fünf Minuten. Soll eine sedierende Wirkung erzielt werden, wird das Stäbchen über den betreffenden Körperpunkt gehalten. So kann eine Schutzhemmung der Gehirnrinde ausgelöst werden. Für eine Tonisierung wird mit

dem glühenden Stäbchen sanft auf die Hautoberfläche geklopft, ohne die Behandlungsstelle zu überhitzen. Diese Methode wird als *»Vogelpicken«* bezeichnet[160].

3. Bei der *Moxabehandlung mit Ingwer-Unterlage* wird erst auf den zu behandelnden Körperpunkt ein Scheibchen frischen Ingwers gelegt. Darauf kommt dann der Moxa-Kegel. Wenn der Ingwer trocken ist, muß er ausgewechselt werden. Dieses Verfahren wird im allgemeinen bei Magenschmerzen, Brechdurchfällen und Gliederreißen angewandt.

4. Bei der *Moxabehandlung mit Knoblauch-Unterlage* wird auf die entsprechenden Körperpunkte eine Scheibe frischen Knoblauchs gelegt. Diese Scheibe wird mit einem kleinen Loch durchbohrt und mit dem Moxa-Kegel belegt. Im allgemeinen wird dieses Verfahren zur Linderung von Schmerzen sowie in bestimmten Fällen auch zur Behandlung von Lungenkrankheiten (Asthma, Bronchitis, Tbc) verwendet.

5. Im Falle einer *Moxabehandlung mit Salz* wird die zu behandelnde Stelle mit Salz bedeckt, worauf dann der Moxa-Kegel kommt. Erhitzt sich das Salz zu sehr, wird es erneuert. Man gebraucht diese Indikation im allgemeinen gegen Leibschmerzen, Erbrechen und auf Organ-Unterfunktion beruhenden Gesundheitsstörungen. Dabei soll der im erkrankten Organ angenommene »Energie-Mangel« ausgeglichen werden[161].

Moxa-Kegel und -Stäbchen sind entsprechend dem zu behandelnden Körperteil verschieden zu dosieren. So stellt beispielsweise bei Kopfpunkturen eine Brenndauer von drei bis fünf Minuten die übliche Dosis dar, wobei nur Stäbchen, aber keine Kegel, verwendet werden dürfen. Auf dem Brustkorb sind 3–5 Kegel oder 3–10 Minuten dauerndes Erwärmen mit Stäbchen, auf dem Leib 5–20 Kegel oder 5–20 Minuten dauerndes Erwärmen mit Stäbchen, auf dem Rücken 3–10 Kegel oder 3–10 Minuten dauerndes Erwärmen mit Stäbchen die angemessenen Dosen[162].

Bei der Moxabehandlung ist die richtige Körperlage des Patienten von wesentlicher Bedeutung, damit die Körperpunkte in bestmöglicher Weise angesprochen werden. Die heutigen Veröffentlichungen warnen davor, die Haut des Kranken anzusengen. So wird heute die alte »narbige« Methode ebenso verworfen wie das Brennen mit Schwefel. Es ist darauf zu achten, daß bei der Behandlung keine Funken entstehen, wie auch die Fenster zu öffnen sind, damit der beim Abbrennen des Kegels oder Stäbchens entstehende Rauch abziehen kann. Die Rauchentwicklung ist übrigens der einzige Nachteil dieser Therapie.

Nach der Behandlung zeigt sich auf der Haut meist eine leichte Rötung, die aber schnell zurückgeht. Entstehen Brandbläschen, werden diese mit einer sterilen Nadel aufgestochen und mit Salbe bestrichen.

Bei dem früher üblichen direkten Brennen blieben auf der Haut häßliche Vernarbungen zurück. Da und dort sieht man heute noch in China, hauptsächlich jedoch in Korea, bei älteren Menschen solche Brandnarben.

Die Moxabehandlung wird in heutiger medizinischer Betrachtung unter dem Aspekt einer durch Hitze erzeugten Hautreizung gesehen, welche durch die verwendeten Heilpflanzen (Knoblauch, Ingwer etc.) eventuell auch eine chemische Komponente erhält. Diese Ansicht wird von vielen traditionstreuen Ärzten – darunter auch von Wang Hsüeh-tai, der eine moderne und eine traditionelle Ausbildung besitzt – geteilt. Der Genannte erkennt allerdings keinen Zusammenhang zwischen Moxa- und *Histamin-Behandlung* an[163].

Wir wissen bereits, daß die gefäßerweiternde Wirkung des Hautreizes auf die inneren Organe zurückwirkt. Die Erklärung dafür ist in einer engen Wechselbeziehung zwischen den inneren Organen und speziellen Hautzonen zu suchen. So strahlt bei der Erkrankung innerer Organe die Schmerzempfindung auf bestimmte Hautzonen aus. Umgekehrt wirkt eine Reizung bestimmter Hautzonen und -punkte über die Innervation der Muskulatur und Blutgefäße auf die entsprechenden inneren Organe zurück. Aufgrund dieser Funktionszusammenhänge läßt sich die Wirkung der Moxabehandlung auch in therapeutischer Hinsicht erklären. Eine gewisse Schwierigkeit besteht nur darin, die von der traditionellen Heilkunst festgelegten Moxa-Punkte und die »Hautzonen« der modernen Medizin in ein übereinstimmendes System zu bringen.

3. Die Atemtherapie

Die Atemtherapie war bereits im chinesischen Altertum bekannt, und es gibt kaum ein anderes Heilverfahren, das enger mit den philosophischen Richtungen und religiösen Systemen verflochten ist.

Die Ursprünge der Atemtherapie zu erforschen, stellt ein schwieriges Unterfangen dar. Soviel dürfte jedoch feststehen, daß diese Übungen von Magiern und Eremiten nicht nur zur Erreichung einer vertieften Kontemplation, sondern auch für heilkundliche Zwecke ausgeführt wurden. Davon zeugt auch eine uns auf zwölf Jadesteinen überlieferte Inschrift aus dem 6. Jahrhundert v. Chr.: »Beim Atmen muß man so vorgehen: man behält (den Atem) und er sammelt sich. Wenn er sich gesammelt hat, dehnt er sich aus. Wenn er sich ausdehnt, geht er nach unten. Wenn er nach unten geht, wird er ruhig. Wenn er ruhig geworden ist, wird er fest. Wenn er fest geworden ist, beginnt er zu keimen. Wenn er ausgekeimt ist, wächst er. Wenn er gewachsen ist, muß man ihn wieder zurückdrücken. Wenn er zurückgedrückt ist, erreicht er den Scheitel. Oben drückt er dann gegen den Scheitel, unten drückt er abwärts. Wer dieses befolgt, lebt; wer das Gegenteil davon tut, stirbt.«[164]

Die Atemübungen werden erst später von Taoismus und Buddhismus übernommen[165]. Die Terminologie der Atemübungen ist vorwiegend taoistischer, zum Teil aber auch buddhistischer Herkunft. Wir sprachen bereits an früherer Stelle über beide religiösen Richtungen und erklärten, daß der Taoismus als eine aus volkstümlichen Anfängen entstandene und auf rationaler Einsicht fußende Geistesrichtung im Laufe der Zeit zu teilweise extremen irrationalen Deutungen und Praktiken geführt hat. Bereits zur Zeit des ersten Kaisers CH'IN SHIH HUANG-TI (3. Jahrhundert v. Chr.) leben taoistische Magier an den Höfen und forschen nach dem *»Kraut des ewigen Lebens«*, dem Elixier der Unsterblichkeit, dem *»westlichen Paradies«* und dem Stein der Weisen. Dabei werden die Atemübungen benutzt, um »Unsterblichkeit« in innerlicher Weise zu erreichen. Obgleich sich auch ärztliche Werke, darunter die als *»Innere Heilkunde des Gelben Kaisers«* bezeichnete Sammlung, mit den

Atemübungen befassen[166], hat doch erst, im ganzen genommen, der Taoismus diese Disziplin als Heilmethode genutzt.

Die Ausbreitung des Buddhismus in China brachte auch für die Atemübungen neue Gesichtspunkte. Es ist allgemein bekannt, daß die Atemübungen im Ursprungsland des Buddhismus, Indien, unter die *Yoga*-Übungen eingereiht werden. Da der Buddhismus erst im 1. Jahrhundert n. Chr. China erreicht hat, das vorher erwähnte chinesische Zitat über die Atmung aber bereits aus dem 6. Jahrhundert v. Chr. stammt, darf angenommen werden, daß zwischen der Herausbildung der indischen und der chinesischen Atemlehre mindestens keine engeren Zusammenhänge bestehen und daß sich beide Systeme unabhängig voneinander entwickelt haben. Der Orientalist Henri Maspero vertritt ebenfalls die Ansicht, daß sich die taoistische Atemtechnik nicht aus dem indischen *Yoga* ableiten läßt[167].

Mit dem buddhistischen Einfluß in China änderte sich das Ziel der Atemübungen. Während die Taoisten die anfänglich auf einen praktischen Effekt gerichteten, später für religiöse Ziele genutzten Übungen in der Absicht ausführten, mit deren Hilfe die materielle Unsterblichkeit zu erreichen und den Körper »leicht zu machen«, war das Anliegen der Buddhisten geistiger Natur: »Reinigung des Herzens, Beruhigung des Geistes, damit der einzelne dem Buddha ähnlich werde«[168].

Der taoistischen Form begegnen wir auch in dem Werk *»Verschiedene Aufzeichnungen der Westlichen Hauptstadt« (Hsi Ching Tsa-chih)* aus dem 6. Jahrhundert n. Chr.[169], in welchem berichtet wird, daß Liu An, der Fürst von Huainan, den Magiern zugetan war, die sich durch verschiedenartige Künste auszeichneten. Unter den Magiern gab es einen, der einen Strich auf dem Boden zog. Und auf dem Strich begann Wasser zu fließen; ein anderer konnte durch Konzentration Erde sammeln und einen Berg daraus formen. Andere beeinflußten mit Hilfe ihrer Atmung Wetter und Jahreszeiten, so daß nach deren Willen Winter oder Sommer wurde; wieder andere konnten Regen oder Nebel durch ihr Nießen oder Husten herbeizaubern. Nach dem Zeugnis dieses Berichts ist schließlich Liu An selbst mit den Magiern verschwunden und niemals wiedergesehen worden.

Mit der Atemtherapie haben sich auch CHANG CHUNG-CHING aus der *Han-Zeit*, ebenso wie der Entdecker der Anästhesie, HUA T'O, auf heilkundlicher Grundlage beschäftigt. Die taoistischen Ärzte widmeten ihren heilkundlichen und okkulten Versuchen besondere Aufmerksamkeit. In ihren Schriften vermischen sich rationale Elemente mit irrationalen. So ist beispielsweise das Werk des Alchimisten, Magiers und Arztes KO HUNG (4. Jahrhundert n. Chr.) *»Pao P'u-tzû«* eine wahre Fundgrube exakter Naturbeobachtung wie auch taoistischen Aberglaubens. Dasselbe kann auch über den taoistischen Arzt und Pharmazeuten T'AO HUNG-CHING (5.–6. Jahrhundert n. Chr.) wie über den Eremiten-Arzt der *T'ang*-Zeit, SUN SZÛ-MIAO, gesagt werden. Der große aberglaubenfeindliche Arzt und Pharmazeut des 16. Jahrhunderts n. Chr., LI SHIH-CHÊN, der jede mystische Auffassung bekämpfte, beschäftigt sich ebenfalls mit der Atemtherapie.

Allgemeine Grundlagen der Atemtherapie

Die theoretischen Grundlagen der Atemtherapie beruhen auf dem *Yin-Yang-Prinzip*, der *Lehre der fünf Elemente* und der traditionellen Auffassung über die *Tsang*- und *Fu*-Organe. Eine weitere Hauptrolle spielt die uralte, bereits dargestellte *Ch'i-Theorie (Ch'i* = Atem, Luft, Energie). Hier besitzt das *Ch'i* noch seine ursprüngliche Bedeutung im Sinne von *»Luft«*. Später schließt dieser Begriff auch die Aus- und Einatmung sowie die menschlichen Emotionen mit ein, um endlich in der Gegenwart einen speziell neurophysiologischen, die Nerventätigkeit betreffenden Sinn zu bekommen. So kann beispielsweise jemand das *Ch'i* zum Gehen, zur Wärme- und Kälteempfindung etc. haben[170].

Die Übungen der Atemtherapie haben eine Gestaltung dieses *Ch'i* (*Ch'i-kung* = *Ch'i*-Bearbeitung) zum Ziel. Die Atemübungen bestehen also nicht nur aus schlichtem Ein- und Ausatmen, sie verlangen vielmehr die Einbeziehung des gesamten vegetativen Systems und des Bewußtseins. Jede Übung umfaßt die »innere Betätigung« *(Nei-kung)* und die »äußere Stärkung« *(Ch'iang-chuang-*

kung). Beide Übungskomponenten zusammen werden als *»Weise zur Erhaltung des Lebens« (Yang-shêng)* bezeichnet[171].
In alten Schriften ist auch die Bezeichnung *»T'u-na«* gebräuchlich, was die Abkürzung der taoistischen Bezeichnung *»T'u-ku Na-hsin«* darstellt: »Atme das Alte aus, atme das Neue ein.« Auch der Begriff *»Tao-yin«* (»Führen«, »Führung«), ist taoistischer Herkunft. Er bedeutet kombinierte Atem- und gymnastische Übungen.
Nach alter Auffassung »behütet« der Körper das *Ch'i,* welches auch in den fünf Elementen zirkuliert. Diese sind wiederum im »Himmel und auf Erden« in gleicher Weise vorhanden. Der Körper ist aber auch gleichzeitig »Wächter der fünf Elemente« und demzufolge auch der in den Elementen wirkenden »Energie«.
Das *Ch'i* beeinflußt das *Yin-Yang*-Wechselspiel und den Zusammenhang zwischen den »fünf Elementen«, und zwar sowohl bei jedem Individuum wie im gesamten Kosmos. Das *Ch'i* regt die inneren Organe zur Tätigkeit an, woraus folgt, daß jede Krankheit (also die Störung des organischen Gleichgewichts) auf eine mangelhafte Zirkulation oder ein Versiegen des *Ch'i* zurückgeführt werden kann[172].
Den Atemübungen kommt deshalb, zusammen mit den gymnastischen Übungen, die Aufgabe zu, durch innere »passive« und äußere »aktive« Einwirkung die ausgleichende »Zirkulation« anzuregen. Der Überlieferung zufolge genügt eine Übung der »äußeren Teile« für sich allein, ohne Beanspruchung der »inneren Teile«, nicht. Unter eine Übung der »äußeren Teile« wird die Bewegung von Armen und Beinen, von Rumpf und Kopf verstanden. Die »inneren« Übungen haben dagegen eine Beeinflussung der als *Fu* und *Tsang* bekannten inneren Organe zum Ziel und wirken darüber hinaus auf das gesamte Nervensystem zurück. Die Betätigung der Muskulatur ist verhältnismäßig einfach, weil die Gliedmaßen willkürlich bewegt werden können. Eine Beeinflussung der inneren Organe ist im allgemeinen nicht mit Hilfe des Willens möglich. Hier kommen wir auf die Bedeutung der Atemübungen zurück, weil sich mit deren Hilfe ein Einfluß auf die Organsteuerung ausüben läßt. Die beiden Phasen des Atemvorgangs bewegen das Zwerchfell, und durch dessen Verlagerung können auch die inneren Organe beeinflußt werden. Werden die Atemübungen richtig aus-

geführt, dann »gehorchen die inneren Organe allmählich der Willensführung, wodurch deren Funktion gesteuert werden kann«[173]. In der heutigen Deutung der traditionellen Heilkunst stellt sich die Besonderheit der Atemtherapie wie folgt dar:

1. Der Patient heilt sich im Grunde genommen selbst. Der Arzt, der die Übungen leitet, hilft nur mit, daß die Krankheit überwunden werden kann. Die erreichten Übungserfolge stärken den Optimismus des Patienten, was sich besonders bei Gesundheitsstörungen, welche mit Depressionen verbunden sind, als sehr bedeutsam erweist.

2. Die Atemtherapie beinhaltet »innere« Übungen, die einen gewissen Gegensatz zu den »äußeren« Gymnastikübungen bilden. Weil der Patient meist nicht an »innere« Übungen gewöhnt ist, muß erst eine Verbindung zwischen dem Atmen und dieser besonderen Form des Bewußtwerdens entwickelt werden. Darum bedarf es der Geduld auf seiten des Patienten ebenso wie dessen Vertrauen gegenüber dem Therapeuten. Auch soll der Patient Gleichmut zeigen und keine Sensationen erwarten. Denn als Folge regelmäßiger Atemübungen können nach einer gewissen Zeit synästhetische Empfindungen auftreten, wie beispielsweise *Chromopsie* (Farbigsehen), die Empfindung der Schwerelosigkeit etc., Erlebnisbereiche, denen einzelne Taoisten und Buddhisten besonderen Wert beigemessen haben.

3. Es sollen Mentalität, Ernährungsgewohnheiten und Umwelt des Patienten berücksichtigt werden. So kann es zweckmäßig sein, die Atemtherapie mit anderen Heilmethoden zu kombinieren. Pseudoreligiöse Verzückung des Patienten sowie im Zusammenhang mit dieser Therapie häufig anzutreffende okkulte Vorstellungen sind zu vermeiden bzw. zu korrigieren.

4. Die Atemübungen wirken auf die Funktionen der inneren Organe nur langsam ein. Deshalb bleibt es wichtig, daß auf natürliche und ungezwungene Weise geübt wird. Das bewußte Streben nach raschem Erfolg, ein unruhiges, ungeduldiges Üben, kann schweren Schaden verursachen. Es verhindert nicht nur den gewünschten Erfolg, es kann auch schädliche physiologische Veränderungen hervorrufen. Darum soll der Patient nur nach Vorschrift des Arztes und nicht nach seinem eigenen Gutdünken üben.

5. Die Therapie umfaßt »Bewegung und Ruhe«. Für die erstrebte Harmonisierung sind beide Komponenten erforderlich. Ganztägiges Nichtstun ist genausowenig gesundheitsfördernd wie unablässiges Üben.

6. Als sehr wichtig erweist sich die Gewährleistung einer gleichmäßigen, ruhigen Umgebung. Damit der Patient zur Entspannung kommt, muß vor allem auch innerhalb des Sanatoriums eine friedliche Atmosphäre herrschen. Der Therapeut muß ferner den Appetit des Patienten aufmerksam beobachten, damit weder durch Hungergefühle noch durch Übersättigung der Übungserfolg beeinträchtigt werden kann.

7. Verspürt der Patient während der Übungen Müdigkeit, dann soll er sich nicht weiter mühen, weil Überanstrengung zu unangenehmen Folgen führen kann. Dagegen sagt das während des Übens aufkommende Gefühl der Entspannung und Beruhigung, daß sich das angestrebte »Stillwerden« eingestellt hat. Die chinesischen Ärzte bezeichnen dies in der Sprache der modernen Physiologie als einen Zustand, in dem die Gehirnrinde den Zustand einer *speziellen Schutzhemmung* aufweist.

8. Im Verlauf der Übungen können infolge der *»inneren Energie«* dyskinetische Phänomene auftreten. Es handelt sich hierbei um natürliche Reaktionen, welche zusammen mit besonderen Empfindungsqualitäten für einen bestimmten Vertiefungsgrad der Hemmung der Gehirnrinde als charakteristisch gelten. Wenn sich nämlich eine verhältnismäßig tiefe Hemmung bereits über einen großen Teil der Gehirnrinde erstreckt und das Bewegungszentrum plötzlich einen Reiz erhält, dokumentiert sich dieser Impuls in ungeordneten Bewegungen des Patienten. In therapeutischer Sicht gilt es als äußerst schädlich, solche Bewegungen willkürlich hervorzurufen.

Diese Bewegungs-Phänomene sind von sekundärer Bedeutung. Der Patient soll deshalb seinen Ruhezustand zu bewahren suchen; er darf also nicht zugeben, daß durch diese Bewegungsmechanismen die angestrebte psychosomatische Harmonisierung beeinträchtigt wird[174].

Methoden des Heilatmens

Die Methoden des Heilatmens kann man nicht aus Büchern lernen; der behandelnde Arzt muß deshalb in den Atemübungen selbst gut bewandert sein, um den Patienten anleiten und bei Schwierigkeiten richtig beraten zu können. Darum behandeln in den atemtherapeutischen Instituten nur Ärzte, die die Übungen sicher beherrschen, den Kranken anzuleiten verstehen und gleichzeitig über moderne medizinische Kenntnisse verfügen.

Die Übungen erfolgen nach drei wichtigen Prinzipien:

Im Vordergrund stehen die *Entspannung* und das *Stillwerden (Sung-ching Wei Chu). Entspannung* bedeutet hier ein Erschlaffen des gesamten Körpers, *Stillwerden* aber Beruhigung des Geistes. Demnach ist Grundvoraussetzung für das Üben die äußere und innere Ruhe. Nach Beobachtung der alten Heilkundigen kommt bei der Muskelentspannung auch der Geist des Patienten leichter zur Ruhe; umgekehrt kann sich, wenn der Geist beim Üben gespannt bleibt, diese Spannung auch auf die Muskulatur übertragen.

Zweiter wichtiger Grundsatz ist die *Verknüpfung der Atmung mit der Aufmerksamkeit (I-ch'i Ho-i).* Die Atmung soll leicht und weich erfolgen, die Aufmerksamkeit sich aber nur auf einen Gegenstand richten. Nach Ansicht der chinesischen Ärzte gibt es viele, die in den Atemübungen irgendeine Art von »Arbeit« sehen. So wölbt mancher den Bauch heraus und unterdrückt absichtlich das Luftholen, wobei es nicht wundernimmt, daß der Patient weder richtig atmet noch seine Atmung steuern kann. Die traditionelle Lehre fordert das Gegenteil: die Aufmerksamkeit soll durch die Atmung gelenkt werden und nicht umgekehrt.

Dritter wichtiger Grundsatz ist die *Wechselwirkung von Üben und Verweilen* (wörtlich: *»Nähren«*) *(Lien-yang Hsiang-chien).* Die traditionellen Ärzte sind der Ansicht, daß die Patienten im allgemeinen mehr über das *Üben* wissen als über das *Verweilen.* Dieser Begriff besagt, daß der Patient die Fähigkeit zur Entspannung erwerben muß, damit er die Übungen nicht nur ausführen, sondern diese auch den Erfordernissen seines Organismus entsprechend unterbrechen oder beenden kann. Der Übende darf darauf rechnen, daß die Natur, als sichere Reglerin aller Lebensvorgänge, auch eine psychosomatische Harmonisierung unterstützt. So gewinnt die Wechselbeziehung von *Üben und Verweilen* eine außerordentliche Bedeutung für das Heilatmen. Meist ist es doch so, daß diejenigen, welche alles zu wissen und zu können glauben, ungehemmt drauflos üben. »Das wirkt dann so, als würden wir auf ein gut brennendes Feuer – das bereits eine große Hitze ausstrahlt – neue Holz-

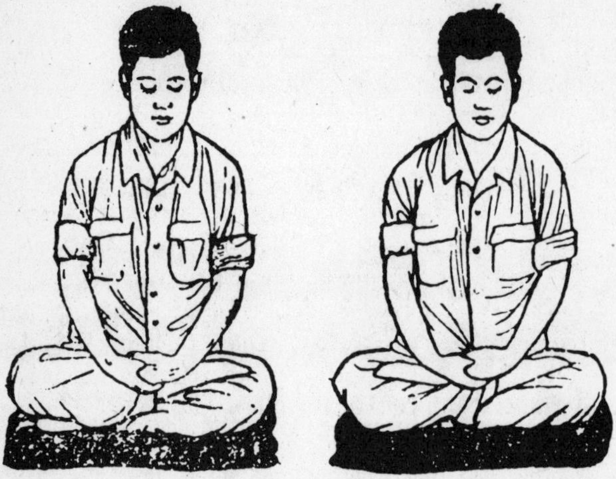

Abb. 32 Sitzarten bei Atemübungen
links: mit Auflegen eines Fußrückens auf den gegenüberliegenden Schenkel; rechts: mit Auflegen beider Fußrücken auf die Schenkel.

scheite legen und das Feuer schüren, damit es noch höher brennt.« Der Patient soll sich deshalb nie anstrengen; jede Einseitigkeit ist zu vermeiden[175].

Die Atemübungen werden in verschiedenen Körperhaltungen ausgeführt. Gebräuchlich sind das Liegen auf der Seite, das Liegen auf dem Rücken (mit einem Kissen unter dem Kopf), das aufrechte Sitzen und das Stehen. Als Sitzhaltung kommen der im Orient ge-

bräuchliche »Türkensitz« oder dessen Varianten infrage. Liegestatt und Sitz sollen fest und doch angenehm sein.
Nachdem die richtige Körperlage eingenommen ist, beginnt die Übung unter Anleitung des Therapeuten. Einleitend wird immer eine Übung aus dem Kreis der *»inneren Stärkung«* durchgeführt: Zuerst stellt der Patient den Körper ruhig, indem er die Muskeln nacheinander entspannt, genauer ausgedrückt, sich entspannen läßt.

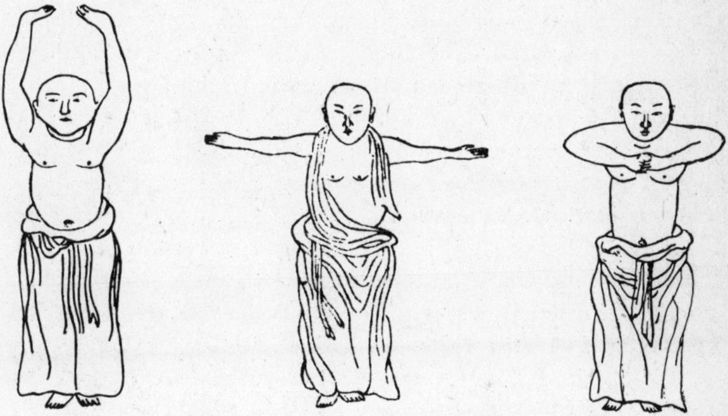

Abb. 33 »Äußere« Übung mit Atemübung kombiniert
Darstellung einer an eine »äußere« Übung geknüpften Atemübungs-Serie aus dem *»Buch der leichten Muskeln«* (*Ch'ing*-Zeit).

Dieses Entspannen erfolgt in einer feststehenden Reihenfolge, es beginnt am Kopf und endet bei den Zehen. Die traditionstreuen Ärzte betonen die Notwendigkeit, nicht nur Muskeln und Gelenke, sondern auch die inneren Organe und das Nervensystem zu entkrampfen.
Erst dann beginnen die eigentlichen Atemübungen. Der Patient atmet erst auf seine eigene natürliche Weise, vertieft dann die Atmung stufenweise bis zur Bauchatmung, übt aber immer leicht und locker.

Er atmet dabei durch die Nase. Gleichzeitig mit dem tiefen Atemholen richtet er die Aufmerksamkeit auf die Nabelgegend. Damit das besser gelingt, soll er beim Ein- und Ausatmen an ein bestimmtes Wort denken (z. B. »Ruhe«). Die Aufmerksamkeit kann auch auf andere Punkte des Körpers, beispielsweise die Zehenspitzen, gerichtet werden.

Die *»kombinierten Formen der inneren erhaltenden Übungen«* bestehen beispielsweise in einem Ausatmen durch den geöffneten Mund und einer auf den Kopf gerichteten Aufmerksamkeit. Die Kopf- und Halsmuskulatur wird dabei entspannt. Dem Ausatmen durch den Mund folgt ein Einatmen durch die Nase. Daran schließt sich wieder die zuerst beschriebene Übungsphase an, allerdings mit dem Unterschied, daß sich die Aufmerksamkeit diesmal auf Schultern und Arme konzentriert und das Ausatmen mit deren bewußter Entspannung verbunden wird. Und so wird die Übung bis zur Entspannung der Zehenmuskulatur fortgesetzt.

Es gibt mehrere Varianten der *»inneren erhaltenden Übungen«*. So etwa wenn der Patient beim Aus- und Einatmen in einer gesammelten Körperhaltung die Nasenspitze betrachtet, sich dabei vollständig entspannt und bei jedem Atemzug immer an das gleiche Wort denkt. Diese Übung wird als *»Harmonie und Ruhe«* bezeichnet. Bei einer anderen Variante läßt man die Aufmerksamkeit auf der Nabelgegend oder auf den Beinen »ruhen«, atmet durch die Nase ein und durch den Mund aus.

Die wichtige Verknüpfung von *Üben* und *Verweilen* geschieht in der Form, daß der Patient, in der Mitte der Übung angelangt, eine kleine Weile jede bewußte Tätigkeit unterläßt, die Aufmerksamkeit nur auf der Nabelgegend ruhen läßt und einige Minuten so verweilt. Das bezeichnen die traditionellen Ärzte als »Sammlung«.

Eine andere Möglichkeit zum *Verweilen* besteht darin, sich völlig loszulassen, den Geist ohne Denken ruhen zu lassen und in diesem halbschlafartigen Zustand von »weder Wachsein noch Traum« zu verweilen. Wenn diese Zeit der Ruhe andauert, dann leitet der geschilderte Zustand leicht in Schlaf über[176].

Wirkung der Übungen

Der Leser wird jetzt vielleicht einwenden: Welchem Zweck dienen diese Übungen? Vermengen sie nicht die oft beschriebene, von der Welt abgewandte fernöstliche »Nabelbetrachtung« mit der Heilkunst?

Was wir mit einem Begriff der buddhistischen Terminologie das »Stillsitzen« *(Ch'ing-tso)* oder mit einem taoistischen Begriff »Sammlung« *(Shou)* oder »Verweilen« *(Yang)* nennen, hat heute keine ausschließlich religiöse Bedeutung mehr. Diese einfache Methode wird zwar von jeder der beiden genannten Religionen für sich in Anspruch genommen, wie sie auch im Christentum, z. B. bei den Meditationsübungen der Trappisten, und in anderen Religionen eine gewisse Rolle spielt; das spricht aber nicht gegen den medizinischen Wert dieser Übungen. Das ist auch in China bekannt, wo unter Verzicht auf die religiösen Bezüge der medizinisch nutzbare Kern herausgearbeitet wurde, nämlich die Methoden des »Stillwerdens des Geistes«, der inneren Entspannung und der Atemübungen.

Die heutige traditionstreue Heilkunde hat die Wirkungsweise der Atemübungen wie folgt umrissen[177]:

Die Gehirnrinde der Patienten befindet sich meist in einem erhöhten Erregungszustand. Nach Durchführung richtig gewählter Übungen ist jedoch das Allgemeinbefinden der Patienten gut; deren äußere und innere Spannung hat abgenommen, sie sind ausgeglichener und heiterer geworden.

1. Grundlage jeder Atemübung bleibt die *Lockerung*. Von deren Wert kann nur derjenige sich eine Vorstellung machen, der die Übungen selbst ausgeführt hat.

Die Atemübungen werden im allgemeinen vor dem Essen oder Schlafen bzw. bei Schmerzzuständen ausgeführt. Erfahrungsgemäß lassen sich mit ihrer Hilfe auch Unregelmäßigkeiten des Blutdrucks regulieren.

2. *»Die inneren erhaltenden Übungen«* helfen zur Ruhigstellung des Geistes. Diese Übungen machen ferner »grobes« Atmen ruhiger, feiner und gleichmäßiger, schweres Atmen leicht und weich. Die »erhaltenen« Übungen fördern die Darmtätigkeit und verbessern

den Appetit. Sie können weiter den Blutkreislauf anregen und harmonisieren.

Die Gehirnrinde ruht sich im Zustand einer so erzeugten Hemmung leichter aus. Es wurde ferner beobachtet, daß die Bauchatmung die Funktion des Zwerchfells günstig beeinflußt, was für die Behandlung von Magensenkungen von großer Bedeutung ist, da durch eine Verstärkung des Bauchdruckes der Magen höher geschoben wird.

3. Den Beobachtungen zufolge lösen sich im Verlauf der Übungen auftretende Spannungen mit Hilfe der *Wechselwirkung* von *»Üben und Verweilen«*. Physisch geschwächte Personen, denen zu vieles Üben nicht bekommt, kann der Wechsel von *»Üben und Verweilen«* helfen, Ermüdungszustände zu überwinden.

Die »äußeren« Kräftigungsübungen

Den traditionellen Ärzten zufolge verhelfen die »äußeren« Übungen zu einer guten Körperhaltung, sie dienen weiter der Vorbeugung oder Bekämpfung von Krankheiten.

Die für den Übungserfolg optimalen Körperhaltungen haben wir bereits beschrieben. Sehr verbreitet – und dem fernöstlichen Menschen vertraut – ist die Sitzart der Buddha-Statuen: der Übende legt den einen Fuß auf den gegenüberliegenden Schenkel und den anderen Fuß in umgekehrter Weise. Der Vorteil des Buddha-Sitzes beruht darin, dem Körper sozusagen ein Fundament zu geben. Denn durch das Anziehen der Füße wird die Wirbelsäule geradegerichtet und die Gewinnung eines ruhenden Zustandes erleichtert. In europäischen Sanatorien für Atemtherapie (zum Beispiel im Atemtherapeutischen Institut auf der Krim) werden für Europäer geeignetere Körperhaltungen bevorzugt.

Die bereits öfters zitierten klassischen Werke bezeichnen die vorbeugend oder heilend gegen Krankheiten gebrauchten heilgymnastischen Übungen als *»Tao-yin-shu«*, was *»Kunst des (Atem-)Führens«* heißt. Diese Übungen kommen auch in der heutigen chinesischen Therapie zur Anwendung. Ziel dieser Übungen ist, Gelenke und Muskula-

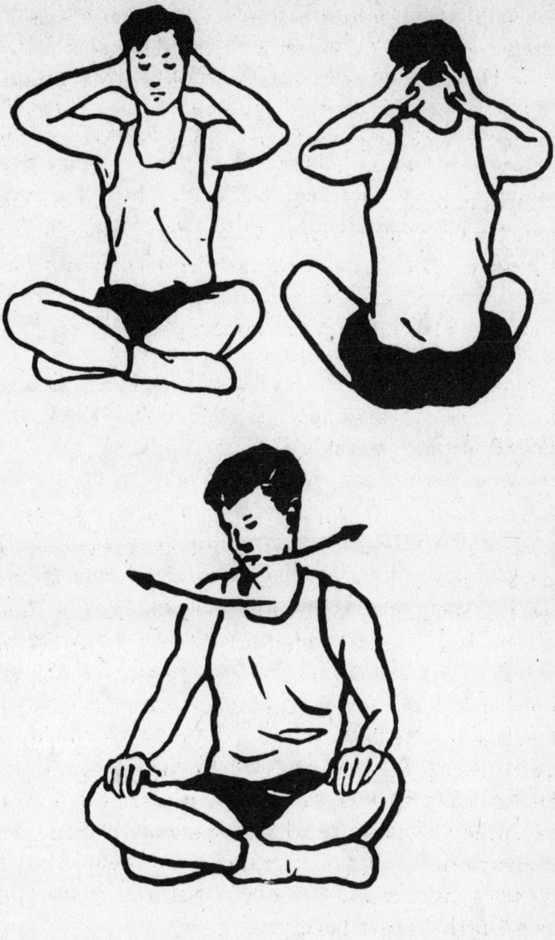

Abb. 34 Drei »äußere« Übungen
Oben: Zähneklappern und Trommeln; unten: Nach rechts drehen, nach links schauen.

tur lockerer zu machen und deren Entspannung oder Anspannung weitgehend durch das Bewußtsein zu kontrollieren.

Im allgemeinen kommen acht bis neun Übungsarten zur Anwendung, deren Grundhaltung meist in einem gelockerten Sitzen auf einer festen Unterlage besteht. Nach einer einleitenden Lockerung werden diese Übungen wie folgt ausgeführt:[178]

1. *Zähneklappern und Trommeln:* Der Patient schlägt erst seine Backenzähne mehrmals aufeinander, so als ob er kauen würde. Dann hält er mit beiden Handflächen die Ohren in der Weise zu, daß die Finger auf dem Nacken zu liegen kommen. Daraufhin drückt der Patient mit dem Zeigefinger der linken Hand auf den Mittelfinger der rechten Hand und läßt den Zeigefinger abrutschen. Dabei wird ein leichter schwingender Ton vernommen, so als ob jemand trommeln würde. Den traditionellen Ärzten zufolge können davon nach mehrmaliger Wiederholung Kopfschmerzen, Schwindelgefühl und Ohrensausen zum Abklingen gebracht werden; diese Übung soll sogar ein Schlechterwerden des Gehörs verhindern.
2. *Nach links drehen, nach rechts schauen* (und umgekehrt): Der Patient bewegt dabei den Kopf und Schultern in entgegengesetzter Richtung, was der Lockerung und Entspannung dient.
3. *Umrühren des Meeres und Runterschlucken des Speichels:* Die Zunge wird im Mund am äußeren Zahnfleisch entlang kreisend nach rechts oben und links unten bewegt. Anschließend reibt die Zunge den Gaumen. Der reichlich fließende Speichel behebt bitteren Mundgeschmack und fördert außerdem die Verdauung.
4. *Massage der Kreuzbeingegend mit beiden Händen:* Der Übende erwärmt erst die Handflächen durch Reiben und massiert dann die Kreuzbeingegend beidseitig mit gestreckten Händen in senkrechter Richtung. Diese Übung kann zur Befreiung von Kreuzschmerzen, auch im Zusammenhang mit der Regel, angewendet werden.
5. *Armstrecken:* Der Übende ballt die Hände zur Faust, streckt die Arme seitwärts aus und bewegt diese auf den Rumpf zu, so als würde er etwas zu sich heranziehen. Diese Übung dient dem Ausrichten der Wirbelsäule.
6. *Doppelte Winde:* Beide Hände liegen zur Faust geschlossen auf

dem Brustkorb; Schultern und Arme werden dann vor- und rückwärtskreisend bewegt. Diese Übung regt die Tätigkeit der Atmungsorgane an.

7. *Heben der Handflächen:* Der Patient streckt die Arme mit nach oben gedrehten Handflächen vorwärts aus.

Sodann winkelt er die Unterarme an, und zwar in der Weise, daß die Handflächen vor das Gesicht weisen. Diese Übung fördert die Harmonie der Magen- und Darmtätigkeit.

8. *Entspannte Muskeln, lockere Gelenke:* Der Übende streckt im Sitzen die Beine aus, senkt den Kopf »auf fromme Weise«, streckt ebenfalls die Arme vorwärts aus und ergreift die Zehen. Diese Übung wird zur Entspannung wie auch zur Anregung des Kreislaufs verordnet.

Die eben geschilderten Übungen sollen langsam, ruhig und physiologisch ausgeführt werden, vor allem ohne jede Anstrengung. Die beschriebenen wie auch andere, später noch darzustellende Übungen werden in China von breiten Volksschichten regelmäßig zur Vorbeugung gegen Krankheiten wie auch zur Erzielung eines ausgeglichenen Allgemeinbefindens ausgeführt.

Der Tagesablauf der Patienten

Die traditionelle Heilkunst hat interessante Regeln für den Tagesablauf der Patienten entwickelt. Denn, wenn sich auch manche Überlieferung bei kritischer Untersuchung als reine Spekulation erweist, so besitzen viele der jahrtausendealten Traditionen doch einen hochaktuellen Kern. Zum Beweis stellen wir deshalb einmal die für die Behandlung von Leber- und Milzkranken gedachten Anweisungen aus dem Buch der *»Tausend-Dukaten-Rezepte« (Ch'ien Chin Fang)* des taoistischen Arztes SUN SZÛ-MIAO (5. bis 6. Jahrhundert n. Chr.) und den Tagesplan eines modernen chinesischen Sanatoriums für Atemtherapie nebeneinander.

Bei SUN SZÛ-MIAO[179] finden sich nachstehende Ausführungen: »Der Leberkranke soll die *›K'o-Atmung‹* ausführen. Leberkranke sind niedergeschlagen, traurig, und geben sich dem Kummer hin; ihr Kopf, ihre Augen schmerzen; das Gesicht ist leberfarben, grünlich-bläulich. Wenn diese Kranken im Traum einen in grünliche Kleidung gehüllten Mann sehen, der ein grünliches Messer oder einen grünlichen Stock hält, oder wenn sie einen Löwen, Tiger oder Leoparden sehen – die kommen, um die Menschen zu erschrecken –, ist als Heilmethode das *›K'o-Atmen‹* anzuwenden, und zwar den großen *›K'o-Atem‹* dreißigmal und den kleinen *›K'o-Atem‹* auch dreißigmal. Dazu ist die *›linke und rechte Körperübung‹ (Tao-yin)* dreihundertsechzigmal auszuführen. Dann wird die Heilung eintreten.«

Den Milzkranken wird die Methode des *»Hsi-Ein- und Ausatmens«* auf folgende Weise empfohlen: »Um Mitternacht 81, beim Hahnenschrei 72, bei der Morgendämmerung 62, bei Sonnenaufgang 54, zur Zeit des *›Ch'ên‹* (des Morgens zwischen 7 und 9 Uhr) 45, zur Zeit des *›Szû‹* (vormittags von 9 bis 11 Uhr) 36 Atemzüge. Wer diesen Rat befolgen will, der möge weiter zuerst vor dem Atmen die *›linke und rechte Körperübung‹* ausführen, dreihundertsechzigmal ...«[180]

In der Alchimie und Kabbalistik besaßen die Zahlen eine große Bedeutung. Die ungeraden waren *Yang*-Zahlen, die geraden *Yin*-Zahlen; deshalb hatte die Zahl der Atemzüge entsprechend der Tageszeit ebenfalls gerade oder ungerade zu sein. Heute weiß man, daß diese Vorstellungen keine reale Grundlage besitzen. Auch braucht man nicht unbedingt leberkrank zu sein, um von wilden Tieren und gefährlichen Menschen zu träumen. Die Aufteilung der Atemübungen entsprechend dem Tagesrhythmus sowie die Beschreibung der Symptome, welche mit Erkrankungen der Leber einhergehen, stellen allerdings eine Zusammenfassung seinerzeit möglicher Einsichten in das Krankheitsgeschehen dar.

Was geschieht nun heute, wenn ein Patient das Sanatorium aufsucht? Zuerst werden Herz, Lunge, Magen, Blutdruck etc. des Patienten mit modernen Methoden untersucht. Danach informiert man den Patienten über dessen Zustand und bespricht mit ihm die etwa ein bis zwei Wochen in Anspruch nehmende Vorbereitungszeit. Die Vorbereitungszeit enthält einleitende Übungen, um zu sehen, ob die Atemtherapie für den Patienten überhaupt bekömmlich ist.

Während des Aufenthaltes im Sanatorium lebt der Patient nach einem Tagesplan, der die notwendige Ruhe sicherstellt, wobei allerdings die heutigen chinesischen Ärzte die Auffassung vertreten, daß Ausspannen allein keine Heilung bringen kann. Der Patient legt seine Beobachtungen schriftlich nieder, wobei er alle Phasen seines Leidens beschreibt und gesundheitliche Fortschritte wie auch etwaige Rückfälle notiert.

Nach Erarbeitung der Anamnese wird dem Patienten gelehrt, sich zu entspannen. Die Entspannungsübungen hat er während des ganzen Sanatoriumsaufenthalts täglich fünfmal durchzuführen, und zwar jedesmal 20–30 Minuten lang.

Mit den »inneren Übungen« kann dann im allgemeinen nach fünf Tagen begonnen werden; diese Übungen dauern jedesmal 30–50 Minuten. Im weiteren Verlauf der Kur kommen »kombinierte Übungen« dazu. Beim Üben halten sich die Patienten stets in Räumen mit Frischluft, die ohne Durchzug und richtig temperiert sind, auf. Etwa 20 Minuten vor dem Beginn jeder Übung werden alle Gespräche beendet, um auf die notwendige Konzentration beim Üben hinzuführen.

Der Tagesablauf ist wie folgt geregelt:

6.00– 6.20 Uhr	Aufstehen, Waschen, Bettenmachen
6.20– 7.00 Uhr	Sport, Massage oder langsam ausgeführte Übungen
7.00– 8.00 Uhr	Frühstück, Zimmerordnung
8.00– 8.50 Uhr	erste Übungsfolge
9.00–10.30 Uhr	physische Arbeit (z. B. in der Gärtnerei), Verzehr von Obst oder Traubenzucker
10.40–11.25 Uhr	zweite Übungsfolge
11.45–12.10 Uhr	Mittagessen
12.30–14.20 Uhr	Bettruhe
14.30–15.20 Uhr	dritte Übungsfolge
15.20–15.30 Uhr	Verzehr von Obst oder Traubenzucker
15.30–16.20 Uhr	Garten- oder andere Arbeit im Freien
16.30–17.20 Uhr	vierte Übungsfolge
17.40–18.00 Uhr	Abendessen

18.00–20.00 Uhr frei gewählte Betätigung
20.00–20.50 Uhr fünfte Übungsfolge
21.00 Uhr Bettruhe[181]

Bis zu seiner Entlassung aus dem Sanatorium wird der Patient wiederholt untersucht. Er muß vor allem auch seine Erfahrungen schriftlich niederlegen. Diese Notizen werden dem ärztlichen Befund und dem Krankenblatt beigefügt[182].
Im Verlauf der Übungen können verschiedenartige Störungen auftreten, die auf schlechte Körperhaltung, Fehler bei der Atmung, ungenügende Konzentration oder synästhetische Empfindungen zurückzuführen sind. Es wurden jedoch gründliche Methoden zur Überwindung dieser Störungen entwickelt, welche sich in der Praxis bewährt haben und im allgemeinen aus einer Kombination moderner Verfahren, insbesondere medikamentöser Behandlungsweisen, mit den traditionellen Methoden (Akupunktur, Moxibustion, Massage etc.) bestehen[183].

Auswertung der Behandlungsergebnisse

Bisher war von der praktischen Anwendung der Atemtherapie die Rede, grundsätzliche Fragen haben wir nur da und dort gestreift. In Westeuropa wird die chinesische Atemtherapie noch nicht praktiziert; sie wurde – mit Ausnahme der historischen Form (STIEFVATER) – auch noch kaum dargestellt. Lediglich in der Sowjetunion besteht ein Sanatorium nach chinesischem Vorbild[184].
Die Wirkungsweise des Heilatmens wird von den heutigen chinesischen Wissenschaftlern auf der Basis des PAWLOWschen *Nervismus* erklärt. Man kam zu dem Ergebnis, daß die Krankheitsvorstellungen der Alten nur in der Form abergläubisch, im Grundsatz jedoch im großen und ganzen richtig waren und mit der PAWLOWschen Theorie vereinbar sind[185].
Nach Auffassung der chinesischen Wissenschaftler stellen die Atem- und Entspannungsübungen Methoden dar, mit deren Hilfe die Gehirnrinde des Patienten in den Zustand einer *Harmonie höheren Grades (Schutzhemmung)* versetzt wird. Die Organtätigkeit

des übenden Patienten steht unter einer *höheren* Steuerung, wenn sich die Funktion seiner Großhirnrinde harmonisiert. So erstarkt die Widerstandskraft des Organismus gegen die krankheitserregenden Ursachen, und der »Gleichgewichtszustand« der Gesundheit kann sich stabilisieren. Die Atemübungen fördern die Abwehrkräfte des Patienten; die stärkenden Körperübungen regen außerdem die inneren Organe auch physisch an.

Nach Pawlow steuert die Großhirnrinde nicht nur das Gleichgewicht der Organe, sondern beeinflußt auch deren Regeneration. Deshalb lassen sich mit Hilfe der Atemübungen verschiedene Funktionsstörungen der inneren Organe günstig beeinflussen.

Die auf dem Gebiet der Atemtherapie forschenden Mitglieder der physiologischen Gruppe an der I. Medizinischen Akademie in Schanghai haben durch Experiment nachgewiesen, daß die Erfolge der chinesischen Atemtherapie wissenschaftlich erklärbar sind. Diese Forscher haben ferner bewiesen, daß Ausatmung und Einatmung in verschiedener Weise auf den Organismus einwirken. Beim Ausatmen breitet sich ein zentraler Reiz im parasympathischen, beim Einatmen dagegen im sympathischen Teil des Nervensystems aus. Dadurch würde auch die Erfahrung bestätigt, daß durch Atemübungen auf Störungen des vegetativen Nervensystems beruhende Krankheiten heilbar sind[186].

Die modern ausgebildeten traditionstreuen Ärzte im heutigen China halten im Interesse einer weiteren erfolgreichen Forschung die Entwicklung exakter Meßinstrumente für erforderlich, die den Wirkungsmechanismus der Atemtherapie meßbar machen. Bei den derzeitigen Untersuchungen leisten der *Elektroenzephalograph* wie das auch bei der Akupunktur-Forschung gebräuchliche *Körperpunkt-Ampèremeter* sehr gute Dienste. Nach Ansicht der chinesischen Ärzte stellt eine genauere Erforschung des Zusammenhangs zwischen *bewußtem* Atmen und *unbewußter* Organtätigkeit sowie die hiermit zusammenhängende Beeinflussung des Heilungsprozesses die gegenwärtige Hauptaufgabe dar.

Im heutigen China bestehen zahlreiche atemtherapeutische Heilanstalten. Unter diesen genießen die Sanatorien in Tangschan und in Schanghai einen besonderen Ruf. In der Sowjetunion wurde auf der Krim eine atemtherapeutische Heilanstalt errichtet. Die Ergebnisse bei 500 Patienten, die mit Hilfe der traditionellen chinesischen Atemtherapie behandelt wurden, hat man 1958 veröffentlicht[187]. Das Sanatorium in Schanghai wurde 1957 gegründet, vornehmlich zur Behandlung von Magen- und Darmkranken während das Sanatorium in Tangschan in erster Linie Lungenkranke aufnimmt.

Die nachstehende Tabelle gibt eine Statistik des Sanatoriums in Schanghai aus dem Jahre 1958 wieder[188].

Krankheit	Zahl der behandelten Fälle	Völlig geheilt	Deutlich gebessert	Gebessert	Nicht gebessert	Prozentsatz der positiv beeinflußten Fälle
Zwölffingerdarmgeschwüre	21	13	7	1	0	100%
Zwölffingerdarmgeschwüre mit Magensenkung	12	4	6	2	0	100%
Magensenkung	8	5	2	1	0	100%
Insgesamt	41	22	15	4	0	100%

Das gleiche Sanatorium hat auch den Einfluß der Atemtherapie auf besondere Symptome bei Magen- und Darmerkrankungen untersucht:[189]

Symptom	Zahl der behandelten Fälle	Völlig geheilt	Gebessert	Nicht gebessert	Prozentsatz der positiv beeinflußten Fälle
Appetitlosigkeit	15	13	2	0	100%
Depressionen	4	4	0	0	100%
Nervöse Erschöpfung (»Nervenzusammenbruch«)	8	8	0	0	100%
Aufstoßen	32	19	13	0	100%
Erbrechen von Magensäure	27	20	6	1	96%
Leibschmerzen	40	22	16	2	95%
Aufgetriebener Leib	39	26	12	1	97%
Malignöses Erbrechen (Hyperemesis)	2	1	0	1	50%
Schwarzer Stuhl	3	3	0	0	100%

Bei Entlassung der mit Hilfe von Atem- und Körperübungen behandelten Patienten werden Röntgenaufnahmen gemacht. Die Erfolgsstatistik des Sanatoriums in Schanghai zeigte im Jahre 1958 folgendes Bild:[190]

Krankheit	Zahl der behandelten Fälle	Völlig geheilt	Gebessert	Nicht gebessert	Prozentsatz der positiv beeinflußten Fälle
Zwölffingerdarmgeschwüre	15	2	8	5	66,6%
Zwölffingerdarmgeschwüre mit Magensenkung	3	1	2	0	100%
Magensenkung	6	2	3	1	83,3%
Insgesamt	24	5	13	6	75%

Zu den Statistiken wird bemerkt, daß eine exakte Feststellung in zahlreichen Fällen nicht möglich war, weil viele der Patienten bei der Einlieferung nicht im Besitz von Röntgenbefunden waren, obwohl die Beschwerden bereits seit Jahren angedauert hatten.

Um ein Bild der behandelten Fälle zu geben, dürfen wir noch einige Krankengeschichten zitieren:

1. Chu, X. Y., Arbeiter, 28 Jahre, Protokoll-Nr. 57. Beginn der Beschwerden vor 1954. Klagen: Schmerzen in der Magengegend, saures Erbrechen. Die Beschwerden konnten durch medikamentöse Behandlung gelindert werden. Im Juni 1956 nehmen die Schmerzen wieder zu, nach dem Befund des 6. Städtischen Krankenhauses in Schanghai enthält der Stuhl Blut, ein chronisches Zwölffingerdarmgeschwür wird festgestellt. Nach fünfmonatiger Krankenhausbehandlung wird er als geheilt entlassen. Ein Jahr später enthält der Stuhl wiederum Blut. Der Kranke kann für ein halbes Jahr zur Schonung zu Hause bleiben. In den letzten vier Monaten vor der Einweisung in das Sanatorium schmerzen ständig Magen und Kreuzgegend, er erbricht Magensäure, Schwindelgefühle treten auf. Am 13. März 1958 wird er in das Atemtherapeutische Sanatorium eingewiesen. Bei der Aufnahme zeigt er eine gelbliche Gesichtsfarbe, das Gewicht beträgt 56,5 kg, Zahl der roten Blutkörperchen: 4 140 000, Hämoglobin: 83%. Die Röntgenuntersuchung ergibt ein

Zwölffingerdarmgeschwür, die Magengegend ist druckempfindlich und schmerzhaft. *Diagnose:* Zwölffingerdarmgeschwür *(ulcus duodeni).*

Nach den allgemeinen Entspannungsübungen lassen die Kopfschmerzen nach. Am 23. März beginnen die »kombinierten« Übungen, der Appetit des Patienten nimmt zu, auch der physische Zustand bessert sich, die Kreuzschmerzen lassen nach. Mit der völligen Beherrschung der Bauchatmung hören die Magenschmerzen auf. Am 5. April beginnt er mit den »inneren« Stärkungsübungen (acht leichte Atemzüge pro Minute). Die krankhaften Symptome verschwinden völlig. Die Gesichtsfarbe ist rosig, das Körpergewicht beträgt 62,5 kg, Zahl der roten Blutkörperchen: 4 510 000, Hämoglobin: 90%. Der Röntgenuntersuchung zufolge ist das Zwölffingerdarmgeschwür ausgeheilt. Der Magen ist nicht mehr druckempfindlich. Am 17. August 1958 kann Chu, nach vier Monate Behandlung, als geheilt das Sanatorium verlassen.

2. Wei, X. Y., 35 Jahre, Krankenpfleger, Protokoll-Nr. 58. Beschwerden: Schmerzen in der Magengegend nach den Mahlzeiten. Patient klagt seit 18 Jahren über unregelmäßige Verdauung. Seit 1955 nehmen die Magen- und Darmbeschwerden zu. Nach Medikamenten bessert sich der Zustand. Im März 1957 stellt das Zentrale Krankenhaus des Huangfu-Gebiets bei einer Röntgenuntersuchung ein Zwölffingerdarmgeschwür mit Magensenkung fest. Vom März 1958 an wird über ständige Magenschmerzen, aufgetriebenen Leib, Magensäureüberschuß und blutigen Stuhl geklagt. Der Patient sucht das Allgemeine Krankenhaus Nr. 1 in Schanghai auf, wo er ambulant mit traditionellen chinesischen Medikamenten behandelt wird, was zum Abklingen der Schmerzen führt. Am 27. März 1958 wird er in das Atemtherapeutische Sanatorium von Schanghai eingewiesen. Bei der Aufnahme ist die Magengegend druckempfindlich, das Körpergewicht beträgt 51 kg, der untere Teil des Magens ist neun Zentimeter unter die Pelvical-(Beckenrand-)Querlinie abgesunken. Zahl der roten Blutkörperchen: 4 300 000, Hämoglobin: 85%. *Diagnose:* Magensenkung.

Nach den ersten Entspannungsübungen geht der Magensäureüberschuß zurück, die Klagen über Schmerzen in der Magengegend werden weniger. Am 2. April wird mit den »kombinierten« Übungen begonnen, was zu einer weiteren Besserung des Zustandes führt. Am 14. April werden die »inneren« Stärkungsübungen aufgenommen, woraufhin die Schmerzen ganz aufhören, der Magen macht keine Beschwerden mehr, der Appetit ist gut, Gewichtszunahme. Die Untersuchung am 4. Juli ergibt folgendes Bild: Zahl der roten Blutkörperchen: 4 340 000, Hämoglobin: 86%. Am 16. Juli beträgt das Körpergewicht 53,5 kg. Der Röntgenaufnahme zufolge ist der untere Teil des Magens nur mehr drei Zentimeter unter die Beckenrand-Querlinie gesenkt. Am 20. Juli verläßt der Patient als geheilt das Sanatorium[191].

Im Sanatorium von Tangschan werden unter der Leitung von LIU KUI-CHÊN in erster Linie Lungenkranke, aber auch Patienten mit vegetativen Störungen und Erkrankungen des Magen-Darm-Traktes behandelt. Der genannte Arzt brachte 1957 ein Werk mit dem Titel *»Die Praxis der Atemtherapie« (Ch'i-kung Liao-fa Shih-chien)* heraus. Diesem Werk zufolge wurden in acht Jahren etwa 500 Patienten mit ausschließlicher Hilfe der Atemtherapie erfolgreich behandelt. Leider wird keine Statistik gebracht.

Im Atemtherapeutischen Sanatorium von Schanghai wird auch wissenschaftlich gearbeitet. So beschäftigt man sich hier unter Zuhilfenahme exakter Methoden vor allem mit den Elektropotential-Veränderungen der Körperpunkte in Zusammenhang mit dem Heilatmen.

Die Forschungsgruppe des Atemtherapeutischen Sanatoriums hat es sich zur Hauptaufgabe gemacht, die Frage zu klären, ob die mit Hilfe der Atemtherapie erreichte Harmonisierung experimentell nachzuweisen ist. Zur Untersuchung wurden der *Elektroenzephalograph* sowie der *Körperpunkt-Mikroampèremeter* verwendet. Zur Zeit entwickelt man aus beiden genannten Apparaten ein kombiniertes Gerät.

Zur Veranschaulichung bringen wir Meßwerte, wie sie an 123 Lungenkranken und 49 Magenpatienten ermittelt wurden. Die Indexzahlen wurden an den *Yüan*-Punkten der Hauptmeridiane mit Hilfe des *Körperpunkt-Mikroampèremeters* gemessen. Die *Yüan*-Punkte stellen bekanntlich eine Brücke zwischen den tonisierenden und sedierenden Körperpunkten der einzelnen Meridiane dar.

Meßwerte bei Lungenkranken:[192]

Meßpunkt	Meridian	Indexzahl
T'ai-yüan	Lunge	47/48
Ho-ku	Dickdarm	42/43
Shên-mên	Herz	37/37
Wan-ku	Dünndarm	44/46
T'ai-pai	Milz	43/45
T'ai-ch'i	Niere	41/41
T'ai-ch'ung	Leber	45/46
Ching-ku	Blase	40/40
Ch'iu-hsü	Gallenblase	30/31
Ch'ung-yang	Magen	45/45

Nach dieser Tabelle finden sich die relativ höchsten Indexzahlen beim *Lungen-Meridian* (47/48), die niedrigsten beim *Gallenblasen-Meridian* (30/31).

Meßwerte bei Magenkranken (Zwölffingerdarmgeschwür, Magensenkung etc.):[193]

Meßpunkt	Meridian	Indexzahl
T'ai-yüan	Lunge	50/52
Ho-ku	Dickdarm	45/46
Shên-mên	Herz	37/38
Wan-ku	Dünndarm	48/49
T'ai-pai	Milz	55/56
T'ai-ch'i	Niere	45/46
T'ai-ch'ung	Leber	49/50
Ching-ku	Blase	44/46
Ch'iu-hsü	Gallenblase	32/36
Ch'ung-yang	Magen	51/52

Bei den Indexzahlen dieser Tabelle liegt der Wert des *Milz-Meridians* relativ hoch (55/56), und auch der Wert des *Magen-Meridians* ist größer als der Indexwert der ersten Tabelle.

Interessant ist nun, daß sich nach der Durchführung von Atemübungen veränderte Meßwerte ergeben. So zeigen die Indexzahlen nach einer vierzigminütigen Übung, daß die vorherige große Streuung der Werte zurückgegangen ist und daß die Ergebnisse nunmehr in Richtung eines ausgewogenen Durchschnitts tendieren. Gleichzeitig haben sich die Meßwerte, insbesondere beim *Lungen-*, *Dickdarm-*, *Gallenblasen-* und *Blasen-Meridian* etc. erhöht, was auf eine harmonisierende Tendenz hinweist.
Vergleichswerte vor und nach allgemeinen Atemübungen:[194]

Meßpunkte	Meridian	Indexwert vor der Übung	Indexwert nach der Übung
T'ai-yüan	Lunge	7/7	20/35
Ho-ku	Dickdarm	7/7	42/50
Shên-mên	Herz	8/12	25/30
Wan-ku	Dünndarm	21/21	35/35
Ta-ling	»Meister des Herzens«	8/14	20/30
Yang-chê	»Dreifacher Erwärmer«	5/5	10/42
T'ai-pai	Milz	25/50	52/55
T'ai-ch'i	Nieren	19/20	36/42
T'ai-ch'ung	Leber	15/16	44/46
Ching-ku	Blase	46/63	50/63
Ch'iu-hsü	Gallenblase	5/6	14/14
Ch'ung-yang	Magen	11/15	21/21

Die nachstehende Tabelle zeigt, daß auch die »erhaltenden« Entspannungsübungen zu ähnlich günstigen Ergebnissen führen.

Vergleichswerte vor und nach »erhaltenden« Entspannungsübungen:[195]

Meßpunkt	Indexwert vor der Übung	Indexwert nach der Übung
Yin-chiao	53	40
Ch'i-hai	50	40
Shih-mên	56	40
Kuan-yüan	57	40
Chung-chi	50	40
Ch'ü-ku	50	40

Die folgende Tabelle zeigt das Ergebnis eines interessanten Experiments: das »gedankliche« Aussprechen verschiedener einsilbiger Wörter mit dem Ausatmen führt zu veränderten Indexzahlen[196]:

Versuche	*T'ai-yüan* (Lunge)	*Shên-mên* (Herz)	*Yang-che* (3 Erwärmer)	*Tai-ch'i* (Niere)	*T'ai-pai* (Milz)	*Tai-ch'ung* (Leber)
Werte vor dem Versuch	74/74	35/38	58/60	48/48	55/57	57/60
1. Versuch: gedankliche Wiederholung von ›*Hsi*‹ zwölfmal	74/78	40/54	64/68	56/56	58/62	54/60
2. Versuch: gedankliche Wiederholung von ›*Ch'ui*‹ zwölfmal	50/50	35/36	44/48	43/44	42/45	42/44
3. Versuch: fünf Minuten Verweilen	50/51	36/39	44/48	40/45	42/46	42/45
4. Versuch: gedankliche Wiederholung von ›*K'o*‹ zwölfmal	52/54	24/26	46/47	42/42	42/43	46/46
5. Versuch: fünf Minuten Verweilen	48/49	36/37	42/44	38/38	39/40	36/36

Diese Tabelle scheint zu bestätigen, daß verschiedenartige gedankliche Impulse die Harmonie des Körpers und damit die Meßwerte der einzelnen Körperpunkte unterschiedlich beeinflussen können. Es scheint somit möglich zu sein, die unterschiedliche physiologische Wirkung der in den *»Tausend-Dukaten-Rezepten«* erwähnten Atmungsformen *»K'o«* und *»Hsi«* experimentell nachzuweisen.
Das Heilatmen ist in ganz China bekannt und wird viel geübt. Populärwissenschaftliche Zeitungsartikel beschreiben die Übungen, erklären deren physiologische Zusammenhänge sowie deren vorbeugende Wirkung gegen Krankheiten. Im allgemeinen wirkt die genannte Heilmethode sehr gut gegen Erkrankungen des Atmungsapparates und des Verdauungssystems sowie gegen die verschiedenen Formen der Neurasthenie. Die alten chinesischen Autoren kennen noch weitere Anwendungsbereiche, doch bedarf es hier noch der exakten Erprobung.
Alle traditionellen heilkundlichen Autoren sind sich dagegen einig, daß mit Atemübungen keine ansteckenden Krankheiten, keine Vergiftungen und keine Geisteskrankheiten heilbar sind.
Die Atemtherapie wird oft zusammen mit der Heilmassage, der Heilgymnastik oder anderen traditionellen Methoden kombiniert angewandt.

Beeinflussung der reflektorischen Funktionen

Es ist bekannt, daß die inneren Organe reflektorisch gesteuert werden, also nicht unter der Kontrolle des Bewußtseins und des Willens stehen. Die heutigen traditionellen Ärzte in China vertreten ebenfalls die in der historischen heilkundlichen Literatur vertretene Anschauung, daß sich die Funktionen der inneren Organe mit Hilfe der Atemübungen auch bewußt und willensmäßig regulieren lassen. Eine Praxis, die sich auch bei den indischen Yogis findet.
Die Atemtherapeutische Lehr- und Forschungsgruppe an der Medizinischen Akademie Nr. 1 in Schanghai hat mit einem Mann, der behauptete, Blutdruck und Puls durch Atemübungen regulieren zu

können, Versuche durchgeführt. Wir bringen eine Darstellung dieser Versuche[197].

Es wurde der Blutdruck der Versuchsperson in der Oberarmarterie *(Arteria brachialis)* gemessen. Infolge von Atemübungen stieg der *systolische* Blutdruck von 132 mm Hg spontan auf 180 mm Hg. Gleichzeitig erhöhte sich auch der *diastolische* Blutdruck.

Der Blutdruck sank während der Restitutionsphase relativ langsam; zur vollständigen Restitution waren 5–10 Minuten notwendig. Bei öfterer Wiederholung der Demonstration erreichte die Blutdrucksteigerung nicht mehr die Höhe wie beim ersten Versuch. Dieses gelang erst nach einer Ruhepause von etwa einer Stunde wieder.

Gleichzeitig mit der Erhöhung des Blutdrucks ging eine Anspannung der Armmuskulatur der Versuchsperson einher, ohne daß sich allerdings diese Muskelspannung auf die gesamte Muskulatur ausgedehnt hätte. Dieses Phänomen wurde von der Versuchsperson als »natürlich« bezeichnet.

Bei der willkürlichen Änderung von Pulsfrequenz und -stärke wurden zwei gegensätzliche Erscheinungen beobachtet. Erstens, daß sich mit der Blutdrucksteigerung auch die Pulsfrequenz erhöhte, wobei der Puls kräftig war; zweitens, daß mit der Blutdrucksteigerung die Pulsfrequenz nicht nur unverändert blieb, sondern sogar noch zurückging. Bei einer Erhöhung des Blutdruckes war der Puls sehr kräftig, wogegen er bei einer Verringerung des Blutdruckes sehr schwach wurde.

Eine Untersuchung von Bauchatmung und Bauchvolumen ergab, daß der Übende, wenn er den Blutdruck erhöhen wollte, niemals in ausgeatmetem Zustand verharrte. Beim Ausatmen wurde das Bauchvolumen kleiner, beim Einatmen größer. Mit der Steigerung des Blutdrucks nahm das Bauchvolumen ab; diese Verringerung war beim Ausatmen deutlicher zu beobachten als beim Einatmen. Die chinesischen Forscher knüpften an die obigen Beobachtungen die nachstehende Erklärung:

1. Der Mensch kann mit Hilfe bestimmter Übungen die Funktion der inneren Organe bewußt beeinflussen. Diese regulative Fähigkeit kann stufenweise entwickelt werden. Wie die erwähnten Untersuchungen beweisen, lassen sich sogar die Funktionen von Herz und Blutgefäßsystem unabhängig voneinander steuern.

2. Das Verhältnis zwischen der Atemperiode der genannten männlichen Versuchsperson und der Tonizität der Blutgefäße steht im Gegensatz zur allgemeinen Erfahrung, derzufolge sich die glatte Muskulatur der Gefäße beim Ausatmen zusammenzieht, beim Einatmen aber ausdehnt.

4. Die Heilmassage

Das ursprünglichste Werkzeug des Menschen ist die Hand, die immer schon instinktiv auch zur Linderung von Schmerzen gebraucht wurde. Bei Schlag, Stich oder Krampf greift man unwillkürlich zur schmerzenden Stelle, um diese zu schützen, zu reiben, zu kneten, zu massieren. Die bewußte Anwendung dieser Reflexbewegungen darf als uralt angesehen werden. In China hat man offensichtlich bereits sehr früh erkannt, daß eine Massage nicht nur zur Linderung von Schmerzen förderlich ist, also nicht nur lokal wirkt, sondern daß auch eine Reizung bestimmter Hautbezirke die inneren Organe beeinflussen kann. Die jahrtausendelange Praxis verband die Heilmassage mit den gleichen Körperpunkten und Meridianen, die im allgemeinen Teil dieses Buches bereits beschrieben wurden. Die Praxis ist auch auf diesem heilkundlichen Gebiet der Theorie vorausgegangen; dagegen haben Theorien, wie wir sehen werden, die heilkundliche Praxis teilweise eingeengt.

Die Heilmassage wird in den heilkundlichen Werken der *Han-* und der *T'ang*-Zeit mehrfach als Heilmethode erwähnt; in der *T'ang*-Zeit wurde sie als Unterrichtsfach an den ärztlichen Schulen gelehrt. Von der *Sung*-Zeit an schwindet die Bedeutung der Massage für die Heilkunst; man hielt sie für zu wenig »ärztlich«. Von der *Ming*-Zeit an lebt dann langsam auch dieser Zweig der Heilkunst wieder auf; er wird bei Erwachsenen und Kindern angewandt, jedoch nicht immer als selbständige Heilmethode, sondern in der Regel zusammen mit anderen Verfahren[198].

Die *»An-mo«* oder *»T'ui-na«* genannte Heilmassage besitzt heutigen traditionellen Veröffentlichungen zufolge den Vorteil, daß dazu weder Medikamente noch Instrumente gebraucht werden; lediglich die geschickte Hand des Therapeuten ist erforderlich. Die Massage wirkt sowohl durch eine Verschiebung des Fettgewebes als auch über die mechanische Reizung der Hautrezeptoren. Auf diese Weise kann die Blutzirkulation angeregt und – um eine traditionelle Formulierung zu gebrauchen – das *Yin-Yang*-Spannungsverhältnis ausgeglichen werden. Die traditionellen Interpreten dieser Methode betonen außerdem die auf die Muskulatur ausgeübte Wirkung. So kann die Heilmassage den muskulären Stoffwechsel anregen, eine geschwächte Muskulatur kräftigen und krampflindernd wirken. Die Massageform des *An-mo (»Drücken und Reiben«)* hat tonisierenden, die Massageform des *T'ui-na (»Schieben und Anfassen [= Kneten]«)* dagegen sedierenden Effekt.

Der Ausübende braucht für die Heilmassage nicht nur fundierte Kenntnisse der einschlägigen Methoden, sondern auch gute Fingerkraft. Die Massagetechnik wird im allgemeinen auf einem mit Reis gefüllten Sack geübt[199]. Es gibt auch Massageformen, bei denen der Heilkundige die Hände mit Creme oder Öl geschmeidig macht oder auch die zu behandelnden Körperstellen des Patienten mit einer aus Reismehl oder Eiweiß gefertigten Paste einreibt.

Früher wurde die Heilmassage der Körperbeugen nicht mit bloßen Händen ausgeführt, sondern mit einem für diesen Zweck angefertigten Porzellanschälchen, das vor der Anwendung erwärmt wurde. Ein in heißes Wasser getauchter Hühnerflügel erfüllte den gleichen Zweck[200].

Formen der Heilmassage bei Erwachsenen

Die traditionelle Heilkunst unterscheidet acht verschiedene Formen der Heilmassage bei Erwachsenen:

1. Das *Schieben (T'ui).* Es wird mit dem Daumen oder dem Daumenballen stufenweise ausgeführt.

a) Das *gerade Schieben (P'ing-t'ui):* Es erfolgt ohne abzusetzen mit einem Finger oder dem Daumenballen in vertikaler Richtung. Es eignet sich zur Massage von Brustkorb, Kreuzgegend, Leib und Gliedmaßen.

b) Das *seitliche Schieben (Ts'ê-t'ui):* Es wird ebenfalls ohne abzusetzen, jedoch in horizontaler Richtung, seitwärts ausgeführt. Bei Massagen an Kopf und Hals gebräuchlich.

c) Das *hobelnde Schieben (Pao-t'ui):* Es wird vorwärts und rückwärts mit hobelnder Bewegung ausgeführt. Anwendungsbereich an Brustkorb und Beinen.

d) Das *halbkreisförmige Schieben (Ch'an-fa):* Es wird mit der Kante des Daumengliedes ausgeführt; je schneller die Massage erfolgt, desto besser ist die Wirkung. Mit dieser Massageform werden vor allem der Brustkorb entlang den Rippen und die Bauchgegend behandelt.

2. Das *Anfassen (Na).* Darunter wird ein zuerst leicht beginnendes, immer kräftiger werdendes Schütteln oder Vibrieren verstanden. Es dient einer guten Kondition von Muskulatur und Gelenken. Es werden die nachstehenden Formen unterschieden:

a) Beim *Rollen der Muskeln (Chan-chuan-fa)* werden einzelne Muskelstränge mit den Fingerspitzen erfaßt und linear oder kreisförmig hin- und hergerollt. Weiter ist ein *»Rollen«* zwischen beiden Handflächen, beispielsweise am Unterarm, möglich. Anwendungsbereich: ausschließlich Extremitäten.

b) Das *Schrumpfenlassen (Chin-so-na)* stellt ein faltenförmiges Zusammendrücken von Haut und Muskeln an Hals und Schultern dar.

c) Beim *Schütteln (Yao-fa)* werden einzelne Muskelstränge mit den Fingerspitzen erfaßt und kräftig hin- und hergeschüttelt. Anwendungsbereich: Gliedmaßen sowie Hals- und Kreuzbeingegend.

d) beim *Vibrieren (Tou-fa)* drücken die Fingerspitzen auf die Haut und bewegen diese leicht und rhythmisch hin und her. Anwendungsbereich: Gliedmaßen.

3. Das *Drücken (An)* wird an den gewünschten Körperstellen entweder mit der ganzen Handfläche oder punktförmig mit den Fingerspitzen ausgeführt. Der Druck kann zart, mittelstark oder sehr kräftig erfolgen. Man unterscheidet:

a) Das *Drücken mit den Fingern (Chih-an)*, bei welchem mit zwei oder drei Fingerspitzen gleichzeitig ein mäßiger bis kräftiger Druck ausgeübt wird. Anwendungsbereich: Kopf-, Hals- und Kreuzgegend sowie Beine.

b) Das *Drücken mit dem Handteller (Ch'ang-an).* Anwendungsbereich: Bauchgegend.

c) Das *Stechen mit der Daumenspitze (Tien-an)*, gegebenenfalls durch Zeige- und Mittelfinger unterstützt, wird an den verschiede-

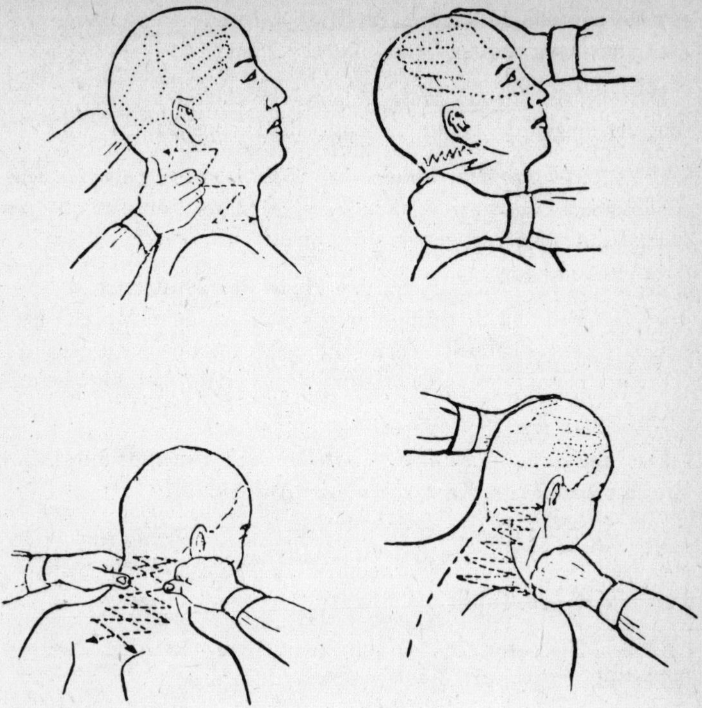

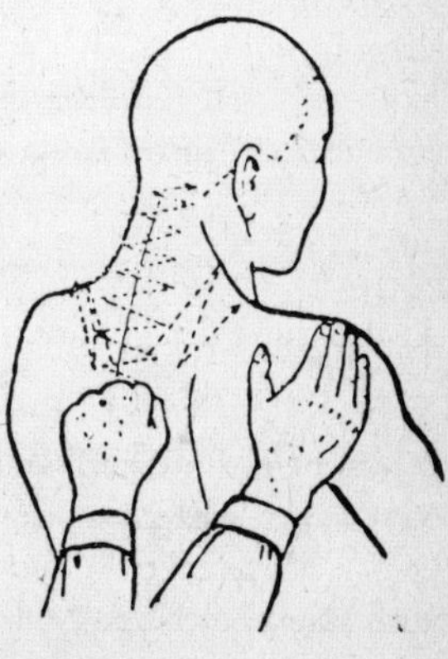

Abb. 35 Einige Massagegriffe für die Hals- und Wirbelsäulengegend
(aus einem modernen chinesischen Werk über die Heilmassage)
oben links: leichtes Reiben mit den Fingern;
oben rechts: leichtes Reiben und Drükken mit dem Daumenglied;
Mitte links: die »Kneifzange«;
Mitte rechts: horizontales Schieben und Reiben der Halsgegend;
unten: Schieben und Reiben des Schultergürtels und Rückens.

nen Körperpunkten angewandt. Diese Methode wurde bereits im Zusammenhang mit der Akupunktur erwähnt.

4. Das *Reiben (Mo-fa)* erfolgt mit rascher Bewegung unter Benützung der Finger, des Handtellers oder des Daumenballens.

5. Beim *Rollen mit dem Handrücken (Kun-fa)* bewegt der Masseur mit leichtem Druck den Rücken seiner geballten Faust auf der zu behandelnden Körperstelle wiegend hin und her.

6. Beim *Kneifen (Nieh-fa)* werden Haut- und Muskelpartien zwischen Daumen und Zeigefinger oder dem Zeige- und Mittelfingergelenk *(»Zange«)* erfaßt, gedrückt, losgelassen und erneut gedrückt (»wie der Hund beißt«). Dabei wird dem Verlauf des Muskelstranges gefolgt.

7. Das *Reiben zwischen den Handtellern (Ch'a-fa)* kommt an den Gliedmaßen und der Kreuzgegend zur Anwendung.

8. Das *Klopfen (P'o-fa)* läßt sich verschieden kräftig mit einem oder mehreren Fingern, mit Handteller, Handkante oder Handrücken, aber auch mit der Faust ausführen[201].

Leichte Massageformen wirken tonisierend, kräftige dagegen sedierend.
Die vorstehend geschilderten Formen der Heilmassage dürfen nur auf leichte Weise bei Kindern angewandt werden. Das »Klopfen« ist völlig untersagt. Auch das »Stechen« mit der Fingerspitze eignet sich nicht für Kinder unter sechs Jahren[202]. Dafür wurden zur Behandlung von Kindern eigene Massageformen entwickelt, die wir im nächsten Abschnitt darstellen.

Anwendung der Heilmassage bei Kindern

Wir geben nun eine Darstellung der speziellen Massageformen bei Säuglingen und Kindern. Selbstverständlich lassen sich die geschilderten Massagegriffe auch bei Erwachsenen anwenden, wo sie eine gute Hilfe bei Kopf-, Ohren-, Augen- und Zahnschmerzen bilden.

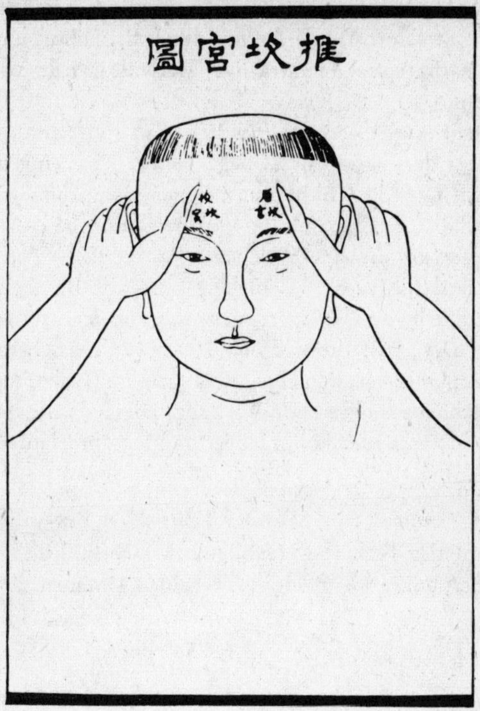

Abb. 36 Die Massage der Stirn
(aus dem 1889 erschienenen chinesischen Werk *»Zusammenfassung der regulierenden Massage-Technik«*)
Chinesische Bildüberschrift: »Das Bild der Massage der *K'an-kung*-Punkte»; die chinesischen Schriftzeichen über beiden Augenbrauen: »*K'an-kung*-Punkt«.

1. Massageformen am Kopf:

a) Das *Schieben der K'an-kung-Punkte (T'ui K'an-kung-fa)*, welche über den Augenbrauen liegen. Der Behandelnde setzt beide Daumen auf die genannten Körperpunkte und führt mit der linken Hand eine Schiebebewegung nach links, mit der rechten Hand eine Schiebebewegung nach rechts durch. Diese Methode wirkt vornehmlich fiebersenkend.

b) Das *Schieben des Yin-t'ang-Punktes (T'ui Yin-t'ang-fa)*, der auf der Stirn über der Nasenwurzel liegt, gleicht der eben geschilderten Massageform und hilft nicht nur bei der Dämpfung von Fieber, sondern auch bei der Behandlung von Benommenheit.

c) Das *Kreisen um die zwei T'ai-yang-Punkte (Yün T'ai-yang-fa)*, die in der Schläfengegend liegen. Die kreisende Bewegung erfolgt gleichzeitig mit beiden Daumen oder auch mit den gestreckten Fingerspitzen. Den traditionstreuen Ärzten zufolge besitzt dieses »Kreisen« im Uhrzeigersinn eine sedierende, im Gegensinn des Uhrzeigers jedoch eine tonisierende Wirkung. Diese Massageform wirkt gegen Schweißausbrüche, hohes Fieber und Schwindelanfälle.

2. Massageformen an den Armen:

a) Bei der *Trennung von Yin und Yang (Fên Yin-yang-fa)* werden beide in der Nähe des Handgelenkes befindlichen *Yin- und Yang*-Körperpunkte gleichzeitig mit beiden Daumen auseinanderstrebend geschoben. Diese Massageform hilft gegen Schüttelfrost, Bronchitis, Durchfälle und andere Störungen des Verdauungstraktes.

b) Die *Acht Kua-Massage (Yün Pa-kua-fa)* bewahrt noch eine alte Bezeichnung. Bei dieser Massageform wird der Rand des Handtellers, beginnend an der Kleinfingerwurzel zum Daumenballen hin und wieder zum Ausgangspunkt zurückkreisend, gerieben. Diese Massageform wirkt brechreizlindernd und schweißtreibend.

Die *acht Kua* spielen im taoistischen *»Buch der Wandlungen« (I Ching)*, einem Wahrsage-Buch, eine wichtige Rolle. Sie sind die acht Urzeichen, welche sich aus den zwei ursprünglichen Zeichen für Himmel und Erde, sowie der Kombination dieser beiden Zeichen in Dreiergruppen, entwickelt haben. Den alten Vorstellungen zufolge lassen sich die *acht Kua* auch am Rand der Handfläche erkennen.

c) Beim *Schieben des San-kuan* wird zwischen dem *Yang-chê*-Körperpunkt (am Handgelenk, nahe der *Arteria radialis*) und dem *Ch'ü-chê*-Körperpunkt (an der dorsalen Seite des Ellbogens) eine hin- und zurückschiebende Bewegung ausgeführt. Anwendung bei Leibschmerzen, Durchfällen und Erschlaffung der Gliedmaßen. Wird dagegen von dem erwähnten *Ch'ü-chê*-Körperpunkt aus lediglich zur Hand hin massiert, so wirkt dies gegen Influenza, Fieber, Bronchitis etc.

Es gibt im übrigen vielfältige Möglichkeiten, von einzelnen Körperpunkten aus in verschiedener Richtung massierend zu streichen.

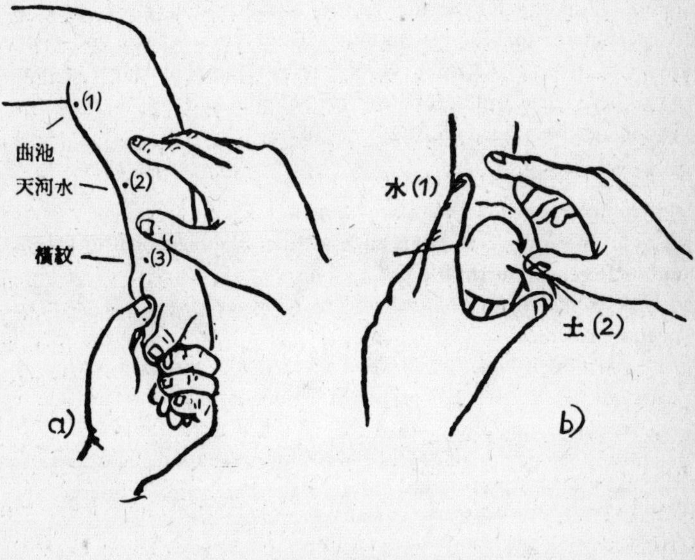

Abb. 37 Bei Kindern angewandte Massagearten
a) Massage von drei Körperpunkten des Unterarmes:
(1) *Ch'ü-ch'ih*-Punkt,
(2) *T'ien-ho-shui*-Punkt (»Milchstraßen«-Punkt),
(3) Handgelenkbeugefalte *(Hêng-wên)*.
b) Die Methode des »Kreisens vom Wasser-Element zum Erd-Element«:
(1) Richtung des Wasser-Elements,
(2) Richtung des Erd-Elements.

Eine ins einzelne gehende Darstellung würde jedoch den Rahmen dieses Buches sprengen.

d) Beim *Schwenken des Unterarms (Yao Tou-chou-fa)* erfaßt der Heilkundige mit den Fingern der einen Hand die Mittelhand des Kindes. Die andere Hand hält den Arm des Kindes kurz oberhalb des Ellbogens fest. Der Unterarm des Kindes wird dann leicht hin- und hergeschwenkt. Diese Massageform hilft zur Beruhigung bei Erschrecken und heftigem Weinen und regt die Blutzirkulation an.

e) Beim *Fei-ching Tsou-ch'i* (wörtlich übersetzt: »der Meridian fliegt, die Energie geht«) erfaßt der Heilkundige mit der einen Hand leicht ein Handgelenk des Kindes, während er mit der anderen Hand die Finger des Kindes einbiegt und gleichzeitig die Körperpunkte am Handgelenk mit seinen Fingern drückt und kneift. Den traditionellen Ärzten zufolge wirkt diese Massageform lindernd bei Fieber und beruhigend bei Säuglingseklampsie. Auch aufgetriebener Leib wird günstig beeinflußt.

3. Massageformen am Rumpf:

a) Das *Schieben des Yin und Yang des Leibes (T'ui-jou Fu-yin-yang-fa)* wird als Schiebemassage an der Nabelgegend ausgeführt und hilft gegen Durchfälle.

b) Das *Schieben des Steißbeins (Jou Kuei-wei-fa)* wirkt ebenfalls gegen Durchfälle.

c) Das *Streichen und Reiben des Tan-t'ien-Körperpunktes (Jou-mo Tan-t'ien-fa)*. Dieser Körperpunkt findet sich wenige Zoll unter dem Nabel; in den alten taoistischen Werken wird ihm eine okkulte Bedeutung beigemessen. Heute wird der genannte Körperpunkt vornehmlich massiert, wenn Schwierigkeiten beim Urinieren auftreten.

4. Massageformen an den Beinen:

a) Beim *Bewegen der Beine (Yao Liang-tsu-fa)* setzt ein Helfer das Kind auf und hält es fest. Der Heilkundige erfaßt sodann beide Füße des Kindes und bewegt die Beine im Wechsel auf und ab. Auch diese Massageform hilft gegen Störungen beim Urinieren.

b) Schiebende Massagebewegungen an den diversen Körperpunkten der Beine[203].

Im Laufe der Jahrhunderte änderten sich die der Heilmassage zugrundeliegenden Vorstellungen. In historischer Zeit vermengten sich Erfahrung und Interpretation mit zahlreichen abergläubischen Elementen.
Auch in den Kapiteln des *Ling Shu* finden sich Beschreibungen rationaler Verfahren, wenn auch in der Ausdrucksweise der Zeit. So wird beispielsweise in den Kapiteln über die »Heilung fiebriger Erkrankungen« bei Lungenbeschwerden eine Massage bestimmter Körperpunkte empfohlen, während bei Leibschmerzen eine Massage der Nabelgegend verordnet wird[204].
Später vermischen sich die ursprünglichen Erfahrungen immer mehr mit irrationalen Elementen. So wurden für den Körper und insbesondere für die Hand sowie deren Körperpunkte numerische Systeme erdacht. Zu diesen Zahlensystemen wurden die Organe, die Gliedmaßen sowie alle auf der Erde und im Himmel befindlichen Dinge in Beziehung gebracht. Die bereits erwähnten *acht Kua* gehören ebenfalls hierher. Sie dienten dem »Lesen« der Krankheit aus der Hand. So kann auch für die Heilmassage mit Recht gesagt werden, daß die historisch zu sehenden Spekulationen einer wissenschaftlichen Kontrolle nur sehr bedingt standhalten. Die als brauchbar erkannten Prinzipien verlangen nach gründlicher Durchforschung. Allerdings erweisen sich die empirisch gewonnenen Erfahrungen, auch ohne wissenschaftliche Erklärung, in vielen Fällen als gut verwertbar.
Die alten Heilkundigen haben auch die Finger mit den inneren Organen in Verbindung gebracht. Und zwar nicht nur in der Weise, wie wir es bei der Darstellung der Meridiane gezeigt haben, sondern auch dergestalt, daß jeder Arme und Beine berührende Meridian einem bestimmten Fingerglied zugeordnet wurde. Bei der Heilmassage war also das dem gestörten Organ entsprechende Fingerglied zu drücken, zu schieben oder zu rollen. Der Daumen entsprach beispielsweise der Milz, die zum Erd-Element gehört, der Zeigefinger dem Dickdarm (Metall-Element) sowie dem Dünndarm (Feuer-Element) etc. So wurde dann die Praxis durch die Speku-

lation weitgehend in den Hintergrund gedrängt. Die Massageform »vom Wasser-Element zum Erd-Element« erinnert an solche okkulten Vorstellungen.

Die Handfläche bewahrt den Magiern des Fernen Ostens zufolge die Geheimnisse des Lebens. In alter Zeit herrschte in China auch die Meinung, daß die Handfläche Abbild des *Yin* und *Yang* sei und über Krankheit und Gesundheit sowie das gesamte Schicksal Auskunft gebe. Eine Massage der in die Handfläche kreisförmig eingezeichneten *acht Kua* führe deshalb auf »geheimnisvolle« Weise zur Heilung. Die einzelnen *Kua* stehen auch mit den Organen in Zusammenhang: das *Ch'ien* genannte *Kua* symbolisiert den Himmel, den Kopf, das Gold, den Drachen; das *Tui* den Mund, die Freuden; das *K'un* den Leib und die Erde; das *Li* die Augen und die Sonne; das *Hsün* die Beine, die »breite« Stirn; das *Chên* die Füße und die Unrast; das *Kên* die Hände und die Nase; das *K'an* die Ohren und den Schmerz[205].

Dieser Vorstellung zufolge sollte eine Massage der Handfläche der Harmonie des gesamten Körpers förderlich sein. Es durfte allerdings nur in bestimmter Richtung massiert werden, eine Behandlung in falscher Richtung hätte zu einem negativen Ergebnis führen können. Wenn das angestrebte Ziel nicht erreicht wurde, konnte das nur auf den »Einfluß irgendeines unbekannten Elementes« zurückzuführen sein.

Bei einer Massagebehandlung der Hand wurde auch nach Geschlechtern unterschieden: die linke Hand bei Männern entsprach der rechten Hand bei Frauen – und umgekehrt. So ging der eigentliche Sinn langsam verloren, und der konkrete Kern dieser Heilmethode wurde in den Hintergrund gedrängt.

Auch die Wirkungsweise der chinesischen Heilmassage wird mit Hilfe moderner Methoden überprüft. So wurde unter anderem der Einfluß einer in Richtung zum Herzen zentripetal und in umgekehrter Richtung zentrifugal ausgeführten Heilmassage auf Blutkreislauf, Stoffwechselvorgänge und Organtätigkeit untersucht[206].

Die chinesischen Forscher wischen auch hier den Staub von jahrtausendealten Werten, um den Schatz ihrer Heilkunst wieder zu heben. So wurden im Atemtherapeutischen Sanatorium von Schanghai auch mit der Heilmassage, als einer ergänzenden Heilmethode,

Versuche durchgeführt. Mit dem Körperpunkt-Mikroampèremeter untersuchte man bei zahlreichen Patienten den Einfluß der Heilmassage auf die allgemeine körperliche Harmonie. Ein Vergleich des Meßergebnisses, vor und nach der Behandlung, ergab bei drei willkürlich ausgesuchten Patienten das nachstehende Bild[207]:

1. 37jähriger Mann, Magensenkung. Meßwerte an vier Körperpunkten:

Körperpunkt	Vor der Behandlung	Nach der Behandlung
Shang-kuan	20	15
Chung-kuan	37	21
Shên-ch'üeh	11	18
Ch'i-hai	12	17

2. 30jähriger Mann, Magengeschwür, verkalkte Tbc-Herde:

Körperpunkt	Vor der Behandlung	Nach der Behandlung
Shang-kuan	6	40
Chung-kuan	5	45
Shên-ch'üeh	15	65
Ch'i-hai	11	47

3. 40jähriger Mann, Neurasthenie, Auftreibung des Leibes:

Körperpunkt	Vor der Behandlung	Nach der Behandlung
Shang-kuan	49	40
Chung-kuan	31	24
Shên-ch'üeh	35	20
Ch'i-hai	30	25

Von den drei Meßergebnissen zeigen das erste einen allgemeinen Ausgleich, das zweite eine kräftige Erhöhung der vorher niedrigen Indexzahlen, das dritte schließlich eine proportionale Senkung der Werte, was auf eine Sedierung hinweist.

5. Die Heilgymnastik

Wir sind bereits im Kapitel über die Atemtherapie auf die sogenannten »äußeren Übungen« eingegangen. Diese Übungen sollen den Gleichgewichtszustand, den der Patient von »innen« her mit Hilfe des Heilatmens und der Entspannungsübungen anstrebt, von »außen« her unterstützen.

Wir erwähnten bereits, daß bei Taoisten und Buddhisten die Ziele, die mit dem gesamten Übungs-Komplex angestrebt wurden, nicht die gleichen waren; so ergaben sich notwendigerweise auch Unterschiede in der Methode. Doch diese Differenzierung gehört bereits, historisch gesehen, zu einem jüngeren Kapitel der chinesischen Medizin. Ursprünglich standen bei der Entwicklung der Heilgymnastik allein Fragen der Gesundheitspflege und der Körperertüchtigung im Vordergrund. Das Ziel der Körperschulung verfolgte bereits im 3. Jahrhundert n. Chr. der berühmte Arzt HUA T'O. Er beobachtete den Bewegungscharakter verschiedener Tiere und entwickelte daraufhin Übungen *(Wu-chin-hsi)*, welche auf den Bewegungselementen von Tiger, Hirsch, Bär, Affe und Vogel aufbauen. Körperschulung und Abhärtung erwiesen sich von Anfang an auch zur Verteidigungsbereitschaft gegen Feinde als notwendig. Darum entwickelt sich auch ein militärisch orientiertes Körpertraining gemeinsam mit der Heilgymnastik.

Die taoistischen Schulen trachten in der Folge nach innerer Entwicklung *(Nei-Kung)* und lehren im Zusammenhang damit auch die »äußeren« Übungen *(Tao-yin)*, »um über die körperliche Gebundenheit hinauszugelangen und sich darüber zu erheben, und so die Natur unter die eigene Macht beugen zu können«. Den buddhistischen Schulen lag dagegen eine Kräftigung der Konstitution am Herzen. BODHIDHARMA, der große buddhistische Mönch indischer Herkunft (6. Jahrhundert n. Chr.), hat 18 dieser gymnastischen Übungen für Mönche ausgewählt. Der General YO FEI (12. Jahrhundert n. Chr.) erarbeitete für seine Soldaten selbst acht verschiedene Bewegungsübungen für Angriff und Verteidigung.

So entwickelte sich die »Kunst des Faustkampfes« *(Ch'üan-shu)* zu einer gymnastischen Disziplin. Dabei ist allerdings nicht an die im

Westen gebräuchliche Art des Boxens zu denken. Zwar haben die Übungen, wie wir im folgenden noch zeigen werden, Formen der Verteidigung und des Angriffes zur Grundlage, wobei sich der Übende allerdings im transzendenten Sinne »verteidigt« und gegen den »Feind« in Form der Gesundheitsstörung »boxt«.

Die erwähnte »Kunst des Faustkampfes« geht auf zwei große Schulen zurück, die *Shaolin-* und die *T'ai-chi-Schule.* Die erste bezog ihren Namen von dem Kloster *Shaolin* in der *Honan*-Provinz, dessen Mönchen die 18 Abhärtungs-Übungen von ihrem Abt BODHIDHARMA vererbt worden waren. Im Laufe der Zeit haben die Mönche diese Übungen weiterentwickelt, vervollkommnet und auch den Gläubigen gelehrt. Die Schule verband mönchisches Leben mit der Entwicklung physischer Kraft.

General YO FEI und der Mönch CHIAO YÜAN bauten diese Übungen ebenfalls aus und brachten sie in ein System, welches schließlich 173 Bewegungsabläufe umfaßte. Da die Übungen der *Shaolin-Schule* keine vorwiegend heilkundlichen Bezüge besitzen, können wir auf eine genauere Beschreibung verzichten. Nur soviel sei vermerkt, daß die chinesischen *Shaolin-Übungen* eine gewisse Verwandtschaft zum japanischen *Karate* besitzen.

Die in heilkundlicher Hinsicht bedeutsamen Übungen kommen aus der sogenannten *T'ai-chi-Schule. T'ai-chi* ist ein uralter Begriff und bedeutet das Absolute, das über allem Stehende. Dieses Absolute hat wiederum zwei Erscheinungsformen, das *Yin* und das *Yang.* Der Gründer dieser Schule soll, einigen Quellen zufolge, CHANG SAN-FÊNG (10. Jahrhundert n. Chr.) gewesen sein. Dieser Altmeister der chinesischen Gymnastik strebte sowohl mit Hilfe der innerlichen Ruhigstellung wie auch mit langsam, locker und elastisch ausgeführten Bewegungsübungen nach vollkommener Körperbeherrschung. Mit der Erzielung des physikalischen und physiologischen körperlichen Gleichgewichts sollte jeder »Angreifer auf die Gesundheit« abgeschlagen werden können[208].

Die *T'ai-chi-ch'üan-Übungen,* also der Ausgleich von *Yin* und *Yang,* sind weder identisch mit den Formen des mongolischen Ringkampfes noch mit den tibetanischen und indischen *Hatha-Yoga*-Übungen. Die Bezeichnung »absoluter Faustkampf« ist deshalb so auszulegen, daß sowohl der Geist des Übenden wie auch die Sinnes-

und die inneren Organe und die »Harmonie« der Gliedmaßen in dauerndem Gleichgewichtszustand verbleiben müssen. Zur Herbeiführung dieses Gleichgewichtszustandes sind langsame, regelmäßige, koordinierte, natürliche, anstrengungsfreie und mit normaler Atmung verbundene Bewegungen erforderlich. Der Übende betrachtet seinen Körper, als würde dieser Knochen für Knochen aus lauter kleinen »Zylindern« bestehen, die lediglich durch lockere Gelenke zusammenhängen. Das Ganze wird durch die Wirbelsäule getragen. Diese vielen kleinen »Zylinder« sind in ein stabiles Gleichgewicht zu bringen, so daß sie bei der Bewegung weder in Unordnung geraten noch beim Anstoßen ins Schwanken kommen[209].

Grundsätze des Übens

Die Grundsätze der chinesischen Heilgymnastik lassen sich wie folgt zusammenfassen[210]:

1. Die Übungen bedürfen keiner Kraftanstrengung. Die ständige Koordinierung aller Gliedmaßen wird allein durch Aufmerksamkeit erreicht. »Sind die Bewegungen eckig, sind sie abzurunden; fallen sie auseinander, sind sie zu ordnen. Jeder Teil des Körpers ist in lockerer und entspannter Lage zu halten.«
2. Jede Bewegung geht von der Kreuzbeingegend aus. Das »Kreuz« bleibt dabei »ruhig und fest«. Um das zu erklären, gebrauchen die chinesischen Autoren ein Gleichnis, demzufolge das Kreuz die große Achse ist, während die Extremitäten die kleinen Achsen darstellen; oder wenn das Kreuz der große »Zylinder« ist, dann sind die Extremitäten die kleinen »Zylinder«.
3. Jede Bewegung wird kreisförmig ausgeführt. Obzwar sich Arme und Beine in ihren Gelenken anscheinend »eckig« bewegen, beschreiben sie in den Drehgelenken tatsächlich Kreise oder Halbkreise. Das wurde in alter Zeit so ausgedrückt, daß jedes Quadrat einen Kreis enthält und umgekehrt.
4. In allen Bewegungsphasen muß unbedingt das Gleichgewicht

gewahrt werden. Das ist zu erreichen, indem immer ein zentraler Schwerpunkt angestrebt wird, der sowohl der Verteidigungs- wie auch der Angriffsstellung im voraus gerecht wird.

5. Die Bewegungsabläufe der Heilgymnastik erfolgen fließend und ohne Stockung, sie erinnern dabei an Zeitlupenaufnahmen. Die Chinesen ziehen den Vergleich mit dem Wiederkäuen der Rinder.

6. Große Gewichte sind mit kleiner Kraft zu bewegen. Der Körper darf also nicht angespannt werden. Vielmehr ist mit kontinuierlichem »Schwung« zu üben, wobei das Gleichgewicht mit dem sich dauernd ändernden Schwerpunkt im Einklang zu halten ist.

7. »Kraft« und »Mangel an Kraft« sind zu teilen. Das besagt, daß auf der Seite, zu der sich der Übende neigt, ein Übergewicht entsteht, das mit der »Leere« der anderen Seite auszubalancieren ist.

8. Das »Obere« und das »Untere« müssen aufeinanderfolgen, was besagt, daß immer die Bewegung der Arme und Beine einander ablösen sollen.

9. Ein tiefer und ruhiger Atem ist zu bewahren. Die Schultern müssen dabei ruhig gehalten werden, sonst kommt der Übende ins Keuchen.

10. »In der Bewegung soll Ruhe sein, und jede Ruhe enthält Bewegung.« Das ist eine Variante des *Yin-Yang-Prinzips* und bedeutet »Passivität in der Aktivität« und »Aktivität in der Passivität«. Daraus folgt, daß alle Bewegungsabläufe reflektorisch gesteuert werden sollen.

Der Literatur der traditionellen Heilkunst zufolge stellt der geistige Fundus einen unerläßlichen Bestandteil der Übungen dar. Zu diesem Fundus gehören *Ausdauer, volle Aufmerksamkeit, beständiges Üben* (sommers und winters auf die gleiche Weise, zu derselben Stunde und unter möglichst gleichbleibenden Bedingungen) und eine *stufenweise Steigerung*. Die Aneignung einer vollständigen Bewegungsserie benötigt geraume Zeit, weil keine neue Bewegung dazugelernt werden darf, solange nicht alle vorangehenden Übungsphasen vollkommen beherrscht werden. Eine weitere Bedingung ist schließlich *frühes Zubettgehen.*

Geübt wird in der Regel im Freien, möglichst an windgeschützter Stelle. Als Zeitpunkt hat sich eine halbe Stunde nach dem Aufstehen und etwa eine Stunde vor dem Schlafengehen bewährt. Unmittelbar vor und nach den Übungen sollen weder schwere Speisen genossen noch soll getrunken oder geraucht werden. Auch behindernde Kleidungsstücke sind zu vermeiden[211].

Durchführung der heilgymnastischen Übungen

Die vollständige Übungsreihe umfaßt rund 108 Bewegungsphasen, wobei diese Zahl bei den einzelnen Autoren schwankt. Bei allen Übungsphasen werden Arme, Beine und Kopf kreisförmig in verschiedener Richtung bewegt. Die alten Schriften messen dabei auch den Himmelsrichtungen Bedeutung bei, was jedoch heute außer Betracht bleiben kann. Die Übungen können allein oder paarweise durchgeführt werden. Im letzteren Fall stellen sich beide Übende einander gegenüber und führen entweder spiegelbildliche oder ergänzende Bewegungen aus. So werden die verschiedenen Formen von Angriff und Verteidigung gleichsam im Zeitlupentempo durchgespielt. Wenn der eine der Übenden den linken Fuß vorwärts setzt, dann macht sein Gegenüber ebenfalls einen Schritt mit dem linken Fuß. Oder wenn der eine Übungspartner die Arme senkt, dann läßt der andere die erhobenen Arme kreisen, so daß beide Übenden eine Einheit in der Bewegung bilden. Die Übungsdauer beträgt etwa 20 bis 25 Minuten.
Die gymnastischen Übungen besitzen auch eine »hohe Schule«, mit deren Hilfe sich physisches und geistiges Gleichgewicht auf höherer Stufe verbinden. Diese besondere Übungsfolge wird als *Ta Lü* (»das große Zurückschlagen«) bezeichnet. Das bedeutet, daß sowohl bei konkreten Angriffen wie auch bei deren spielerischer Vortäuschung der Akteur den Angreifer nicht nur mit Hilfe seiner Körperkraft abwehrt, sondern auch durch seine aus einem »ruhi-

Abb. 38 Bewegungsablauf aus den *T'ai-chi-ch'üan*-Übungen
Die Abbildung zeigt 15 verschiedene, langsam durchzuführende Bewegungen einer zusammenhängenden Bewegungsreihe.

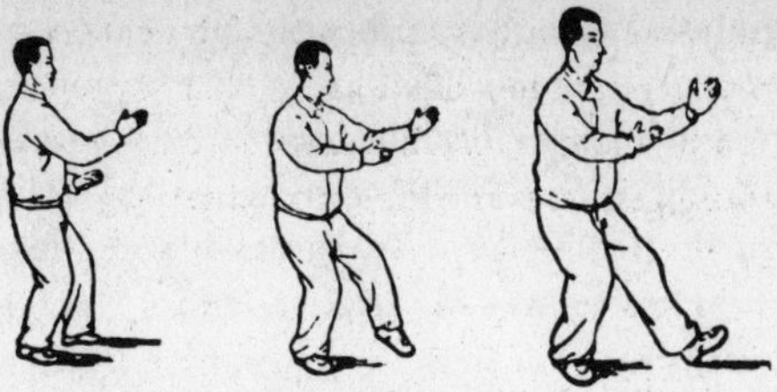

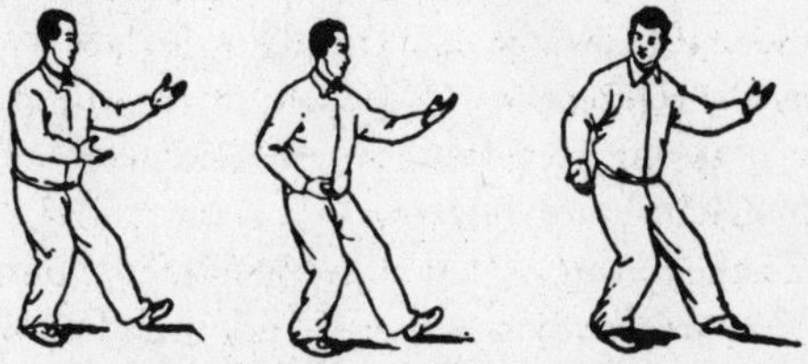

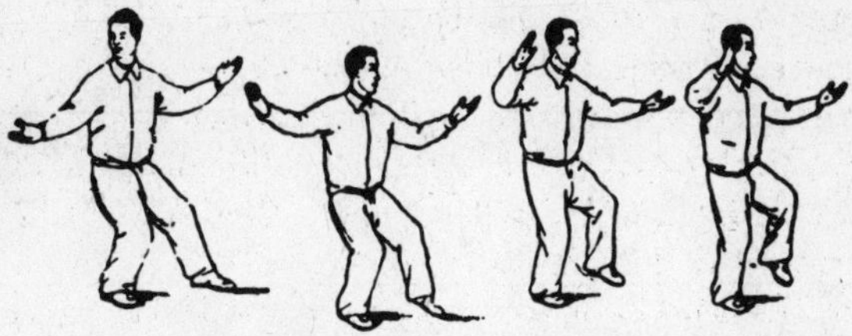

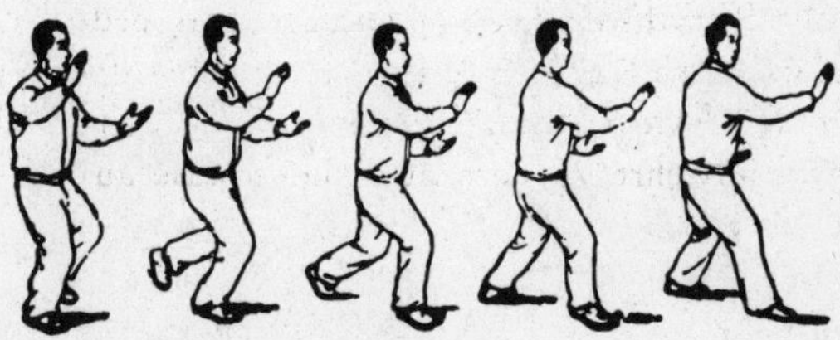

gen Geist« gespeiste Energie die körperliche Kraftentfaltung steigert, wobei der Akteur stets seine Konzentration bewahrt. Die Wurzel hierfür dürfte in buddhistischen Konzentrationsübungen zu suchen sein. Diese *Ta Lü*-Übungen stellen heute ein therapeutisches Mittel zur Erzielung der körperlichen Harmonie dar[212].

Die chinesische Heilgymnastik, deren religiöse Bezüge heute vollständig geschwunden sind, stellt eine sowohl vorbeugende als auch oft ergänzende Therapie dar. Aufgrund des vorbeugenden Charakters werden heilgymnastische Übungen im heutigen China von vielen Menschen ausgeführt, und zwar auch in öffentlichen Parks vornehmlich von älteren Leuten. Die Jugend bevorzugt andere Varianten der Übungen, welche zwar alle auf die ursprüngliche Heilgymnastik zurückgeführt werden können, aber einen mehr sportlichen Charakter besitzen.

Die chinesischen Autoren schreiben der Heilgymnastik eine regulierende Wirkung auf die Blutzirkulation und Kräftigung der Gelenke und Bänder zu. Ergänzend werden mit ihrer Hilfe auch hoher Blutdruck, Tbc-Infektionen, Verdauungsstörungen und Lähmungen behandelt. Bei Lähmungen kann in bestimmten Fällen

Körperpunkt	Meridian	Meßwerte vor der Übung	Meßwerte nach der Übung
Ta-ling	Lunge	47/52	60/60
T'ai-yüan	Dickdarm	60/67	63/65
Ho-ku	Herz	40/53	37/40
Shên-mên	Dünndarm	40/50	50/57
Wan-ku	»Meister des Herzens«	27/52	47/47
Yang-chê	»Dreifacher Erwärmer«	40/43	48/50
T'ai-pai	Milz	65/70	72/80
T'ai-ch'i	Niere	67/75	65/70
T'ai-ch'ung	Leber	60/63	65/66
Ching-ku	Blase	50/57	50/57
Ch'iu-hsü	Gallenblase	52/53	54/54
Ch'ing-yang	Magen	53/56	54/56

durch Gymnastik der antagonistischen Muskulatur auch eine Rückwirkung auf die gelähmten Gliedmaßen erreicht werden[213].

Die modernen Interpreten der traditionellen Heilkunst versuchen auch die Wirkungsweise der Heilgymnastik zu erklären und neu zu werten. So werden mit dem bereits erwähnten Körperpunkt-Mikroampèremeter die Meßwerte vor und nach den Übungen festgestellt. In unserem vorangegangenen Beispiel wurden die in den *Yüang*-Punkten ermittelten Indexzahlen bei einem Magenkranken festgehalten[214].

Der Vergleich der Indexzahlen vor und nach der Übung zeigt eine ausgleichende und harmonisierende Wirkung der Heilgymnastik.

6. Weitere Heilverfahren

Die bisher besprochenen Heilverfahren werden in China auch heute noch allgemein angewendet. Geringer ist dagegen die Bedeutung des *Schröpfens.*

Dieses Verfahren besitzt in China ebenfalls eine sehr weit zurückreichende Tradition. Von Ko Hung wird es im 4.–3. Jahrhundert v. Chr. bereits als *»Horn-Methode« (Chio-fa)*[215] erwähnt. Diese Bezeichnung weist darauf hin, daß das Schröpfen in China nicht wie bei verschiedenen alten Völkern durch Saugen mit dem Mund ausgeführt wurde, vielmehr benützte man hier das Horn eines Tieres. Die Hornspitze wurde abgeschnitten und die weite Öffnung auf die Haut gelegt. Dann saugte man das Horn leer und verschloß rasch die kleinere Öffnung bzw. hielt diese mit einem Finger zu. Das Horn sog sich so an der Haut fest.

Später wurde dieses Horn durch Schröpfköpfe ersetzt. Die heutigen Lehrbücher der traditionellen Heilkunst vermerken, daß das Schröpfen im allgemeinen nur in der Volksmedizin angewandt wurde, die gehobeneren Klassen haben es nicht besonders geschätzt. Eingehendere moderne Arbeiten liegen über dieses Verfahren nicht vor, doch begann man sich nach 1949 auch mit diesem Verfahren zu beschäftigen[216].

Zum Schröpfen werden heute drei verschiedene glockenförmige Gefäße benutzt. Eines davon besteht aus einem 6–8 Zentimeter langen und 2–4 Zentimeter dicken Bambusröhrchen, das an beiden Enden etwas gerundet ist, damit die Haut nicht verletzt wird und das Röhrchen gut ansaugt. Die beiden anderen Formen stellen kleine Glocken aus gebranntem Ton bzw. aus Glas dar. Heute wird als Material hauptsächlich Glas verwendet.

Die traditionell ausgebildeten Ärzte schröpfen auf folgende Weise: Im Schröpfkopf werden in Öl oder Alkohol getränkte Watte, Heilkräuter oder Papier verbrannt, damit sich die Luft in der Glocke erwärmt. Ist der richtige Grad der Erwärmung erreicht, dann wird das brennende Material aus der Glocke entfernt. Nachdem sich der Arzt vergewissert hat, daß der Rand der Glocke nicht zu heiß ist, wird der Schröpfkopf über die Seitenkante auf die

Behandlungsstelle gesetzt, wo er etwa 10–15 Minuten bleibt. Der Schröpfkopf wird dann wieder seitlich abgekippt.
Da sich die Luft beim Abkühlen verdichtet, wird auf die Haut beim Schröpfen eine starke saugende Wirkung ausgeübt. So entsteht ein Bläschen, das sich mit Blut füllt. Die behandelte Hautstelle wird abschließend mit Salbe bestrichen. In alter Zeit wurde der Schröpfkopf mitsamt dem brennenden Material auf die Haut gekippt, was zu Brandwunden führte. Diese Methode wird heute selbstverständlich abgelehnt.

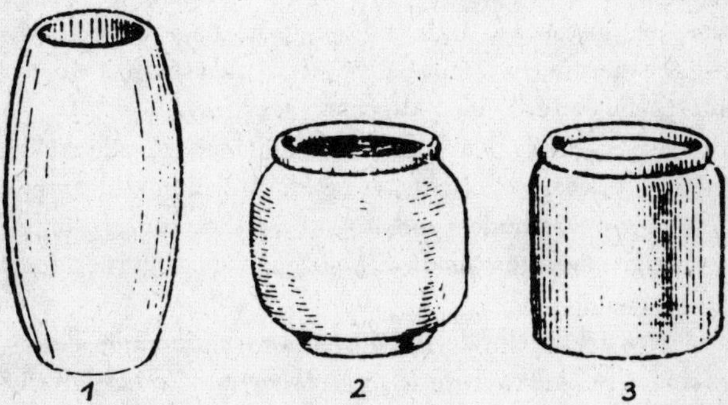

Abb. 39 Schröpfköpfe
(1) aus Bambus, (2) aus gebranntem Ton, (3) aus Glas.

Außer diesem sogenannten *»trockenen Schröpfen«* wird auch das *»blutige Schröpfen«* angewandt. Hierbei wird die Haut mit der lanzenförmigen Akupunktur-Nadel geritzt; wodurch beim Schröpfen eine größere Menge Blut angesaugt werden kann. Der Patient fühlt sich nach einer solchen Behandlung erleichtert. Beide Schröpfmethoden kommen bei der Behandlung von Erkältungs- und rheumatischen Krankheiten, bei Leibschmerzen, Durchfällen und Kopfschmerzen zur Anwendung. Gegenindikation: Hautkrankheiten, Abszesse und Infektionskrankheiten. Schwangere Frauen dürfen nicht auf dem Leib geschröpft werden[217].

Wie eine chinesische medizinische Zeitschrift vermeldet, wurden mit dem Schröpfen bei der Behandlung von chronischen Bronchialkatarrhen und rheumatischen Beschwerden ausgezeichnete Erfolge erzielt[218], was beweist, daß das Schröpfen durchaus seine Berechtigung als Heilmethode besitzt.
Die traditionelle Heilkunst weist allerdings auch Disziplinen auf, die heute als überholt gelten dürfen und deshalb nicht mehr angewandt werden. Aus medizin-historischen Gründen möchten wir diese Verfahren trotzdem kurz streifen.
Eine historische Kuriosität in der chinesischen Heilkunst stellt die Methode des *»Geraderichtens der Knochen« (Chêng-ku)* dar, welche sowohl chirurgische wie auch orthopädische Züge aufweist. Die aus ihrer Lage geratenen Knochen wurden ebenso mit einem Ruck reponiert, wie es auch heute allgemein geschieht.
Rachitisch verbogene Knochen versuchte man gerade zu richten, indem sie zwischen zwei entsprechend geformte Hölzer gespannt wurden. Diese Methode fand auch bei Rückgratverkrümmungen Anwendung. Auch verschiedene Massageformen wurden hierfür in Anspruch genommen[219].
Eine weitere Heilmethode stellt die *Sonnen-Therapie* dar, welche in der chinesischen Tradition als *»Methode des Vertragens der Sonne« (Fu Jih-mang Chih-fa)* bezeichnet wird. Nachdem den Einwirkungen der Sonne und anderer Himmelskörper auch astrologische Wirkungen zugeschrieben wurden, knüpfte sich an die Sonnen-Therapie vielerlei Aberglauben. So wurde in die Hand des Patienten ein rotes oder grünes Blatt Papier gegeben, das die notwendigen Zauberformeln enthielt, welche die Energie der Sonne sammeln sollten. Konkrete Erfolge mit dieserm Zauberzeichen lassen sich schwerlich nachweisen, doch besaß die Sonnen-Therapie durch eine Aktivierung des D-Vitamins sicher ihren Wert.
Die Weltsicht einer Einheit von Makrokosmos und Mikrokosmos sieht den Mann als Vertreter der *Yang*-Energie, also der Sonne, die Frau verkörpert dagegen die passive *Yin*-Energie, also den Mond. Deshalb wurden Frauen nicht der Sonne, sondern dem Mondschein ausgesetzt, wobei ihnen ein gelbes Blatt Papier in die Hand gegeben wurde, welches mit Tusche Zauberzeichen zur Sammlung der »Mond-Strahlung« enthielt.

Es erscheint möglich, daß die Sonnenkuren schamanistischen Ursprunges sind. Der »Regenmacher-Schamane« legte sich nämlich bei großer Trockenheit in die Sonne und versuchte so die Kräfte der Natur zu besserer Einsicht zu veranlassen[220].

Es soll auch jener alte chinesische Brauch erwähnt werden, wonach das Gesicht von Pockenkranken, nach dem Abklingen der Krankheit, mit einem roten Tuch bedeckt und auch das Tageslicht durch einen roten Vorhang gefiltert wurde. Die alten Chinesen wußten wahrscheinlich nichts Konkretes über die auch schädliche Wirkungen der Sonnenbestrahlung, doch erscheint es möglich, daß dieser Brauch viele Kranke vor übermäßigen Pockennarben bewahrt hat[221].

Auch die *Hydrotherapie* hat in China eine bedeutsame Vergangenheit aufzuweisen. Bekannt waren feuchte Packungen, Trinkkuren, auch Thermalbäder, welche vornehmlich gegen rheumatische Beschwerden verordnet wurden. Verschiedene »Wunderquellen« waren besonders für Trinkkuren beliebt.

Bei einer Aufzählung der verschiedenen Heilmethoden muß auch das *Gesundbeten* erwähnt werden, welches einst als selbständiger Zweig der Heilkunst galt, später aber aus der Medizin verbannt wurde. In der *»Geschichte der Sung-Dynastie«* (14. Jahrhundert n. Chr.) findet es, zusammen mit anderen Verfahren, noch Erwähnung. SHUN HSI, der ebenfalls in der *Sung*-Zeit lebte, schrieb sogar ein ärztliches Werk darüber, in welchem sich dreizehn Gruppen von Zaubersprüchen und Gebetsformen verzeichnet finden[222]. Die Zaubersprüche umfassen sowohl einsilbige, sogenannte »krankheitsaustreibende« Worte, wie auch Formeln im Bitt- oder Befehlston, welche die Herren der Unterwelt oder des Geisterreiches anrufen.

Über die *Chirurgie* haben wir bereits gesprochen. Diese stellte, zusammen mit der Anatomie, den rückständigsten Zweig der traditionellen chinesischen Heilkunst dar. Die Durchführung von Operationen, insbesondere Amputationen, wurde erheblich durch die Auffassung behindert, daß der von Eltern und Voreltern erhaltene Körper auch den Ahnen wieder unversehrt zurückgegeben werden müsse. Obgleich sich PIEN CH'ÜEH (5. Jahrhundert v. Chr.) bereits mit Fragen der Anatomie und Embryologie beschäftigte, blieb die Chirurgie in der Folge weitgehend auf die Behandlung von Knochenbrüchen und das Öffnen von eitrigen Geschwülsten beschränkt. Auch die Behandlung von Kriegsverletzungen *(Chin-tsu)*, welche in der *Sung*-Zeit zu einer eigenen heilkundlichen Disziplin ausgebaut wurde, sowie Kastrationen – denn der kaiserliche Hof hatte einen großen Bedarf an Eunuchen –, spielte eine nicht unwesentliche Rolle.

Wegen der Rückständigkeit der Chirurgie bestand auch keine Notwendigkeit, die anatomischen Kenntnisse zu vertiefen, obwohl bereits im Altertum enge Beziehungen zu Indien unterhalten wurden, wo ausgezeichnete chirurgische Verfahren geübt wurden, wie beispielsweise Nasenplastiken und Bauchoperationen.

In gewissem Grade gehörte im chinesischen Altertum auch die *Zahnheilkunde* zur Chirurgie. Die Zähne wurden im allgemeinen mit der bloßen Hand gezogen, und schon seit dem 11.–12. Jahrhundert n. Chr. wurde das Amalgam zur Füllung hohler Zähne benutzt[223].

Es bleibt noch ein Verzeichnis der *dreizehn Wissenschaften*, die in der *»Geschichte der Sung-Dynastie«* die Heilkunde ausmachen, erwähnenswert. Die Medizin wurde nämlich damals in die folgenden dreizehn Zweige unterteilt:

1. die »Wissenschaft des Windes«,
2. die »Wissenschaft des Fiebers«,
3. die »Wissenschaft der Pulse«,
4. die »Frauenheilkunde«,
5. die »Geburtshilfe«,
6. die »Akupunktur«,
7. die »Moxibustion«,
8. die »Rachen-, Mund- und Zahnheilkunde«,
9. die »Behandlung der Geschwülste«,
10. die »Wissenschaft des Geraderichtens der Knochen«,
11. die »Behandlung der Körperverletzungen«,
12. die »Atemtherapie«,
13. das »Gesundbeten«[224].

Diese Einteilung wurde später erweitert, und ein haarspalterisches Theoretisieren trat immer mehr in den Vordergrund, eine Entwicklung, die in der *Ming*-Zeit den Höhepunkt erreichte. So weist diese Epoche vier heilkundliche Hauptrichtungen auf: Die *Yin-Yang*-

Schule führte die Krankheiten auf einen Mangel an *Yin*-Energie, bzw. einen Überschuß an *Yang*-Energie, zurück. Die sogenannte *Wên-pu-Schule* suchte die Krankheitsursache in einem Mangel an *Yang*-Energie. Die *radikale Schule* behandelte den »Einfluß der Dämonen« und die fiebrigen Erkrankungen mit »radikalen« pflanzlichen Medikamenten. Die *konservative Schule* ließ nur die alten klassischen Werke und deren Kommentare gelten.

7. Die traditionellen Medikamente

Nach der konfuzianischen Überlieferung hat SHÊN-NUNG die Menschen den Gebrauch des Pfluges und der Medikamente gelehrt. Wir wissen zwar heute, daß SHÊN-NUNG eine Gestalt der Legende ist, doch gilt als sicher, daß die Kenntnis der Heilkräuter und Medikamente in die Urzeit Chinas zurückreicht. So werden nicht nur auf den Orakelknochen, sondern auch in den ältesten literarischen Zeugnissen, wie dem *»Buch der Lieder« (Shih Ching),* Namen von Arzneien erwähnt, ohne daß diese Werke deshalb heilkundlichen Zwekken gedient hätten.

Die Kenntnis der Heilkräuter und Drogen beruht auf der Volkserfahrung und wurde meist empirisch gewonnen und verbreitet. Jedoch blieb auch die Alchimie nicht ohne Einfluß auf die Weiterentwicklung der Medikamente, wobei allerdings auch Irrwege nicht vermieden wurden. Das »Kraut des ewigen Lebens« oder die »goldene Pille« konnten zwar nicht zum ewigen Leben verhelfen, aber die Suche danach schenkte der Menschheit einige brauchbare Arzneimittel.

Der große Arzt des Altertums, PIEN CH'ÜEH, verordnete zahlreiche Medikamente. CHANG CHUNG-CHING (2.–3. Jahrhundert n. Chr.) kannte Medikamente zur Linderung des Fiebers, harntreibende und Brechmittel, sedierende und tonisierende Drogen sowie schmerzstillende Mittel. Sein Zeitgenosse HUA T'O wandte bei der peroralen Anästhesie ebenfalls Drogen an, deren Zusammensetzung allerdings nicht überliefert wurde.

Genauere Einsichten lassen sich aus den erhaltenen ursprünglichen, oder auch den später überarbeiteten Arzneibüchern gewinnen. Das älteste dieser Werke ist das *»Arzneibuch des Shên-nung« (Shên-nung Pên-ts'ao Ching),* welches die Namen und Beschreibungen von 365 verschiedenen Medikamenten enthält. Auch einige Grundsätze für die Anwendung dieser Mittel sind verzeichnet. Die *»Su Wên«* und *»Ling Shu«* betitelten Teile der *»Inneren Heilkunde des Gelben Kaisers« (Huang-ti Nei-ching)* verzeichnen in Zusammenhang mit den einzelnen Krankheitsbeschreibungen ebenfalls zahlreiche Arzneimittel.

Zu Beginn des 4. Jahrhunderts n. Chr. experimentierte ein alchimistischer Arzt, Ko Hung, mit Medikamenten. In der Folge hat der taoistische Arzt T'ao Hung-ching (5.–6. Jahrhundert n. Chr.) die seit der *Han*-Zeit gesammelten etwa 365 neueren Arzneimittel mit den Medikamenten aus dem *»Arzneibuch des Shên-nung«* verglichen. Im 7. Jahrhundert n. Chr. wurden erneut Heilmittel und deren Rezepturen gesammelt, auch erschien eine verbesserte Ausgabe des *»Arzneibuches des Shên-nung«*, welches jetzt bereits 844 Medikamente verzeichnete[225].

In unserer Darstellung darf auch der große taoistische Arzt Sun Szû-miao aus dem Beginn der *Tang*-Zeit nicht fehlen, welcher den Ehrennamen *»König der Arzneien« (Yao-wang)* trug. Wie die Ärzte seiner Zeit, faßte auch er die heilkundlichen und pharmakologischen Überlieferungen der vorausgegangenen Epoche zusammen und ergänzte diese mit seinen eigenen Erkenntnissen. Sein bereits erwähntes Werk *»Tausend-Dukaten-Rezepte« (Ch'ien Chin Fang)* enthält sowohl Rezepte der Volksmedizin wie auch seine eigenen Geheimrezepte. Er erwähnt als erster die Soja-Arten *(Wu-tou, Ta-tou)*, welche, wie wir heute wissen, B_1-Vitamin enthalten, sowie die aus dem gleichen Grunde beachtenswerte Rinde des Maulbeerbaums *(Sang-p'i)*[226].

Die Ausbreitung des Buchdrucks spiegelt sich in einer Vermehrung der Arzneibücher wider. Ebenfalls erhöht sich die Zahl der im 10. bis 13. Jahrhundert n. Chr. zusammengetragenen Arzneimittel auf 1082. Li Shih-chên, der bedeutende Arzt und Pharmakologe am Ende des 16. Jahrhunderts, führt in seinem *»Arzneibuch« (Pên-ts'ao Kang-mu)* bereits 1892 verschiedene Arzneimittel auf, indem er die Erkenntnisse der früheren Perioden mit seinen eigenen zusammenfaßt. Das Werk ist auch heute noch wertvoll. Wir wollen uns deshalb im nächsten Abschnitt besonders mit diesem bedeutenden Gelehrten beschäftigen.

Li Shih-chên, der bedeutende Arzt und Pharmakologe

Li Shih-chên wurde in der heutigen Hupei-Provinz geboren. Bereits sein Großvater war ein berühmter Wanderarzt jener Zeit; sein Vater, ebenfalls Arzt, erzog den Sohn schon von klein auf für den ärztlichen Beruf. Arzt-Dynastien solcher Art hüteten zahlreiche Verfahren, Kunstgriffe und Rezepte als Familiengeheimnis, welches meist als Erbe dem erstgeborenen Sohn weitergegeben wurde.

Flora und Fauna von Hupei sind außerordentlich reich. So begann das Kind unter dem Einfluß des häuslichen Milieus und der Naturgegebenheiten bereits sehr früh Erkenntnisse zu sammeln. Der Vater beobachtete den Eifer des Sohnes mit Wohlgefallen und förderte dessen Interesse.

Li Shih-chên durchschaute die Hohlheit des damaligen Medizin-Betriebes in China sehr bald, wobei er sich instinktiv zu den einfachen Menschen hingezogen fühlte. Er wanderte viel in den Wäldern umher, sammelte Pflanzen und schloß Freundschaft mit den Dorfbewohnern, die auch seinem Vater mit Ehrfurcht begegneten. So wird es verständlich, daß ihm Kenntnisse über Arzneien und Heilverfahren anvertraut wurden, die nur im Besitz des Volkes waren. Während die taoistischen Magier an den Höfen ihre Mixturen brauten und den »Trank der Unsterblichkeit« bereiteten, erwarb sich Li Shih-chên wertvolle Kenntnisse, die lediglich zu überprüfen und zu ordnen waren. Der Jüngling studierte unter der Anleitung des Vaters die gesamte offizielle medizinische und pharmakologische Literatur, um auch diese in seinem späteren großen Werk mit zu verarbeiten. Über die taoistischen Magier gewann er seine eigene Meinung: »Ihr Wort ist samt und sonders verworren, ihre medizinische und pharmakologische Theorie schwerfällig, weshalb dem Ganzen kein Vertrauen geschenkt werden kann.« An anderer Stelle schreibt er: »Jemand hat Zinnober eingenommen und ist doch gestorben, der andere schluckte ›flüssiges Gold‹ und starb ebenfalls; keiner wurde unsterblich.«[227] Der Zinnober zählte nämlich zu den Unsterblichkeit schenkenden Medikamenten, dem magische Kräfte zugeschrieben wurden, weil er rot ist wie das Blut.

Oder es vertraten die Autoren zweier alter pharmakologischer Werke die Ansicht, daß das Quecksilber nicht giftig sei, sondern vielmehr den Grundstoff des Lebenselixiers bilde. Li Shih-chên bemerkte dazu: »Seit den sechs vergangenen Dynastien bis zum heutigen Tag haben viele Quecksilber in der Hoffnung eingenommen, daß es ihr Leben verlängere. Viele wurden jedoch krank oder starben sogar an Vergiftung. Die taoistischen Alchimisten stehen unter jeder Kritik; wie können pharmakologische Bücher nur solchen Unsinn behaupten?«[228]

Gleichzeitig mit der Überarbeitung der ins Uferlose angeschwollenen pharmakologischen Literatur entdeckte Li Shih-chên selbst neue Heilmittel, welche auch heute noch geschätzt werden.

Es handelt sich um das gegen Wechselfieber angewandte *Ch'ang-shan (Dichroa febrifuga* Lour.), das Antipyreticum *Huang-chin (Scutellaria baicalensis* Georgi); das gegen Menstruationsstörungen gebrauchte *I-mu-ts'ao* (*Leonurus sibiricus* L., in Deutschland »Herzgespann« genannt); das tonisierende *Jên-shên* (*Panax ginscheng* Nees, die »Ginsengwurzel«); das harntreibende *Hsiang-yu (Elsholtzia cristata);* das Lepramittel *Ta-fêng-yu* (das Öl des *Lucraban*-Kernes); das antiasthmatische Mittel *Ma-huang* (*Ephedra vulgaris sin.* Stapf); gegen Eingeweidewürmer das *Lei-wan* (*Mylitta lapidescens* Horan.) und die Betelnuß *(Pin-liang);* das bakterizide *Ta-huang* (*Rheum officinale* Baill, der auch uns bekannte Rhabarber) sowie das den Blutdruck regulierende *Tu-chung* (*Eucomnia ulmoides* Olic.)[229].

Er reihte weiter Alkohol *(Shao-chiu),* Opium *(Ya-p'ien),* Wein *(P'u-t'ao-chiu),* Kampfer *(Chang-nao),* Stechapfel *(Man-t'o-lo, Datura stramonium)* sowie den Strychninsamen *(Fan-mu-pieh, Semen strychni)* unter die Arzneimittel ein[230].

Sein gewaltiges Werk, das *»Arzneibuch«*, stellte er in dreißigjähriger Arbeit zusammen. Dazu hat er 758 Werke ausgewertet, darunter 41 alte Arzneibücher, 277 heilkundliche Werke und Rezeptbücher sowie 440 historische Arbeiten. Er selbst trug 413 Arzneimittel zusammen, wobei er sich sowohl auf eigene Erfahrung wie auch auf Hinweise des Volkes stützte. Zusammen mit den bereits bekannten und von ihm systematisierten 1479 Arzneimittelarten finden sich also in seinem *»Arzneibuch«* 1892 Medikamente samt

Indikation verzeichnet. Das Werk ist erst 1596, nach dem Tod von Li Shih-chên, erschienen.

Das *»Arzneibuch«* umfaßt 52 Kapitel, welche sich wiederum in 16 Gruppen und 60 Untergruppen gliedern. Von den beschriebenen Arzneimitteln sind 492 animalischen Ursprungs (Fische, Vögel, Säugetiere, Mensch); 1094 pflanzlicher Herkunft (610 Kräuter und 484 Bäume und Sträucher); 275 wurden aus Metallen und Mineralien gewonnen; 31 schließlich sind »Artikel des täglichen Lebens«[231].

Das Werk löste in ganz China ein lebhaftes Echo aus und wurde später auch im Westen bekannt. In Japan kamen 1857 und 1929 Übertragungen heraus. Teile dieses Werkes hat der Pole Michael Boym bereits 1659 übertragen; 1735 übersetzte es der Franzose Du Halde vollständig ins Französische. 1857 erfolgte eine Übertragung ins Russische durch den Arzt und Sinologen A. Tatarinow. 1928 erschien eine gekürzte deutsche Ausgabe. Aus dem angelsächsischen Bereich sind mehr als zehn Übersetzungen bekannt[232].

1960 veröffentlichten zwei sowjetische Forscher, F. Ibragimow und W. Ibragimowa, ein kritisch wertendes Werk über die traditionellen chinesischen Arzneimittel, welchem in erster Linie das Material des Li Shih-chên[233] zugrunde gelegt ist. In diesem Werk werden mit Hilfe chemischer Analysen etwa 300 chinesische Medikamente wissenschaftlich ausgewertet.

Klassifizierung und Herstellung der Arzneimittel

Die heutige traditionelle Heilkunde teilt die Arzneimittel in drei Hauptgruppen, nämlich in Medikamente pflanzlichen, tierischen und mineralischen Ursprungs ein, wobei die erste der genannten Hauptgruppen die weitaus größte Abteilung darstellt.

Arzneimittel pflanzlichen Ursprungs

Die Heilpflanzen enthalten die für sie charakteristischen Wirkstoffe in wechselnder Konzentration, welche eng mit der jeweiligen

Wachstumsphase zusammenhängt. Der Wirkstoffgehalt der frischen Pflanze ist am höchsten, in welchem Zustand sich die Kräuter jedoch nicht lange lagern lassen. Es ist deshalb auch in China das Trocknen der Heilpflanzen ebenso gebräuchlich wie in der übrigen Welt.

Verwendet werden Wurzeln, Blüten, Blätter, Samen und Früchte der Heilpflanzen. Die traditionelle Heilkunst kennt die Herstellung von Arzneien mit Hilfe von Feuer, Wasser oder der kombinierten Anwendung von beiden Verfahren. Aufbereitungsarten mit Hilfe des *Feuers* stellen das Trocknen, Bräunen, Rösten und Verbrennen, bei Medikamenten metallischer Herkunft auch das Schmelzen, dar. Zu den »wäßrigen« Aufbereitungsarten gehören das Einweichen und das Anfeuchten, wozu auch die Gewinnung alkoholischer Extrakte zählt. Eine Kombination der »feurigen« und »wäßrigen« Methode stellen das Kochen, Dämpfen und Dörren dar[234].

Die traditionelle Heilkunst unterscheidet weiter Medikamente mit kaltem und warmem Charakter. Nach Ansicht der Alten sollen Krankheiten »warmen« Charakters mit »kalten« Arzneien kuriert werden und umgekehrt[235]. Außerdem wurden die Arzneimittel früher auch nach dem Geschmack unterschieden, wobei die bitteren, saueren, süßen, salzigen und scharfen Medikamente zur Heilung jeweils verschiedener Krankheiten als geeignet erschienen. »Der bittere Geschmack besitzt einen ›harten‹, ›kräftigen‹ Charakter und wirkt auf das Herz; der die Leber beeinflussende saure Geschmack zeigt ›sammelnden‹ Charakter; der süße Geschmack besitzt milde Eigenschaften und beeinflußt die Tätigkeit der Milz; der ›zarte‹ Charakter des salzigen Geschmacks beeinflußt die Nieren und die Harnblase; der scharfe, ›zerstreuende‹ Geschmack wirkt auf die Lunge ein.«[236]

Die Differenzierung der Geschmacksqualitäten sowie deren Zusammenhang mit besonderen Krankheitsformen stellt eine bemerkenswerte, bereits jahrtausendealte Entdeckung der chinesischen Heilkunst dar. So werden mehrere der rein empirisch gewonnenen Einsichten durch die modernen Erkenntnisse bestätigt.

Die Beziehung zwischen der bitteren Geschmacksqualität und dem Herzen läßt sich etwa so erklären: Ein Hauptsymptom bei Erkrankungen des Gallensystems stellt die Stauung der Gallenabsonderung und als Folge davon eine Verdickung derselben dar. Durch die behinderte Gallenblasenentleerung gerät auch etwas Galle in den Blutkreislauf, wo sie im Mund von der bitter empfindenden Zunge und den Papillen wahrgenommen wird. Der Kranke hat also stets einen bitteren Geschmack im Mund; was er auch ißt oder trinkt, schmeckt bitter für ihn. Die Irritation der Gallenwege wirkt reflektorisch auf die Herzgefäße ein und löst so Angina-pectoris-ähnliche Anfälle aus. Das Herz ist dabei aber völlig gesund, da es sich lediglich um Viszeral-Reflexe zwischen Gallensystem und Herz handelt. Wenn also der Patient über Angina-pectoris-ähnliche Anfälle klagt und gleichzeitig einen bitteren Geschmack wahrnimmt, dann ist aller Wahrscheinlichkeit nach nicht das Herz krank, sondern die Galle.

Eine Erklärung für die Beziehung zwischen saurem Geschmack und der Leber ist darin zu suchen, daß chronische Leberkrankheiten meist von einer Magenschleimhautentzündung begleitet werden, die Hand in Hand mit einer Säureüberproduktion geht. Hier erkranken primär die Gallenkapillaren innerhalb der Leber, wobei sich die Störung auch auf den Magen überträgt. Die Funktionsstörung der Gallenkapillaren läßt sich auf eine chronische Dysfunktion der Leberzellen zurückführen, welche die Wand der Gallenkapillaren bilden. Solche Patienten haben ständig einen saueren Geschmack, der also auf eine Leberstörung hinweist.

Milz und Bauchspeicheldrüse können zu einem einheitlichen System gerechnet werden. Die alten Chinesen kannten die Bauchspeicheldrüse als solche noch nicht. Die Annahme dieser Einheit ist berechtigt, weil die Symptomatologie der Körperpunkte des *Milz-Meridians* gleichzeitig den Funktionskreis der Bauchspeicheldrüse lückenlos mit einschließt. Die westlichen Akupunktur-Werke bezeichnen diesen Meridian oft auch als *Milz-Pankreas-Meridian.* Wir wissen weiter, daß die Bauchspeicheldrüse einer der Hauptregler des Zuckerhaushaltes ist. Die unmittelbare Einwirkung der süßen Speisen (Zucker, Kohlehydrate) auf dieses System ist allgemein bekannt.

Eine allgemein bekannte Tatsache ist ferner, daß Nierenkranke keine stark gesalzenen Speisen genießen sollen. Die Ödembereitschaft der Nierenkranken hängt nämlich eng mit der Regulierung des Natriums und Chlors im Organismus zusammen.

Lediglich für einen Zusammenhang zwischen dem scharfen Geschmack und der Lunge stehen uns keine Belege zur Verfügung. Stark gewürzte Speisen wirken vielleicht der Appetitlosigkeit des Lungenkranken entgegen.
Abgesehen von diesem letzten Punkt ist die Erkenntnis einer physiologischen Rolle von vier der Grundgeschmacksqualitäten erklärbar. In der Perspektive der Jahrtausende ist dies eine Leistung der chinesischen Heilkunst, die Anerkennung verdient und der Beobachtungsgabe der alten Heilkundigen ein gutes Zeugnis ausstellt.
Leider müssen wir es uns versagen, die chinesischen Heilmittel im Rahmen dieser Darstellung ausführlicher zu behandeln.
Aus dem gewaltigen Erbe der chinesischen Pharmakologie zählen wir die bekanntesten Heilpflanzen, gegliedert nach der Indikation, auf[237].

Gegen Herz- und Kreislaufstörungen wirksame Heilpflanzen

T'ien-mên-tung	*Asparagus lucidus* Lindl. (eine Spargelart)
Hsiang-chang	*Cinnamomum camphora* Nees et Eberm. (Kampfer)
Pan-pien-lien	*Lobelia chinensis* Lour. (Lobelie)
P'u-ho	*Mentha arvensis var. piperascens hort.* L (eine Minzenart)
Chih-chu	*Rhododendron sinense* Sw.
Yüan-shên	*Scrophularia Oldhami* Oliv. (eine Braunwurzart)

Harntreibende Mittel

Ta-suan	*Allium sativum* L (Knoblauch)
Yin-ch'ên	*Artemisia capillaris* Thunb. (eine Beifußart)
Ma-huang	*Ephedra sinica* Stapf (eine Meertraubenart)
Hsü-sui-tzû	*Euphorbia lathyris* L (eine Wolfsmilchsart)

Ch'uan-ching-p'i	*Hibiscus syriacus* L (eine Eibischart)
P'u-ho	*Mentha arvensis var. piperascens hort.* (eine Minzenart)
Sang-p'i	*Morus alba* L (Blätter und Rinde des Maulbeerbaums)
Ch'ê-ch'ien-tzû	*Plantago major var. asiatica* DECNE. (eine Wegerichart)

Schweißtreibende Mittel

Yin-ch'ên	*Artemisia capillaris* THUNB. (eine Beifußart)
Ma-huang	*Ephedra sinica* STAPF (eine Meertraubenart)
P'u-kung-ying	*Taraxacum officinale* WIGG. (eine Löwenzahnart)

Zur äußerlichen Wundbehandlung

Lu-huei	*Aloe chinensis* STEUD. (eine Aloenart)
Ch'ê-ch'ien-tzû	*Plantago major var. asiat.* DECNE. (eine Wegerichart)
Chih-tzû-mien	*Gardenia jasminoides* ELLIS (eine Gardenienart)

Hustenmittel

Sha-shên	*Adenophora tetraphylla* (THUNB.) FISCH.
Ch'ien-hu	*Angelica decursiva* (MIQ.) FRANCH. (eine Engelwurzart)
Mu-po-tzû	*Momordica cochinchinensis* SPRENG.
Jên-shên	*Panax schin-seng* NEES (Ginseng-Wurzel)
Kua-lou	*Trichosanthes Kirillowii* MAXIM.

Blutstillende Mittel

Ai-yeh	*Artemisia vulg. var. indica.* MAXIM. (eine Beifußart)

Lou-lu	*Echinops dahuricus* FISCH.
Tan-p'i	*Paeonia suffructicosa* ANDR. (eine Pfingstrosenart)
Huai-hua	*Sophora japonica* L (Japanische Akazie)
Ts'ê-po-yeh	*Thuja orientalis* L (eine Thujenart)

Tonisierende Mittel

Lu-huei	*Aloe chinensis* STEUD. (eine Aloenart)
Hsiang-chang	*Cinnamomum camphora* NEES et EBERM. (Kampfer)
Fan-mu-po	*Strychnos nux-vomica* L (Samen des Brechnußbaumes)

Stärkungsmittel

Hsüeh-chieh	*Acorus calamus* L (echter Kalmus)
Hsien-hao-ts'ao	*Agrimonia eupatoria* L (Klette)
Shan-chu-yü	*Cornus officinalis* SIEB. et ZUCC. (Kornelkirsche)
Chung-p'u	*Magnolia officinalis* REHD. et WILS. (Magnolienart)
Jên-shên	*Panax schin-seng* NEES (Ginseng-Wurzel)
Hu-ma	*Sesamum indicum* L (Sesam)

Sedierende Mittel

Ma-jên, Ta-ma	*Cannabis sativa var. indica* L (eine Hanfart)
Pai-kuo, Jin-hsing	*Ginkgo biloba* L
Shêng-chiang	*Zingiber officinale* ROSC. (Ingwer)

Schmerzstillende Mittel

Fu-tzû, Fu-p'ien, Wu-t'ou	*Aconitum Fischeri* REICHB. (Eisenhut)
Hsüeh-chieh	*Acorus calamus* L (echter Kalmus)
Ma-jên, Ta-ma	*Cannabis sativa var. indica* L (eine Hanfart)
Chü-hua	*Chrysanthemum sinense* SABINE. (eine Chrysanthemenart)

W u r m m i t t e l

Pin-liang	*Areca catechu* L (Betelnuß)
Wu-yao	*Lindera strychnifolia* VILL.
Ta-suan	*Allium sativum* L (Knoblauch)
Yin-ch'ên	*Artemisia capillaris* THUNB. (eine Beifußart)
Yen-ts'ao	*Nicotina tabacum* L (Tabak)

A n t i s e p t i k a

Pai-chieh-tzû	*Sinapis arvensis* L (Senf)
Huang-ch'ang-shan	*Dichroa febrifuga* LOUR.
Ta-suan	*Allium sativum* L (Knoblauch)
P'u-ho	*Mentha arvensis var. piperascens hort.* (eine Minzenart)

A n t i t o x i k a

Ma-tou-ling	*Aristolochia debilis* SIEB. et ZUCC. (eine Osterluzeiart)
Shan-chu-yü	*Cornus officinalis* SIEB. et ZUCC. (Kornelkirsche)
Hu-ma	*Sesamum indicum* L (Sesam)

D e s e n s i b i l i s i e r e n d e M i t t e l

Fou-p'ing-ts'ao	*Lemna minor* L (Kleine Teichlinse)
Hsia-k'u-ts'ao	*Prunella vulgaris* L (Gewöhnliche Brunelle)

G e g e n K r a n k h e i t e n d e s M a g e n s u n d d e s V e r d a u u n g s a p p a r a t e s

Pi-ma	*Ricinus communis* L (Rizinus)
Ma-ling-shu	*Solanum tuberosum* L (Kartoffel)
Hsüeh-chieh	*Acorus calamus* L (echter Kalmus)
Lu-huei	*Aloe chinensis* STEUD. (eine Aloenart)
Ch'ien-hu	*Angelica decursiva* (MIQ.) FRANCH. (eine Engelwurzart)

Yin-ch'ên	*Artemisia capillaris* THUNB. (eine Beifußart)
Hsiang-chang	*Cinnamomum camphora* NEES et EBERM. (Kampfer)
Ch'ên-ch'ien-tzû	*Plantago major var. asiat.* DECNE. (eine Wegerichart)
P'u-kung-ying	*Taraxacum officinale* WIGG. (eine Löwenzahnart)

Stoffwechselfördernde Mittel

Kan-ts'ao	*Glycirrhiza uralensis* FISCH. (eine Art Lakritzenwurzel)
T'ien-mên-tung	*Asparagus lucidus* LINDL. (eine Spargelart)
Ch'ê-ch'ien-tzû	*Plantago major var. asiatica* DECNE. (eine Wegerichart)
Chih-tzû-mien	*Gardenia jasminoides* ELLIS (eine Gardenienart)

Krampflösende Mittel

I-i-jên	*Coix lacrima-jobi* L
Ko-kên	*Pueraria hirsuta* C. K. SCHISCHK.
Ch'uan-chiao	*Zanthoxylum piperitum* DC.
Fu-tzû, Fu-p'ien, Wu-t'ou	*Aconitum Fischeri* REICHB. (Eisenhut)
Ch'ien-hu	*Angelica decursiva* (MIQ.) FRANCH. (eine Engelwurzart)
Ma-jên, Ta-ma	*Cannabis sativa var. indica* L (eine Hanfart)
Tan-p'i	*Paeonia suffructicosa* ANDR. (eine Pfingstrosenart)
P'u-ho	*Mentha arvensis var. piperascens hort.* (eine Minzenart)

Entzündungshemmende Mittel

Pan-pien-lien	*Lobelia chinensis* LOUR. (Lobelie)
Hu-huang-lien	*Picrorhiza Kurroa* ROYLE.

Yüan-shên	*Scrophularia Oldhami* OLIV. (Braunwurz)
Hu-ma	*Sesamum indicum* L (Sesam)
P'u-kung-ying	*Taraxacum officinale* WIGG. (eine Löwenzahnart)

Das zentrale Nervensystem beeinflussende Mittel

Kou-t'êng	*Nauclea rhynchophylla* MIQ.
Yüan-chih	*Polygala tenuifolia* WILLD. (Kreuzblume)
Yen-chieh-ts'ao	*Ophiopogon japonicus* KER.
Chü-lo	*Citrus nobilis* L (Mandarin)
Chih-tzû-mien	*Gardenia jasminoides* ELLIS (eine Gardenienart)

Das endokrine System beeinflussende Mittel

Tzû-ts'ao-kên	*Lithospermum erythrorhizon* SIEB. et ZUCC.
Tan-shên	*Salvia miltiorrhiza* BUNGE (eine Salbeiart)
Ch'ê-ch'ien-tzû	*Plantago major var. asiatica* DECNE. (eine Wegerichart)
Tan-p'i	*Paeonia suffructicosa* ANDR. (eine Pfingstrosenart)

Tuberkulosemittel

Sha-shên	*Adenophora tetraphylla* THUNB. FISCH.
Tsao-chia	*Gleditschia sinensis* LAM.
Fêng-hsiang, Lu-lu-t'ung	*Liquidampar formosana* HENCE.
Shan-tzû-ku	*Tulipa edulis* BAKER (eßbare Tulpe)

Mittel gegen Nierenkrankheiten

Tsê-hsieh	*Alisma orientale* (G. SAM.) JUZ.
Lu-tang-shên	*Codonopsis pilosula* (FRANCH.) NANNFELDT

P'u-ho	*Mentha arvensis var. piperascens hort.* (eine Minzenart)

Asthmamittel

Fang-chi	*Sinomenium acutum* REHD. et WILS.
Pan-hsia	*Pinellia ternata* DRUCE.
Ch'ien-hu	*Angelica decursiva* (MIQ.) FRANCH. (eine Engelwurzart)
Yin-ch'ên	*Artemisia capillaris* THUNB. (eine Beifußart)
Ma-jên, Ta-m̃a	*Cannabis sativa var. indica* L (eine Hanfart)
Sang-p'i	*Morus alba* L (Maulbeerbaumblätter)
Ma-huang	*Ephedra sinica* STAPF (eine Meertraubenart)
Hu-ma	*Sesamum indicum* L (Sesam)
Ts'ê-po-yeh	*Thuja orientalis* L (eine Thujenart)

Mittel gegen Arteriosklerose

Ts'ung-pai	*Allium fistulosum* L (eine Zwiebelart)
Lu-huei	*Aloe sinensis* STEUD. (eine Aloenart)
Yen-chieh-ts'ao	*Ophiopogon japonicus* KER.

Äußerliche Mittel gegen Starerkrankungen

Tung-ch'ung-hsia-ts'ao	*Cordyceps sinensis* (BERK.) SACC.
Pai-kuo, Jin-hsing	*Ginkgo biloba* L
Shêng-chiang	*Zingiber officinale* ROSC. (Ingwer)

Dieses Verzeichnis der Heilpflanzen umfaßt nur einen verschwindend geringen Teil aller in den alten und auch neuen traditionellen Arzneibüchern beschriebenen Kräuter. Das Werk *»Die Zusammenfassung der Traditionellen Chinesischen Heilkunst« (Chung-i-hsüeh Kai-lun)* erwähnt ca. 500 grundlegende Medikamente pflanzlichen Ursprungs, das Buch von F. IBRAGIMOW und W. IBRAGIMOWA *»Die grundlegenden Arzneien der Chinesischen Heilkunst«*

beschreibt ausführlich mehr als 300 pflanzliche Heilmittel. Die traditionellen chinesischen Arzneibücher vermerken auch Eigenschaften, Geschmack, Wirkung und Dosierung in allen Einzelheiten[238].
Für die Verabfolgung der Medikamente gaben die alten Ärzte Vorschriften bezüglich der Tageszeit, der Mondphasen und der übrigen kosmischen Konstellationen. Diese ins einzelne gehenden Regeln dürfen heute als veraltet angesehen werden. Allerdings wurde durch moderne biologische Forschungen festgestellt, daß auch die Lebensvorgänge dem biologischen Rhythmus unterliegen und so die Wirkungsintensität der Medikamente von Tageszeit, Sonnenfleckenperioden, Jahreszeit etc. abhängen kann[239].

Arzneimittel tierischen Ursprungs

Hierher gehört beispielsweise der Mageninhalt des Moschusrindes *(Shê-hsiang, Moschus moschiferus* L.), welcher gegen Neurasthenie und Blutarmut oder zur Herzstärkung verordnet wurde. Das Horn des asiatischen Nashorns *(Hsi-chüeh, Rhinocerus indicornus var. unicornis)* wurde, zu Pulver gemahlen oder gestoßen, als Gegenmittel bei Vergiftungen und als Beruhigungsmittel bei Gehirnentzündungen verabreicht. Dem pulverisierten Geweih des jungen Hirsches *(Lu-chung)* wurde eine Wirkung gegen Lungenkrankheiten, Blutarmut und rheumatische Krankheiten zugesprochen. Auch Antilopenhorn, Skorpione, die verschiedenen Schlangengifte (beispielsweise das Gift der *Wu-shê = Natrix vibakari)* finden sich auch heute noch in den chinesischen Apotheken. Auch Otterfett und Honig, der ebenfalls zu den Medikamenten tierischen Ursprungs gerechnet wird, gehören hierher. Die alte Heilkunde glaubte ferner an die Heilkraft der Plazenta, der Fingernägel, des Urins, der Fäkalien, wie auch der verschiedenen Schnecken, Seetiere und Muscheln. Ebenso wie die Arzneimittel pflanzlicher oder mineralischer Herkunft wurden auch die tierischen Stoffe in Form von Tabletten, Pulvern, Salben, Tinkturen oder Pillen verabreicht[240].
Auch die berühmten »Drachenzähne« müssen in diesem Zusammenhang erwähnt werden. Es handelt sich dabei um Knochen urzeitlicher Tiere, die von allen Apotheken geführt wurden. Die Apotheker erwarben diese meist von Bauern. So kamen aus chinesi-

schen Apotheken immer wieder wertvolle archäologische Funde zum Vorschein, wie beispielsweise auch die ersten Exemplare der Orakelknochen aus der *Yin*-Zeit und Zähne des südchinesischen urzeitlichen *Gigantopithecus.*
Besonders mit den Medikamenten tierischen Ursprungs verband sich viel Aberglauben. So verwendet die heutige traditionelle Heilkunst in China nur mehr sehr wenige Arzneimittel dieser Art.

Arzneien mineralischer Herkunft

Mineralische Stoffe waren ebenfalls seit Urzeiten in China bekannt. Weitere Chemikalien wurden noch von den Alchimisten entdeckt. So benutzte man das Quecksilber nicht nur in den alchimistischen Laboratorien, sondern auch zur Syphilisbehandlung. Der Schwefel wurde in Form von Salbe gegen die Räude auf die Haut aufgetragen. Das Auripigment *(Tz'û-huang)* fand wegen seiner die Gifte neutralisierenden sowie die Blutarmut günstig beeinflussenden Wirkung Verwendung. Arsen *(Hung-p'i)* wurde gegen Ekzeme, Tuberkulose und Syphilis, Zinksulfat *(Liu-suan-hsin)* gegen Blasenkrankheiten, Kalisalpeter *(P'o-shih)* zum Harntreiben (wie auch in Ägypten, Ceylon, Indien, Iran und Mexiko) und Alaunpräparate *(Pai-fan)* gegen Entzündungen, hauptsächlich des Mundes und des Zahnfleisches, angewandt. Weiter stellte man Medikamente aus Gips *(Shih-kao),* Kalomel *(Ching-fên),* Mennige *(Ch'ien-tan),* Zinnober *(Chang-sha)* und anderen Stoffen her.
Von den Metallen fanden Gold und Silber, von den Edelsteinen Amethyst und Rubin Eingang in die Heilkunde. Ein Teil dieser anorganischen Stoffe gehört auch heute noch zum Bestand der traditionellen Apotheken[241].

Medikamentöse Anwendungsbereiche

Nachdem wir bis jetzt vorwiegend die innerliche Anwendung der chinesischen Medikamente dargestellt haben, möchten wir auch noch kurz auf die äußerlichen Applikationen eingehen. Unter diesen nimmt das *Dämpfen* (Inhalation) den ersten Platz ein. Der Patient inhaliert dabei in der Regel den Dampf von Heilkräuteraufgüssen, seltener auch den Rauch verbrannter Heilpflanzen. Diese Indikation ist bei Erkrankungen der Luftwege sowie bei Haut- und Frauenkrankheiten üblich.

Bei der *Badekur* badet der Patient in einem Heilpflanzensud oder einem ohne Kochen gewonnenen, wässerigen Heilkräuterauszug.

Bei der sogenannten *Fu-yen*-Methode wird die pulverisierte Heildroge mit Honig und Wein angerührt und als Pflaster auf die erkrankte Körperstelle gestrichen. Mitunter wird auch Knoblauch, dessen die Haut reizende Wirkung bekannt ist, dazugegeben. Mit der *Fu-yen*-Methode werden Geschwülste zum Reifen gebracht.

Weiter gehörten noch die Behandlung mit Salben, das Aufschnupfen der Heildrogen durch die Nase, das Verstopfen der Nasenlöcher beim Nasenbluten, das Einlegen eines Heilkräuterdepots in den Mund, die Verabfolgung von Brechmitteln, der Einlauf, das Betupfen und Reiben mit Heilpflanzen sowie der Gebrauch von Expektorantien hierher. Endlich muß auch die Methode des *Bügelns* erwähnt werden. Dieses Verfahren besteht darin, die Heilpflanzen auf die zu behandelnde Körperstelle zu legen, mit einem Tuch zu überdecken und mit einem Bügeleisen oder einer Wärmeflasche zu erwärmen. Die geschilderte Methode findet hauptsächlich zur Linderung lokaler Schmerzen sowie bei rheumatischen Beschwerden Anwendung[242].

Um den Wirkungsbereich zu erhöhen, werden häufig auch mehrere Medikamente kombiniert angewandt. Die alten Heilkundigen haben gute Rezepte hochgeschätzt, jedoch auch im Volk wurden viele Mixturen eifersüchtig als Erbschaft gehütet. Bereits LI SHIH-CHÊN hat die ihm bekannten 10 000 Rezepte systematisch geordnet. Trotzdem kostet es der heutigen chinesischen Pharmakologie große Mühe, sich einen brauchbaren Überblick zu verschaffen. Die überprüften und als wirksam erkannten Rezepturen werden von der modernen wie auch von der traditionellen heilkundlichen Richtung in China gleichermaßen aufgenommen. Viele Rezepturen eignen sich hervorragend zur Behandlung besonderer Gesundheitsstörungen, welche in bestimmten Klimazonen endemisch auftreten, wie beispielsweise Malaria, Lepra und Schlangenbisse. Einige dieser überkommenen Heilmittel erweisen sich wirksamer als die vergleichbaren modernen Medikamente.

Die ärztlichen und pharmakologischen Zeitschriften beider heilkundlichen Richtungen in China versäumen es nicht, bewährte Rezepte zum Allgemeingut zu machen. So erweist sich unter anderem die aus den Wurzeln von *Paeonia albiflora* PALL., *Aplotaxis auriculata* und *Coptis teeta* WALL. nach einem alten Rezept angefertigte Mixtur bei der Behandlung der akuten Bazillar-Ruhr wirksamer als vergleichsweise das *Sulfaguanidin* oder das *Streptomyzin*[243].

Bei akuten Mandelentzündungen führte der Aufguß von *Strobilanthes flaccidifolius* NEES, *Arctium lappa* L und *Scrophularia Oldhami* OLIV. meist innerhalb von zwei Tagen zur Genesung[244].

Wie eine chinesische medizinische Zeitschrift[245] meldet, gelang es mit Hilfe eines traditionellen Rezeptes, von 309 Leprakranken in neun Monaten 99 Prozent zu heilen. Das angewandte Rezept enthält die Extrakte von rund dreißig Heilpflanzen, darunter *Semen chaulmoograe, Rhizoma atractylis, Radix ledebouriellae, Radix sophorae, Cortex dictami, Cortex phellodendri.*

Zaubermittel

Bevor wir zum Ende kommen, werfen wir noch einen kurzen Blick auf die Zaubermittel des *»ewigen Lebens«*, welche in der Vergangenheit Chinas eine bedeutende Rolle gespielt haben.

Wie konnte man die »Unsterblichkeit« am besten erreichen? Die Meinungen der taoistischen Magier gingen auch in dieser Hinsicht sehr auseinander. So schwuren manche auf das Quecksilber als Grundstoff für das Lebenselixier. Andere glaubten den lebensverlängernden Wirkstoff im Zinnober gefunden zu haben. Wieder andere sahen in der »goldenen Pille« *(Chin-tan)*, durch »neun Verwandlungen« gewonnen, die Sicherung des »ewigen Lebens«. Der chinesische Mythos überliefert, daß das Weib des YI, CH'ANG O, ihrem Mann eine goldene Pille gestohlen und eingenommen habe. Aus Furcht vor Strafe flog sie darauf zum Mond, dem *»Großen*

Kalten Palast«, wo sie heute noch lebt. Den *»Geschichtlichen Aufzeichnungen« (Shih Chi)* zufolge, die etwa um 90 v. Chr. entstanden, »bereitet der Magier mit Feuer und Tiegel den Trank der Unsterblichkeit, nach dessen Genuß er ›die Insel der Seligen‹ findet«[246].

Werfen wir noch einen Blick in eine Alchimistenküche: »Man hatte Wasser in den Zauberofen gegossen und Kohle dazugelegt« – so beginnt SHUN T'I seinen Bericht (8. Jahrhundert n. Chr.) –, »dann versiegelte man den Ofen und ging fort. Einige Monate später untersuchte man die Siegel, und als man sie berührte, waren sie fest und unversehrt. Dann öffnete man in Gegenwart der Bezirksmandarine und anderer Persönlichkeiten die Ofentüre. Die Kohle fand man zu Asche gebrannt; man sammelte sie ein und legte sie auf die Seite. Das Elixier entstand, wie erwartet, ohne menschliche Mitwirkung. Erst sandte es fünffarbige Strahlen aus, dann wurde es so hell wie die Sonne und leuchtete am Rande des Zauberofens. Der Kaiser nahm diese leuchtende Pille und gewann das ewige Leben und die himmlische Glückseligkeit«[247].

Hat sich also im *Athanor* (Zauberofen) wirklich die Materie in das »Lebenselixier« verwandelt? Das darf bezweifelt werden. WALEY gibt die Erklärung, daß der Alchimist möglicherweise einen phosphoreszierenden Stoff entdeckt hat, eventuell eine phosphoreszierende Abart des Kalziumsulfids[248].

Außer dem »Elixier« hat auch das »Kraut des ewigen Lebens« seine Tradition. Die Ansichten hierüber waren ebenfalls geteilt. Manche glaubten, im *Huang-lien (Coptis teeta)* das richtige Mittel gefunden zu haben, andere bevorzugten das *Yüan-hua (Daphne Genkwa* SIEB. et ZUCC.). Die größte Volkstümlichkeit aber besaß das *Jên-shên*, die Ginseng-Wurzel *(Panax schin-seng* NEES.). Diese Wurzel ähnelt dem menschlichen Körper: die beiden Wurzelspitzen erinnern an Beine, die beiden oberen Wurzelfortsätze an Arme. Auch handelt es sich um eine sehr seltene Pflanze. Allein das Finden einer solchen Wurzel stellte schon einen besonderen Glücksfall dar, weshalb man darauf kam, diese Wunderpflanze als das »Heilkraut des ewigen Lebens« zu feiern.

Die heutige Wissenschaft fand eine Erklärung dafür: die *Jên-shên*-Wurzel ist tatsächlich eine wichtige Heilpflanze, die deshalb in

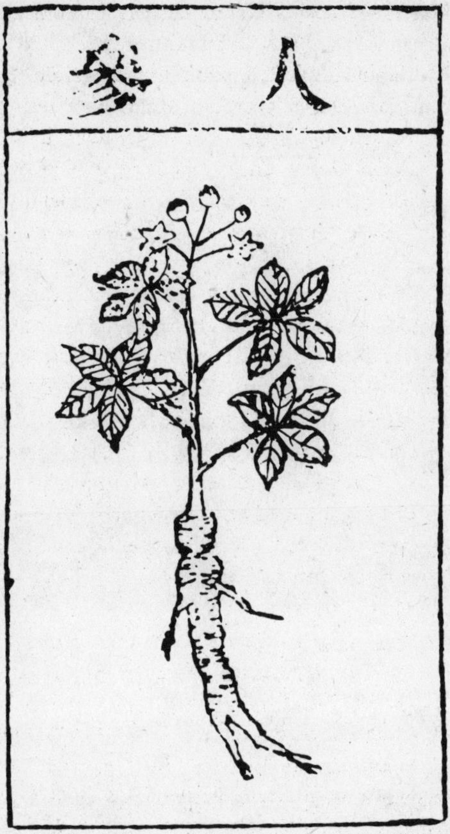

Abb. 40 Darstellung der Ginseng-Wurzel
(aus einem modernen Nachdruck des *»Arzneibuches«* von Li Shih-chên, 1518–1593)

China systematisch kultiviert wird. Ewiges Leben schenkt sie zwar nicht, doch stellt sie ein wichtiges Tonisierungsmittel für das zentrale Nervensystem sowie ein hervorragendes Regulans des hohen Blutdrucks dar. Auch bei Diabetes leistet sie gute Dienste. Nach dem sowjetischen Arzneibuch von IBRAGIMOW enthält diese Wurzel Phosphor, Kalium, Kalzium, Magnesium, Natrium, Eisen, Aluminium, Silizium, Barium, Strontium, Mangan, Titan, Glukose und ätherische Öle[249].

8. Künftige Möglichkeiten

Der geneigte Leser kann nun mit Recht fragen: Welchen Wert besitzt eigentlich die traditionelle chinesische Heilkunst für die Gegenwart? Denn viele der historisch bedingten Anschauungen lassen sich ja nicht unbesehen auf das Heute übertragen. Und kann das zu erwartende Ergebnis die Mühen jahrzehntelanger wissenschaftlicher Forschungen rechtfertigen?

Das letzte Kapitel unseres Buches will sich um eine entsprechende Antwort bemühen. Wir dürfen dazu bemerken, daß dieses Buch nur eine bescheidene Übersicht über ein vielfältiges Gebiet geben konnte. Die traditionelle chinesische Heilkunde umfaßt einen ungeheuren Wissensstoff, der bei ausführlicher Darstellung den Rahmen dieses Werkes völlig sprengen müßte. Auch für einen Fachmann würde die gründliche Aneignung aller Teilgebiete wahrscheinlich ein umfangreicheres Studium als vergleichsweise das der modernen Medizin erfordern. Was allerdings den Wert der modernen medizinischen Errungenschaften keinesfalls schmälern soll. Ganz im Gegenteil, die chinesischen Überlieferungen bedürfen einer wertenden Durchforschung mit heutigen Methoden. Dabei soll man Mängel der traditionellen Ansichten und Verfahren nicht um jeden Preis rechtfertigen wollen und keinen tieferen Sinn suchen, als er wirklich konkret vorhanden ist. Als richtig und brauchbar erkannte Erfahrungen sollten aber Allgemeingut werden, denn in der traditionellen Heilkunde liegen noch manche Schätze verborgen.

Bereits vor 1949 wurde immer wieder über erstaunliche Erfolge berichtet. Systematische Forschungen setzten allerdings erst nach dem politischen Umsturz ein.

Wundergläubige Menschen wären um die Jahrhundertwende und auch noch später oft bitter enttäuscht worden, wenn sie sich ausschließlich traditionellen Behandlungsverfahren unterzogen hätten. Zur Bestätigung zitieren wir aus der Biographie des Präsidenten der Chinesischen Akademie der Wissenschaften, KUO MO-JO, der in Japan auch moderne Medizin studiert hat[250].

»Mein Vater verstand einiges von den chinesischen Heilmethoden, obgleich er kein gelernter Heilkundiger war. Er stützte sich allein auf seinen Verstand und seine Erfahrungen und erwarb so beachtliche Kenntnisse über Medizin und Arzneimittel. Wenn er einen Patienten untersuchte, fühlte er nicht dessen Puls, redete auch nicht über magische Theorien, das Yin und Yang und die fünf Elemente. Er studierte den Gesichtsausdruck, befragte den Patienten nach dem Befinden, ließ sich die Zunge zeigen, um die Art des Belags zu sehen, und stellte die Körpertemperatur fest. In unserem Dorfe fehlte ein ausgebildeter Arzt. Ohne daß deshalb mein Vater ein Arztzeichen aushängte, kamen zahlreiche Patienten zu ihm, von denen die Mehrzahl mit Hilfe medikamentöser Behandlung gebessert wurde. Die Dorfbewohner ehrten meinen Vater ausnahmslos wie einen Lebensretter. Unser Onkel neckte ihn öfters, indem er ihn einen ›großen Wunderarzt‹ nannte.

Als ich aus der Fremde heimkehrte – ich litt an Bauchtyphus –, mischte mein Vater, seiner Gewohnheit gemäß, irgendeine angenehm schmeckende Medizin und gab sie mir ein. Denn wer auch bei uns zu Hause erkrankte, wurde mit einer Arznei meines Vaters kuriert. Diesmal schien aber meine Krankheit sehr ernst zu sein, so daß selbst mein Vater nicht wußte, was zu tun sein. Er rief deshalb den im Nachbardorfe wohnenden chinesischen Arzt, Meister SUNG HSIANG-CHÊN.

Meister SUNG HSIANG-CHÊN war ein *Hsiu-ts'ai* (›hervorragend begabt‹, im vorrevolutionären China ein mit der staatlichen Bezirksprüfung erworbener Titel). Der Meister stammte nicht aus der Gegend, sondern kam aus Liuhuahsi. Ich wußte über ihn, daß er ein Waisenkind war und als Helfer in eine Apotheke kam. Dem Apotheker fiel die scharfe Beobachtungsgabe seines Helfers auf, und er nahm ihn zum Schüler. Er lehrte ihn das Lesen; danach fing die eigentliche Ausbildung an. Die Tochter des Apothekers wurde später seine Frau. So war es natürlich, daß SUNG sein Brot jetzt mit der Heilkunst verdiente. Sein ärztlicher Ruf beruhte, seinen eigenen Worten zufolge, weniger auf dem Fachwissen als auf dem wissenschaftlichen Rang, dem *Hsiu-ts'ai*-Titel. Die Dorfbewohner wandten sich nicht gerne an ihn. Mag sein auch aus Furcht, er würde zu viel Geld verlangen.

Mein Vater war recht gut mit SUNG befreundet, und obgleich er kein großes Vertrauen in sein ärztliches Können setzte, konsultierte er ihn doch wegen meiner schweren Erkrankung, um den Rat des Fachmannes zu erfragen.

Zu meinem Durchfall sagte Meister SUNG, daß dieser eine *Yin*-Krankheit sei; Fieber, Nasenbluten und die anderen Symptome waren seiner Ansicht nach ›äußere‹ Symptome. Erst sei die ›innere‹ Krankheit zu heilen, dann die ›äußere‹. Er gab auch ein Rezept sowie Drogen für eine Arznei. Die Indikation dieser Arznei wurde am zweiten Tag nach meiner Heimkehr festgelegt. Das Fieber ließ daraufhin ein wenig nach, was wohl eine natürliche Erscheinung war, da bei Typhus das Fieber am Vormittag immer niedriger ist und erst am Nachmittag hoch ansteigt. Ich war am Abend vorher ohne Bewußtsein, das Fieber mußte wohl über vierzig Grad betragen haben. Meine Tante kochte die verordnete Medizin. Der Onkel sorgte sich ebenfalls sehr um mich. Beim Kochen der Medizin gab er meiner Tante Ratschläge, die Mixtur nicht zum Überlaufen zu bringen und sie doch sehr dick einzukochen.

Ich mußte ein großes Gefäß voll von dieser noch heißen und obendrein zähflüssigen Medizin austrinken. Kaum daß ich sie getrunken hatte, zeigte sich bereits eine Wirkung. Alle Schleimhäute verfärbten sich dunkel. Die Schleimhäute von Mund, Zunge, Augen und Nase blieben ohne hellen Fleck. Dazu brach eine Lungenentzündung aus. Ich schrie, als wäre ich wahnsinnig geworden: ›Ich will auf der Erde liegen! Ich will auf der Erde liegen!‹ Ich wollte nicht mehr ruhig auf meinem Lager bleiben und versuchte immerfort zum Erdboden hinunterzukommen. Und ohne Bewußtsein schrie ich, man möge mich auf die Erde legen. Die mich hörten, erschraken. Die ganze Familie war entsetzt. Meister SUNG stand genauso ohnmächtig daneben wie Vater und Onkel. Um noch einen Arzt aus der Stadt zu rufen, war es offensichtlich zu spät. Bis zu seinem Eintreffen wäre der Patient wohl schon tot.

Vorerst war es allerdings noch zu früh, vom Tod zu sprechen. Noch atmete ich. Es mußte also etwas geschehen. So holte man den Zauberer; er sollte kommen, den Teufel auszutreiben. Später erzählte man mir, daß vor meinem Bett ein Hahn geschlachtet wurde, dessen Herz man herausschnitt und auf mein Herz legte. Den Sinn dieses Unterfangens kenne ich nicht. Dann wurde ich mit allerlei Pillen gefüttert. Man versuchte alles.

Am Vormittag des dritten Tages suchte mein Onkel einen Arzt namens CHAO auf. Meister CHAO wohnte am anderen Ufer des Stromes, in der 30 Li (etwa 15 km) entfernt liegenden Stadt Taiping. Wir hatten vorher nie etwas von ihm gehört. Mein Onkel, der ihn brachte, war zufällig mit ihm bekannt geworden. Wenn kein lebendiges Pferd zur Hand ist, ist auch ein totes gut: So ergriff mein Onkel die Gelegenheit beim Schopf und holte diesen Arzt. Es gab keine andere Lösung; man mußte es mit Meister CHAO versuchen. Dieser traf am Vormittag des vierten Tages ein. Kaum war er da, begann die Schlacht: CHAO vertrat nämlich genau die entgegengesetzte Ansicht wie Meister SUNG. Er sagte, meine Krankheit sei eine *Yang*-Krankheit, welche eine kalte Medizin erfordere. Er gab auch ein Rezept und die Ingredienzen (Natriumsulfat und Rhabarber) dazu. Ich brauche nicht zu beteuern, daß Meister SUNG dagegen war. Mein Vater traute sich auch nicht recht, diesem neuen Vorschlag zuzustimmen. Darüber stritt man hin und her. Sie debattierten den ganzen Vormittag; sie debattierten den ganzen Nachmittag. Ich glaube, es ging bereits auf fünf Uhr und sie konnten immer noch keine Entscheidung über das endgültige Vorgehen treffen. Meine Mutter verlor die Geduld und ging immer wieder hinein, um eine Entscheidung zu verlangen.

Als meine Mutter zum letzten Mal nach mir sah, dunkelte es bereits. Allein meine Schwester hielt bei mir Wache. Ich war bereits halb tot. Mein dunkler Mund stand weit offen, ich verdrehte die Augen. Lag ich ruhig, dann wirkte ich wie ein Toter, wurde ich unruhig, dann tobte ich wie ein Irrsinniger.

Der Meister CHAO war seiner Sache sehr sicher und beharrte grundsätzlich auf seiner Methode. Er sagte, wenn wir ihm nicht folgen, dann könne er auch gehen. Seine Medizin enthalte zwar ein Abführmittel, trotzdem würde der Durchfall des Kranken von Tag zu Tag nachlassen, so daß der Patient schließlich völlig ›austrockne‹. Auch dem Vorschlag meines Vaters, die verordnete Dosis etwas zu verringern, folgte er nicht. Man sagte später, es sei nicht sehr oft vorgekommen, daß Meister CHAO so entschieden gewesen wäre.

Ich selbst benahm mich seltsam genug. Weshalb meine Mutter zu der Ansicht gelangte, daß mich die Dämonen nicht sterben lassen wollten. Denn offensichtlich nicht bei Bewußtsein, rief ich immer wieder: ›Ich will die Medizin von CHAO!‹

Zur allgemeinen Überraschung verschlimmerte sich mein Zustand, nachdem ich die Medizin von CHAO genommen hatte, nicht mehr. Im Gegenteil, der Durchfall begann abzuflauen. Nach Vorschrift des Arztes mußte ich die Arznei noch weiter einnehmen. Sechs Portionen hatte er verschrieben. Jeden zweiten Tag eine, wenn ich mich recht erinnere. So vergingen zwei Wochen, und ich hatte nur mehr einen schwarzen, penetrant riechenden Stuhlgang. Mein Bewußtsein kehrte langsam zurück: ich nahm den Gestank wahr. Nach Verordnung des Arztes sollte ich die Medizin noch weiter nehmen. Mein Vater aber war anderer Ansicht und stellte eine eigene Arznei her, die er mir eingab.

Möglicherweise war es mir bestimmt, nicht am Typhus zu sterben; es kann aber auch sein, daß mich mein Vater gerettet hat. Nach einem Bauchtyphus bricht der Darm nämlich leicht durch. Wenn sich die innerlichen Verschorfungen lösen, bluten die zurückbleibenden Narben leicht. In dieser Krankheitsphase Abführmittel zu geben, kann deshalb katastrophale Folgen haben.

Langsam ließ auch das hohe Fieber nach. Es vergingen etwa drei Wochen, ohne daß ich getrunken oder gegessen hatte. Ich magerte bis auf die Knochen ab. Bis ich mich dann aufrichten und ohne Schwanken sitzen konnte, vergingen erneut drei bis vier Wochen. Leider zeigten sich auch Komplikationen. Denn ich verlor für lange Zeit mein Gehör und höre heute noch schlecht, was die Folge einer durch den Typhus ausgelösten Mittelohrentzündung ist.«

Diese Schilderung aus der Zeit der Jahrhundertwende soll die Lage des Gesundheitswesens in einem chinesischen Dorf zeigen. Wertvolle Erfahrungen und Aberglaube waren eine unlösbare Verbindung eingegangen. An diesem Zustand änderte sich bis zum politischen Umsturz wenig. Die modern ausgebildeten Ärzte ignorierten zwar die traditionelle Heilkunst, ohne jedoch die Volksgesundheit auf andere Weise heben zu können.

So brachte der politische Umbruch auf dem Gebiet des Gesundheitswesens eine bedeutende Wandlung. Auf breiter Basis wurde begonnen, moderne ärztliche Kenntnisse zu vermitteln. Doch bleibt die Zahl der modern ausgebildeten Ärzte, gemessen an dem gewaltigen Territorium und der riesigen Bevölkerungszahl Chinas, trotzdem recht bescheiden. Die ärztliche Versorgung der Bevölkerung kann vorerst nicht anders aufrechterhalten werden als durch eine Zusammenarbeit zwischen modernen und traditionellen Ärzten. Während der Kämpfe gegen die Japaner, auch während des Bürgerkrieges, stieß eine moderne ärztliche und medikamentöse Versorgung der Soldaten und der Zivilbevölkerung auf erhebliche Schwierigkeiten. So bot sich ein Zurückgreifen auf die erprobten und als wirksam bekannten traditionellen Heilmethoden geradezu an. Für diese Behandlungsverfahren waren keine teuren Medikamente nötig, und oft ließen sich mit ihnen noch günstigere Ergebnisse erzielen als mit modernen Mitteln.

Nach Beendigung des Bürgerkrieges forderte dann die Volksregierung alle Ärzte auf, sich systematisch mit den traditionellen Heilmethoden zu befassen. So lernten Tausende modern ausgebildeter Ärzte auch die überkommenen Verfahren kennen. So hat beispielsweise YANG FU-CHI in der Provinz Hupei sehr erfolgreich gearbeitet. »Er erlernte die alte chinesische Kunst des Heilens mit der Akupunktur«, sagt ein Aufsatz über dessen Tätigkeit und Erfolge[251]. Der Genannte behandelte in den Jahren 1956–58 146 Taubstumme mit der von ihm neu erworbenen Methode. Der Erfolg war vielversprechend, denn die Mehrzahl seiner Patienten konnte nach der Behandlung das Ticken einer Uhr hören und Sätze mit drei bis fünf Worten sprechen, wie auch auf einfache Fragen antworten. Dann untersuchte YANG, weshalb die Behandlung nur teilweise von Erfolg gekrönt war, und konzentrierte seine Forschungen auf den am Hinterkopf befindlichen *Ya-mên*, was soviel wie *»stummer Punkt«* bedeutet, an dem die Nadelung auszuführen ist. Das überkommene Schrifttum der Akupunktur empfiehlt, daß die Nadelung an dieser Stelle, zur Vermeidung von Komplikationen, nicht tiefer gehen darf als »vier Zehntel Zoll«.

YANG FU-CHI untersuchte nun in der Vermutung, daß der mangelnde Erfolg durch die ungenügende Behandlungstiefe verursacht werde, die Umgebung des »stummen Punktes«. Er kam dabei zu dem Ergebnis, daß die Warnung vor einem zu tiefen Einstich ihren Grund darin findet, daß dieser Körperpunkt von zahlreichen Blutgefäßen umgeben ist. Er schloß daraus, daß eine tiefere Nadelung zu wagen sei, wenn nur die Nadel mit der größten Genauigkeit geführt würde. Den ersten Versuch ließ er an sich selbst durchführen, wobei die Nadel anderthalb Zoll tief eingestochen wurde. Nach dieser Behandlung konnten zahlreiche Patienten wesentlich deutlicher hören und dadurch auch besser sprechen.

YANG verband dann die Nadelbehandlung mit der Elektrotherapie. Auf diese neu entwickelte Methode sprach beispielsweise der Patient LIANG CHUNG-YANG so gut an, daß er nach einer einzigen Behandlung das Sprechvermögen zurückgewinnen konnte, das er vorher infolge einer Gehirnblutung verloren hatte. Auch eine 15-tägige einfache Akupunktur-Behandlung hatte zu keinem Erfolg geführt.

Für die weitere Entwicklung erwies es sich als bedeutsam, daß 1955 in Peking die *Traditionelle Chinesische Heilkundliche Akademie* und in ihrem Rahmen das *Forschungsinstitut für Akupunktur und Moxibustion* errichtet wurde[252]. In der Folge forderte die Regierung die modernen und die traditionellen Ärzte immer wieder zu enger Zusammenarbeit auf. 1959 wurde eine sechzehntägige Landeskonferenz für Ärzte in Paoting durchgeführt, auf der man Methoden und Erfolge der traditionellen Heilkunst demonstrierte. Auch in den einzelnen Städten und Provinzen fanden Lehrgänge ähnlichen Inhalts statt. An jedem Kurs nahmen 70–80 modern ausgebildete Ärzte teil, die bereits eine mehrjährige Praxis aufzuweisen hatten. So absolvierten etwa 2000 moderne Ärzte diese Lehrgänge[253].

In zahlreichen neuen Krankenhäusern arbeiten wissenschaftlich ausgebildete Ärzte mit ihren traditionell geschulten Kollegen zusammen. Seit 1955 wurden für Methoden der traditionellen Heilkunst mehr als 300 Krankenhäuser und Kliniken errichtet. Jedoch auch die traditionellen Ärzte wurden in Lehrgängen mit den modernen medizinischen Behandlungsverfahren vertraut gemacht, damit sie so gerüstet den gesundheitspolitischen Aufgaben ihres großen Landes gerecht werden können. Ein Beispiel dafür: 1956–58 wurden im Kampf gegen die Malaria 134 000 Patienten mit Hilfe traditioneller Verfahren geheilt[254].

Zur Vermittlung des Wissens der traditionellen Heilkunst hat man 1955–59 dreizehn Akademien und viele hundert Fachschulen errichtet, an welchen etwa 7000 Studierende sowohl die traditionellen Methoden wie auch die Grundprinzipien der modernen Heilkunst studieren können. In großem Ausmaß geht ferner die Sammlung, Kommentierung und Neuherausgabe alter medizinischer und pharmakologischer Werke vor sich. So sind Neuausgaben von Werken wie *»Innere Heilkunde des Gelben Kaisers«*, *»Das Buch der Leiden«*, das *»Arzneibuch«* des Li Shih-chên und zahlreichen anderen erschienen.

Das Charakteristikum der traditionellen Heilkunst spiegelt speziell chinesische Verhältnisse wider. In der primitiven Urgemeinschaft, im feudalen wie auch im halbkolonialen China war die Bevölkerung auf sich selbst angewiesen. Das Fehlen einer gesundheitlichen Betreuung zwang die Menschen, sich selber um ihre Gesunderhaltung zu kümmern; sehr oft konnten sie sich dabei nur auf eigene oder überlieferte Erfahrungen stützen. So läßt es sich erklären, daß auch heute noch Leute, die keine Berufsärzte sind, etwas von der Behandlung bestimmter Krankheiten verstehen. Sie besitzen einen zwar umfangreichen, allerdings ausschließlich praktischen Erfahrungsschatz bestimmter Behandlungsmethoden. In China werden deshalb auch die Volksheilkundigen erfaßt sowie die überlieferten Rezepte und Behandlungsverfahren gesammelt. So wurden in der Provinz Hopei beispielsweise zwischen 1955–59 1800 dieser traditionellen Heilpraktiker öffentlich anerkannt. Diese Zahl vermittelt einen Begriff von der starken Verbreitung der Volksheilkundigen[255].

Seitdem die »geheimen« Heilverfahren gesammelt werden, haben Chinesen aus allen Schichten, traditionstreue Ärzte wie Bauern, die ihnen bekannten Rezepturen und Heilmethoden bekanntgegeben. Von wissenschaftlich ausgebildeten Ärzten erfaßt und erprobt, erwiesen sich nicht wenige dieser Hinweise als außerordentlich wirkungsvoll.

In einzelnen Fällen kamen sogar wirkungsvolle Behandlungsverfahren bei solchen Krankheiten zu Tage, welche sich durch moderne Verfahren nur mit geringer Erfolgsaussicht – oder überhaupt nicht – behandeln lassen. Es seien hier rheumatische Gelenkentzündungen, chronische Nierenentzündungen, hoher Blutdruck, Fälle von Kinderlähmung und Lepra genannt. Auch die Behandlung von Blind-

darmentzündung ohne chirurgischen Eingriff stellt ein allgemein verbreitetes und sehr erfolgreiches traditionelles Heilverfahren dar. In der chinesischen Literatur wird sogar von der völligen Heilung maligner Tumoren berichtet[256].
Auch die Sammlung volkstümlicher Rezepturen zeigte einen sehr guten Erfolg. 1958 wurden allein in der Provinz Hopei 162 000 Rezepte zusammengetragen. So behandelte man im Krankenhaus von Shihchiachuang (Hopei-Provinz) die epidemische Gehirnentzündung »Typ B« *(Encephalitis epidemica)* unter Anwendung traditioneller Rezepte und Methoden. Nachdem die Erfolgsquote 95% betrug, empfahl das Chinesische Gesundheitsministerium die allgemeine Einführung dieses Verfahrens[257].
Die chinesischen medizinischen Fachzeitschriften befassen sich eingehend mit den Ergebnissen der traditionellen Heilkunst. Hier einige Themen: »Die Atemtherapie«[258]; »Die Behandlung der Masern in der traditionellen Heilkunst«[259]; »Beobachtungen bei der Behandlung der einfachen Verdauungsstörung *(Dyspepsia simplex)* mit Hilfe der Akupunktur«[260]; »Die Bekämpfung des *Spulwurmes (Ascaris lumbricoides)* mit Hilfe des *Quisqualis indica (Shih-ch'ün-tzû)«*[261]; »Die Wirkung des Schröpfens bei 21 Fällen von chronischem Bronchialkatarrh und rheumatischen Beschwerden«[262]; »Die Kenntnisse der Tbc-Behandlung in der ärztlichen Wissenschaft unseres Landes« (gemeint ist China)[263].
Neben den Fachzeitschriften setzen sich auch zahllose Zeitungsartikel mit einer zeitgemäßen Wertung der traditionellen Heilkunst auseinander, wobei häufig Atemtherapie und Heilgymnastik im Vordergrund stehen.
An dieser weitgespannten Forschungsarbeit nimmt auch die Sowjetische Akademie der Wissenschaften teil. So sandte die Sowjetunion Ärzte mit Forschungsaufträgen nach China. Die Medizinprofessoren W. G. Wogralik, E. D. Tükotschinskaja, M. K. Usowa, N. M. Osipowa u. a. haben an Ort und Stelle die chinesischen therapeutischen Verfahren gründlich studiert. Nach I. I. Fedorow weist die volkstümliche chinesische Heilkunst sehr wertvolle Erfahrungen auf, die, entsprechend überprüft und ausgewertet, die medizinische Schatzkammer der ganzen Welt bereichern können[264]. 1958 veröffentlichten drei Mitglieder der Chinesischen Medizini-

schen Akademie einen Aufsatz, der außer in medizinischen Fachzeitschriften auch in der Tageszeitung *»Renmin Ribao«* unter dem Titel »Die traditionelle chinesische Heilkunst ist eine ernstzunehmende Wissenschaft« erschien[265]. In diesem Aufsatz wird die These vertreten, daß die traditionelle chinesische Heilkunde, wie bislang angenommen, keine Anhäufung zusammenhangloser Erfahrungen sei, sondern daß sie vielmehr ein in ihrer Art einzigartiges System darstelle[266].
Nach einer chinesischen Statistik von 1959[267] beträgt die Zahl der modern ausgebildeten Ärzte etwa 70 000, welchen etwa 500 000 traditionelle Ärzte gegenüberstehen. Allein aus dieser gewaltigen Diskrepanz erhellt sich die Notwendigkeit, die Ärzte beider Richtungen in den Dienst an der Volksgesundheit zu stellen.

Wir beabsichtigten mit unserem Buch, den geneigten Leser mit der Theorie der traditionellen Heilkunst sowie mit den wichtigsten ihrer Heilverfahren bekannt zu machen. Gleichzeitig versuchten wir in großen Zügen auf den heutigen Stand der Forschung einzugehen, wobei wir auch auf die noch ungelöst gebliebenen Fragen hinwiesen. Die unterschiedlichen Beurteilungen, denen die therapeutischen Verfahren unterliegen, zeigen auch, daß die Forschungsarbeit vor entscheidende Aufgaben gestellt ist.
China wird erst jetzt eingehender mit der Methodik einer sich auf die naturwissenschaftlichen Grundlagen stützenden Heilkunde bekannt. Die kompetenten Fachleute dürfen deshalb auch die mitgeteilten Messungsergebnisse zunächst einmal mit kritischem Vorbehalt zur Kenntnis nehmen. Für den Autor schien aber die Abfassung des Buches gerechtfertigt zu sein, weil es die zukunftweisenden Möglichkeiten der Erschließung und Nutzbarmachung einer heilkundlichen Richtung aufzeigen kann, die auf den Erfahrungen mehrerer Jahrtausende aufbaut. Der Autor hofft auch, seinem Buch insofern Wert gegeben zu haben, als er in großem Umfang chinesisches Quellenmaterial auswertete, wobei alte wie moderne Zeugnisse gleichermaßen Berücksichtigung fanden. Es soll dabei erwähnt werden, daß die Jahrzehnte währende Sammlung und Auswertung der Quellen, allein in sprachlicher Hinsicht, mancherlei Probleme und Schwierigkeiten mit sich brachte.

Quellenhinweise

1 Cf. Kurzer Abriß der chinesischen Geschichte, Peking, 1958. Vgl. für fremde Sprachen; Tökei-Miklós: A kinai irodalom rövid története (Chinesische Literaturgeschichte), Budapest, 1960. Gondolat-Vlg.
2 Cf. Li-shih-shang Kan-hsiang Kan-tso-ti Jên, S. 89–92.
3 Cf. Hou Han-Shu, Hua T'o Chüan.
4 Li T'ao: The story of Chinese medicine, S. 18–22; Chung-hua I-hsüeh Tsa-chih, 1954, Nr. 2. S. 146–152.
5 Cf. Li-shih-shang Kan-hsiang Kan-tso-ti Jên, S. 99–110.
6 Chinese Medical Journal, 1956, Bd. 74. S. 174–191; Pên-ts'ao Kang-mu, Bd. VI.
7 Cf. Chu Lien op. cit. S. 7–9.
8 Li T'ao: Chung-kuo I-hsüeh Fa-chan-shih Ta-kang, 1954, Nr. 2.
9 Székely Sándor, op. cit. S. 24; Kuo Mo-jo, op. cit. S. 405.
10 Cf. Huard, op. cit. S. 107.
11 Wang Kui: Li Hai Chi, S. 20. Cf. Needham, op. cit. Bd. II, S. 300.
12 Cf. Needham, op. cit. Bd. II, S. 296.
13 Cf. Huang-ti Su-wên, Kap. 1, 2, 8.
14 Cf. Pao P'u-tzû, Kap. 18.
15 Cf. Huang-ti Su-wên, Kap. 1, 2, 5.
16 Cf. Hsi-i Hsüeh-hsi Chung-i Lun-wên Hsüan-chi, S. 13; Wogralik-Wjasmenski, S. 40–43.
17 Cf. Needham, op. cit. Bd. II, S. 244.
18 Cf. Needham, op. cit. Bd. II, S. 243.
19 Huang-ti Su-wên, Kap. 1, 2, 5, 6, 7.
20 Chung-i-hsüeh Kai-lun, S. 21; Wogralik-Wjasmenski, op. cit. S. 43–48.
21 Chung-i-hsüeh Kai-lun, S. 21.
22 Cf. Chung-i-hsüeh Kai-lun, S. 12.
23 Kuo Mo-jo, op. cit. S. 405.
24 Cf. Hsi-i Hsüeh-hsi Chung-i Lun-wên Hsüan-chi, S. 20.
25 Cf. Hsi-i Hsüeh-hsi Chung-i Lun-wên Hsüan-chi, S. 13.
26 Huang-ti Ling-shu, Kap. 5.
27 Cf. Huang-ti Su-wên, Kap. 2, 3.
28 Cf. Huang-ti Su-wên, Kap. 2, 3.
29 Huang-ti Su-wên, Kap. 10.
30 Cf. Huang-ti Ling-shu, Kap. 77.
31 Cf. Ábrahám-Bende-Megyeri, op. cit. S. 495.
32 Cf. Chung-i-hsüeh Kai-lun, S. 141–144.
33 Cf. Kérdö István, op. cit. S. 96.
34 Cf. Kérdö István, op. cit. S. 97.
35 Cf. Kérdö István, op. cit. S. 98.
36 Cf. Wei Chih, Kap. 8, fol. 22. v⁰. f.

37 Cf. Chien-i Chên-chiu-hsüeh, S. 1–2.
38 Cf. Chien-i Chên-chiu-hsüeh, S. 1–2.
39 Cf. Chu Lien, op. cit. S. 29.
40 Cf. Chu Lien, op. cit. S. 29.
41 Chên-chiu-hsüeh, S. 88.
42 Cf. Chu Lien, op. cit. S. 29.
43 Chung-kuo Shou-i-hsüeh Tsa-chih, 1958. Nr. 10, S. 492.
44 Cf. Bachmann, op. cit. S. 31.
45 Chung-i-hsüeh Kai-lun, S. 83.
46 Soulié de Morant, op. cit. S. 16.
47 Chamfrault, op. cit. Bd. I, S. 56.
48 Cf. Bachmann, op. cit. S. 50.
49 Cf. Chung-i-hsüeh Kai-lun, S. 417; Chên-chiu-hsüeh, S. 79; Wogralik-Wjasmenski, op. cit. S. 56–60.
50 Bachmann, op. cit. S. 55.
51 Bachmann, op. cit. S. 55.
52 Bachmann, op. cit. S. 55.
53 Chung-i-hsüeh Kai-lun, S. 417; Chên-chiu-hsüeh, S. 79.
54 Chu Lien, op. cit. S. 24; Chung-i-hsüeh Kai-lun, S. 417–418.
55 Cf. Chên-chiu-hsüeh, S. 330; Bachmann op. cit. S. 60–61.
56 Cf. Bachmann, op. cit. S. 63.
57 Cf. Chên-chiu-hsüeh, S. 287–289; Bachmann, op. cit. S. 70–71.
58 Cf. Chên-chiu-hsüeh, S. 17–18; Chung-i-hsüeh Kai-lun, S. 88.
59 Cf. Chên-chiu-hsüeh, S. 25; Chung-i-hsüeh Kai-lun, S. 93.
60 Cf. Chên-chiu-hsüeh, S. 33; Chung-i-hsüeh Kai-lun, S. 100; Bachmann, op. cit. S. 150.
61 Cf. Chên-chiu-hsüeh, S. 27; Chung-i-hsüeh Kai-lun, S. 93.
62 Cf. Chên-chiu-hsüeh, S. 35; Chung-i-hsüeh Kai-lun, S. 101.
63 Cf. Chên-chiu-hsüeh, S. 19; Chung-i-hsüeh Kai-lun, S. 88.
64 Cf. Chên-chiu-hsüeh, S. 23; Chung-i-hsüeh Kai-lun, S. 93.
65 Bachmann, op. cit. S. 224.
66 Cf. Chên-chiu-hsüeh, S. 31; Chung-i-hsüeh Kai-lun, S. 97.
67 Cf. Chên-chiu-hsüeh, S. 39; Chung-i-hsüeh Kai-lun, S. 105.
68 Cf. Chên-chiu-hsüeh, S. 29; Chung-i-hsüeh Kai-lun, S. 97.
69 Cf. Chên-chiu-hsüeh, S. 37; Chung-i-hsüeh Kai-lun, S. 101.
70 Cf. Chên-chiu-hsüeh, S. 21; Chung-i-hsüeh Kai-lun, S. 90.
71 Cf. Chên-chiu-hsüeh, S. 8.
72 Cf. Hsieh Kuan, op. cit. S. 1507. Ähnliche Beiträge in Su Wên, Kap. 2 und 60, sowie in Ling Shu, Kap. 2.
73 Bachmann, op. cit. S. 75.
74 Cf. Chamfrault, op. cit. Bd. I, S. 617.
75 Chung-i-hsüeh Kai-lun, S. 105–106.
76 Cf. Bachmann, op. cit. S. 76.
77 Cf. Chên-chiu-hsüeh, S. 41; Chung-i-hsüeh Kai-lun, S. 105–106.
78 Chên-chiu-hsüeh, S. 43.

79 Cf. Chung-i-hsüeh Kai-lun, S. 105–113.
80 Chên-chiu-hsüeh, S. 241–253.
81 Cf. Chu Lien, op. cit. S. 337; Wogralik, op. cit. S. 119–160.
82 Cf. Chamfrault, op. cit. Bd. I, S. 589–654.
83 Chên-chiu-hsüeh, S. 11–12.
84 Chên-chiu-hsüeh, S. 64–66.
85 Chung-i-hsüeh Kai-lun, S. 114–118; Chên-chiu-hsüeh, S. 14–17.
86 Ausführlich in Chung-i-hsüeh Kai-lun, S. 118–135 mit Abbildungen.
87 Wie beispielsweise in Chung-i-hsüeh Kai-lun, S. 135–140.
88 Cf. Bachmann, op. cit. S. 66–68 und 252–257.
89 Cf. Huard, op. cit. S. 49–50; Wogralik-Wjasmenski, op. cit. S. 61 bis 62.
90 Cf. Huard, op. cit. S. 50.
91 Cf. Nauka I Schizni (Wissenschaft und Leben) Moskau, 1960, Nr 12; Wogralik-Wjasmenski, op. cit. S. 135–191.
92 Cf. Bachmann, op. cit. S. 33.
93 Bachmann, op. cit. S. 33.
94 Cf. Ábrahám-Bende-Megyeri, op. cit. S. 435–439.
95 Bachmann, op. cit. S. 20.
96 Cf. Bachmann, op. cit. S. 26.
97 Cf. Bachmann, op. cit. S. 25.
98 Cf. Bachmann, op. cit. S. 25.
99 Cf. Bachmann, op. cit. S. 21.
100 Cf. Bachmann, op. cit. S. 21.
101 Cf. Bachmann, op. cit. S. 20.
102 Cf. Huard-Ming Wong, op. cit. S. 166.
103 Cf. Ábrahám-Bende-Megyeri, op. cit. S. 421–422.
104 Chu Lien, op. cit. S. 24.
105 Cf. Chu Lien, op. cit. S. 2.
106 Cf. Wang-Hsüeh-tai, op. cit. S. 9.
107 Cf. Wogralik-Wjasmenski, op. cit. S. 135–191; Ingamdschanow, op. cit. S. 5; Fedorow, op. cit. S. 19.
108 Cf. Huang-ti Nei-ching Su-wên I-shih, Kap. 17–19.
109 Cf. Huang-ti Ling-shu, Kap. 5 und 17.
110 Cf. Ábrahám-Bende-Megyeri, op. cit. S. 194.
111 Cf. Chung-i-hsüeh Kai-lun, S. 197–206.
112 Cf. Bachmann, op. cit. S. 72; Wogralik-Wjasmenski, op. cit. S. 47; Wogralik, op. cit. S. 76–85.
113 Cf. Bachmann, op. cit. S. 22; Chên-chiu-hsüeh Chiang-i, S. 28 ff.
114 Cf. Bachmann, op. cit. S. 22.
115 Cf. Stiefvater: Was ist Akupunktur? Wie wirkt Akupunktur? S. 10.
116 Chung-i-hsüeh Kai-lun, S. 141–151.
117 Cf. Huang-ti Nei-ching Su-wên I-shih, Kap. 42.
118 Cf. Huang-ti Ling-shu, Kap. 20.
119 Li T'ao: Chung-kuo I-hsüeh Fa-chan-shih Ta-kang, S. 146–152.

120 Huang-ti Ling-shu, Kap. 8.
121 Cf. Huang-ti Nei-ching Su-wên I-shih, Kap. 39.
122 Cf. Huang-ti Nei-ching Su-wên I-shih, Kap. 73.
123 Cf. Chung-i-hsüeh Kai-lun, S. 146–148.
124 Huang-ti Nei-ching Su-wên I-shih, Kap. 39; Chung-i-hsüeh Kai-lun, S. 148–149.
125 Huang-ti Ling-shu, Kap. 4.
126 Cf. Chung-i-hsüeh Kai-lun, S. 149.
127 Cf. Chung-i-hsüeh Kai-lun, S. 149.
128 Chung-i-hsüeh Kai-lun, S. 150.
129 Cf. Chung-i-hsüeh Kai-lun, S. 150–151.
130 Chung-i-hsüeh Kai-lun, S. 151.
131 Huang-ti Nei-ching Su-wên I-shih, Kap. 47.
132 Chung-i-hsüeh Kai-lun, S. 175.
133 Cf. Chung-i-hsüeh Kai-lun, S. 152–172.
134 Cf. Chung-i-hsüeh Kai-lun, S. 182–207; Wogralik, op. cit. S. 73–85.
135 Cf. Chung-i-hsüeh Kai-lun, S. 212–224.
136 Cf. Huard-Ming Wong, op. cit. S. 21.
137 Cf. Bachmann, op. cit. S. 57.
138 Cf. Huang-ti Ling-shu, Kap. 9 und 55; Chung-i-hsüeh Kai-lun, S. 401–409; Chên-chiu-hsüeh, S. 268–274.
139 Cf. Chung-i-hsüeh Kai-lun, S. 379–390.
140 Chên-chiu Ju-mên, S. 47–50.
141 Cf. Chu Lien, op. cit. S. 35.
142 Cf. Chu Lien, op. cit. S. 16 und 24.
143 Cf. Chu Lien, op. cit. S. 16.
144 Cf. Chu Lien, op. cit. S. 25.
145 Cf. Chu Lien, op. cit. S. 11, 24, 116.
146 Cf. Wang Hsüeh-tai, op. cit. S. 8–12.
147 Chu Lien, op. cit. S. 36–37.
148 Cf. Chu Lien, op. cit. S. 3–5 Chên-chiu Ju-mên, S. 3–4.
149 Chu Lien, op. cit. S. 339–345.
150 Cf. Hsin-pien Chên-chiu-hsüeh, statistische Tabelle.
151 Cf. Chung-hua I-hsüeh Tsa-chih, November 1956.
152 Cf. Chinese Medical Journal, 1956, Bd. 75, Nr. 2, S. 202.
153 Huang Chia-ssu, op. cit. S. 24; Chung-i-yao Tsa-chih, Februar 1957.
154 Cf. Wogralik-Wjasmenski, op. cit. S. 301–313 und Bibliographie; Ingamdschanow, op. cit. S. 123–138.
155 Karl Baunscheidt: A Baunscheidtismus (Der Baunscheidtismus). Ed. Bába Imre. Szeged, 1865.
156 K. Baunscheidt: Der Baunscheidtismus. S. 20.
157 Cf. Huard – Ming Wong, op. cit. S. 166–167; Chien-i Chên-chiu-hsüeh, S. 1–2.
158 Cf. Huard – Ming Wong, op. cit. S. 166–167.
159 Cf. Chung-i-hsüeh Kai-lun, S. 411–412.

160 Cf. Chu Lien, op. cit. S. 74–75.
161 Cf. Chên-chiu Ju-mên, S. 55–56.
162 Wie beispielsweise in Chung-i-hsüeh Kai-lun, S. 412.
163 Cf. Wang Hsüeh-tai, op. cit. S. 8.
164 Wilhelm Helmut: Eine Chou-Inschrift über Atemtechnik. Zitiert von Needham, op. cit. Bd. II, S. 143.
165 Cf. Ch'ên T'ao, op. cit. S. 3.
166 Wie beispielsweise in Huang-ti Su-wên, Kap. 1, 2, 8.
167 Cf. Needham, op. cit. Bd. II, S. 144.
168 Cf. Ch'ên T'ao, op. cit. S. 3.
169 Cf. Hsi Ching Tsa-chih, Kap. 3; Needham, op. cit. Bd. II, S. 83.
170 Ch'ên T'ao, op. cit. S. 1–2.
171 Ch'ên T'ao, op. cit. S. 1–6.
172 Cf. Ch'ên T'ao, op. cit. S.1–6.
173 Cf. Ch'ên T'ao, op. cit. S. 1–6.
174 Cf. Ch'i-kung-liao-fa Chiang-i, S. 3–6.
175 Chung-i-hsüeh Kai-lun, S. 542–543; Ch'i-kung-liao-fa Chiang-i, S. 16–18.
176 Cf. Ch'i-kung-liao-fa Chiang-i, S. 10–14.
177 Cf. Ch'i-kung-liao-fa Chiang-i, S. 14–15.
178 Cf. Chung-i-hsüeh Kai-lun, S. 545–549; Ch'i-kung-liao-fa Chiang-i, S. 16–18.
179 Ku-chin T'u-shu Chi-ch'êng, Heft 432, S. 35.
180 Ku-chin T'u-shu Chi-ch'êng, Heft 432, S. 56.
181 Ch'i-kung-liao-fa Chiang-i, S. 22–23.
182 Cf. Ch'i-kung-liao-fa Chiang-i, S. 19–24.
183 Cf. Ch'i-kung-liao-fa Chiang-i, S. 34.
184 Cf. Ch'i-kung-liao-fa Chiang-i, S. 1; Cf. Wogralik, op. cit. S. 88–94.
185 Cf. Ch'i-kung-liao-fa Chiang-i, S. 6–9; Ch'ên T'ao, op. cit. S. 6–11.
186 Cf. Ch'ên T'ao, op. cit. S. 6–11; Ch'i-kung-liao-fa Chiang-i, S. 6–9.
187 Cf. Zdorowe (Gesundheit), Moskau, Oktober 1958, Nr. 4.
188 Ch'i-kung-liao-fa Chiang-i, S. 42.
189 Ch'i-kung-liao-fa Chiang-i, S. 42.
190 Ch'i-kung-liao-fa Chiang-i, S. 43.
191 Ch'i-kung-liao-fa Chiang-i, S. 43–44.
192 Ch'i-kung-liao-fa Chiang-i, S. 54.
193 Ch'i-kung-liao-fa Chiang-i, S. 55.
194 Ch'i-kung-liao-fa Chiang-i, S. 55.
195 Ch'i-kung-liao-fa Chiang-i, S. 57.
196 Ch'i-kung-liao-fa Chiang-i, S. 57.
197 Ch'i-kung-liao-fa Chiang-i, S. 71–72.
198 Cf. Hsieh Kuan, op. cit. S. 2508; Chung-hua I-hsüeh Tsa-chih, Februar 1954, Nr. 2, S. 146–152.
199 Cf. Chung-i-hsüeh Kai-lun, S. 552.
200 Cf. Chamfrault, op. cit. Bd. I, S. 270.

201 Chung-i-hsüeh Kai-lun, S. 553–554.
202 Cf. Chung-i-hsüeh Kai-lun, S. 555–556.
203 Chung-i-hsüeh Kai-lun, S. 553 ff.
204 Cf. Huang-ti Ling-shu, Kap. 20 und 26.
205 Cf. Yüan Guang, op. cit. S. 20–24.
206 Cf. Chung-i-hsüeh Kai-lun, S. 552; Ch'i-kung-liao-fa Chiang-i, S. 57 bis 58; Wogralik-Wjasmenski, op. cit. S. 95–96.
207 Ch'i-kung-liao-fa Chiang-i, S. 58.
208 Cf. Huard – Ming Wong, op. cit. S. 171–172.
209 Cf. Chen, Yearning K. op. cit. S. 7–12.
210 Yang Chêng-fu, op. cit. S. 4–6; Chen, Yearning K. op. cit. S. 7–12.
211 Cf. Chen, Yearning K. op. cit. S. 27–28.
212 Yang Chêng-fu, op. cit. S. 4–6 und 41–43; Chen, Yearning K. op cit. S. 7–8 und 169–180.
213 Cf. Chen, Yearning K. op. cit. S. 3; Wogralik-Wjasmenski, op. cit. S. 88–95.
214 Ch'i-kung-liao-fa Chiang-i, S. 59.
215 Cf. Chên-chiu-hsüeh, S. 310.
216 Cf. Chên-chiu-hsüeh, S. 310 ff.
217 Cf. Chên-chiu-hsüeh, S. 310–314; Chung-i-hsüeh Kai-lun, S. 413–414.
218 Cf. Chuang-hua I-hsüeh Tsa-chih, 1955, Nr. 5, S. 425–429.
219 Cf. Huard – Ming Wong, op. cit. S. 139; Hsieh Kuan, op. cit. S. 779 bis 780.
220 Cf. Needham, op. cit. Bd. II, S. 145.
221 Cf. Gyenes István, op. cit. S. 69.
222 Hsieh Kuan, op. cit. S. 2254.
223 Cf. Székely Sándor, op. cit. S. 25.
224 Hsieh Kuan, op. cit. S. 88.
225 Cf. Lee T'ao in Chinese Medical Journal, März-April 1956, S. 177 bis 191; Chung-hua I-hsüeh Tsa-chih, Februar 1954, Nr. 2, S. 146 bis 152; Ibragimow-Ibragimowa, op. cit. S. 10–27; Wogralik-Wjasmenski, op. cit. S. 48–54.
226 Cf. Li-shih-shang Kan-hsiang Kan-tso-ti Jên, S. 97–99.
227 Cf. Li-shih-shang Kan-hsiang Kan-tso-ti Jên, S. 101–104.
228 Chinese Medical Journal, 1954. Bd. 74, S. 186.
229 Chinese Medical Journal, 1954. Bd. 74, S. 186–187.
230 Chinese Medical Journal, 1954. Bd. 74, S. 185.
231 Chinese Medical Journal, 1954. Bd. 74, S. 183.
232 Chinese Medical Journal, 1954. Bd. 74, S. 187.
233 Cf. das Werk Ibragimow–Ibragimowas in der Bibliographie.
234 Cf. Chung-i-hsüeh Kai-lun, S. 233 bis 238.
235 Cf. Chung-i-hsüeh Kai-lun, S. 233–318.
236 Chung-i-hsüeh Kai-lun, S. 238–240.
237 Pên-ts'ao Kang-mu, Bd. I–VI; Chamfrault, op. cit. Bd. III; Ibragimow–Ibragimowa, op. cit.

238 Cf. Chung-i-hsüeh Kai-lun, S. 233–318; Pên-ts'ao Kang-mu.
239 Cf. Kérdö István, op. cit. S. 91–102; Bachmann, op. cit. S. 73–74; Wogralik, op. cit. S. 38–43; Stiefvater: Die Organuhr, Ulm, Haug.
240 Cf. Chung-i-hsüeh Kai-lun, S. 233–245.
241 Ibragimow–Ibragimowa, op. cit. S. 279–281.
242 Cf. Chung-i-hsüeh Kai-lun, S. 224–226.
243 Lu Wei-po und Yu Yung-ching, op. cit. S. 33.
244 Lu Wei-po und Yu Yung-ching, op. cit. S. 33.
245 Chinese Medical Journal, 1957. Bd. 75, Nr. 2, S. 167.
246 Shih Chi, Kap. 6.
247 A. Waley: The Poetry and Career of Li-po, London, 1950, S. 54.
248 Cf. Note 247.
249 Ibragimow–Ibragimowa, op. cit. S. 186–187.
250 Kuo Mo-jo: Jugendjahre. Europa-Vlg. Budapest, 1961, S. 140–146.
251 Ling Yang, op. cit. S. 21.
252 Cf. Chinese therapeutical methods of acupuncture and moxibustion, S. 1–6.
253 Cf. Ling Yang, op. cit. S. 22.
254 Cf. Ling Yang, op. cit. S. 23.
255 Cf. Ling Yang, op. cit. S. 23.
256 Cf. Ling Yang, op. cit. S. 23.
257 Cf. Lu Wei-po und Yu Yung-ching, op. cit. S. 33.
258 Chung-i Tsa-chih, 1956, Bd. 42, Nr. 2, S. 114–117.
259 Chung-i Tsa-chih, 1956, Bd. 42, Nr. 2, S. 126–128.
260 Chinese Medical Journal, 1956, Bd. 74, Nr. 2, S. 202.
261 Chung-i Tsa-chih, 1956, Bd. 42, Nr. 2, S. 167–168.
262 Chung-hua I-hsüeh Tsa-chih, 1955, Nr. 5, S. 425–428.
263 Chung-hua I-hsüeh Tsa-chih, 1955, Nr. 8, S. 784–785.
264 Cf. Fedorow, op. cit. S. 76–77; Wogralik, op. cit. S. 301–313; Wogralik–Wjasmenski, op. cit. S. 174–177; Ingamdschanow, op. cit. S. 138.
265 Renmin Ribao, 20. November, 1958.
266 Cf. Renmin Ribao, 20. November, 1958; Ling Yang, op. cit. S. 23.
267 Lu Wei-po und Yu Yung-ching, op. cit. S. 32.

Literaturverzeichnis

Allgemeine Quellen

ABRAHAM-BENDE-MEGYERI, *Anatómia-Biológia* (Anatomie und Biologie), Budapest, Vlg. für Lehrbücher, 1958 – *Chinese Medical Journal*, Chinesische Ärztegesellschaft, Peking – *Chung-i Ch'ang-yung Ming-tz'û Chien-shih* (Einfache Deutung der gebräuchlichsten Begriffe der chin. Medizin), Chengtu, Volks-Vlg. von Szechuan, 1959 – *Chung-kuo Ku-tai K'o-hsüeh-chia* (Gelehrte des chinesischen Altertums), Peking, Wissenchaftl. Vlg., 1959 – GIOVANNINI-SZATHMÁRI, *Gyógynövényeink* (Heilpflanzen unserer Heimat), Budapest, Landwirtschaftlicher Vlg. 1961 – GYENES ISTVÁN, *Nagy orvosi felfedezések* (Bedeutende medizinische Entdeckungen), Budapest, Medicina-Vlg., 1961 – HO HUAI-TÊ und TIEN LI-CHÊ, *O-ying-chung I-hsüeh Tz'û-hui* (Medizinisches Wörterbuch russisch-englisch-chinesisch), Peking, Vlg. für Volksgesundheit, 1954 – HSIEH KUAN, *Chung-kuo I-hsüeh Ta-tz'û-tien* (Handwörterbuch der traditionellen chinesischen Heilkunst) etc. 4 Bände, Schanghai, Commercial Press, 1954 – HUARD PIERRE, *Structure de la Médecine Chinoise*, Paris 1957 – HUARD PIERRE und MING WONG, *La Médecine Chinoise au cours des siècles*, Paris, Roger Dacosta, 1959 – IWANOW-SMOLENSKI, *Die Grundzüge der Pathophysiologie der höheren Nerventätigkeit*, Berlin, Akademie-Vlg., 1954 – *Ku-chin T'u-shu Chi-ch'êng* (Sammlung alter und neuer Bilder und Bücher, Kaiserliche Enzyklopädie aus dem 18. Jahrhundert) (Enzyklopädie I), Neuausgabe, als photolithographische Reproduktion der ›Palast‹-Ausgabe, 800. Heft, Peking, 1934 – *Ku-chin T'u-shu Chi-ch'êng I-pu Ch'üan-lu* (Heilkundliche Werke in der Kaiserlichen Enzyklopädie) (Enzyklopädie III), 12 Bände, Peking, Vlg. für Volksgesundheit, 1962–63 – KUO MO-JO, *Shih P'i-pan Shu* (Buch der zehnfachen Kritik), Peking, Volks-Vlg., 1954 – *La-hua I-hsüeh Tzû-tien* (Medizinisches Wörterbuch, lateinisch-chinesisch), Schanghai, Hsinan Medizinischer Vlg., 1953 – *Li-shih-shang Kan-hsiang Kan-tso-ti Jên* (Männer, die im Laufe der Geschichte dachten und schufen), Schanghai, Volks-Vlg., 1958 – LI T'AO, *The story of Chinese medicine*, in *China Reconstructs*, September 1955 – LI T'AO, *Chung-kuo I-hsüeh Fa-chan-shih Ta-kang* (Entwicklungshistorische Darstellung der chinesischen Medizin), in *Chung-hua I-hsüeh Tsa-chih* Nr. 2, S. 146–152, 1954 – LING YANG, *Integrating Chinese and Western medicine*, in *Peking Review*, 23. Dezember 1958 – MAGYARI-PETRÁNYI, *A belgyógyászat alapvonalai* (Grundzüge der internen Medizin), 2 Bände, Budapest, Vlg. für Gesundheitswesen, 1953 – MAO TSO-PÊN, *O-mên Tsu-hsien-ti Ch'uang-tsao Fa-ming* (Uralte Entdeckungen in unserem Land), Schanghai, Volks-Vlg., 1957 – NEEDDHAM, JOSEPH, *Science and Civilisation in China*, Cambridge, University Press, I. Bd. 1954, II. Bd. 1956 – PÁLOS STEPHAN, *Chung-la I-hsüeh Tzû-hui* (Medizinisches Wörterbuch chinesisch-lateinisch), (Manuskript), Budapest, 1962 – PAWLOW, I. P., *Sämtliche Werke*, Berlin, Akademie-Verlag, 1953–54 – SAYED INDRIES SHAH, *Oriental magic*, London, Rider, 1956 – SZÉKELY, SÁNDOR, *Az orvostudomány története* (Medizinhistorie), Budapest, Medicina-Vlg., 1960 – *T'ai-p'ing Yü Lan* (Enzyklopädie des Kaisers TAI TSUNG) (Enzyklopädie II), photolithographische Reproduktionen der Originalausgabe aus der Sung-Zeit, Commercial Press, 1935 – WOGRALIK, W. G., und WJASMENSKI, E. S., *Otscherki kitajskogo medizinü* (Darstellung der chinesischen Medizin), Moskau, Medgiz, 1961 – YÜ YÜN-HSIU, *Ku-tai Chi-ping Ming-hou Shu-i* (Deutung altchinesischer Krankheitsbezeichnungen), Peking, Vlg. für Volksgesundheit, 1955 – YÜAN GUANG, *I Ging* (Buch der Wandlungen), München-Planegg, Otto-Wilhelm-Barth-Verlag, 1951.

Spezielle Quellen

BACHMANN, G., *Die Akupunktur eine Ordnungstherapie*, 2 Bände, Ulm/Donau, Haug-Vlg., 1959 – CHAMFRAULT, A., *Traité de Médecine Chinoise*, 3 Bände, Angoulême, Ed. Coquemard. I. Bd. 1954, II. Bd. 1957, III. Bd. 1959 – CHANG CHUNG-CHING, *Chin Kui Yü Han Ching* (= Chin Kui Yao Lüeh; kurze Fassung des Goldenen Schreines), Neuausgabe des aus der Han-Zeit stammenden Werkes, Peking, Volks-Vlg., 1955 – CHANG CHUNG-CHING, *Shang-han Lun Yü-i* (Abhandlung über die verschiedenen Arten des Fiebers), vom Forschungsinstitut für die traditionelle chinesische Medizin in Peking, kommentierte Neuausgabe, Vlg. f. Volksgesundheit, 1962 – CHANG WÊN-YÜAN *T'ai-chi-chüan Ch'ang-shih Wên-t'i Chieh-ta* (Erklärung der allgemeinen Kenntnisse der Heilgymnastik), Peking, Vlg. für Volksgymnastik 1958 – CHEN, YEARNING K., *T'ai-chi Ch'üan its effects and practical applications*, Schanghai, Millington, 1947 – *Chên-chiu-hsüeh* (Lehrbuch der Akupunktur und Moxibustion), zusammengestellt von den Mitgliedern der Akademie für traditionelle Medizin für die Provinz Kiangsu, Nanking, Volks-Vlg. für die Provinz Kiangsu, 1959 – *Chên-chiu-hsüeh Chiang-i* (Vorträge über Akupunktur und Moxibustion), herausgegeben von den Forschungsgruppen der Akademie für traditionelle Medizin in Nanking und Peking, Peking, Vlg. für Volksgesundheit, 1962 – *Chên-chiu Ju-mên* (Einführung in die Akupunktur und Moxibustion), Peking, Vlg. für Volksgesundheit, 1959 – CH'ÊN T'AO, *Chi'i-kung K'e-hsüeh Ch'ang-shih* (Allgemeine Kenntnisse über die Atemtherapie), Schanghai, Wissenschaftl. und Techn. Vlg., 1958 – *Ch'i-kung-liao-fa Chiang-i* (Vorträge über die Atemtherapie, herausgegeben von den Mitgliedern der Untersuchungsgruppe des Atemtherapeutischen Instituts in Schanghai, Schanghai, Wissenschaftl. und Techn. Verlag, 1958 – *Chên-i Chên-chiu-hsüeh* (Einfache und leichtgefaßte Zusammenfassung der Akupunktur und Moxibustion), herausgegeben von der Ostchinesischen Medizinischen Akademie in Schanghai, Schanghai, Wissenschaftl. und Techn. Vlg., 1959 – *Chinese therapeutical methods of acupuncture and moxibustion,* zusammengestellt vom Forschungsinstitut für Akupunktur und Moxibustion, Peking, Vlg. für fremde Sprachen, 1960 – CHU LIEN, *Hsin Chên-chiu-hsüeh* (Lehrbuch der neuen Akupunktur und Moxibustion), Peking, Vlg. für Volksgesundheit, 1956 – *Chung-hua I-hsüeh Tsa-chih* (Chinesische medizinische Zeitschrift), Peking, Vlg. für Volksgesundheit – *Chung-i-hsüeh Kai-lun* (Zusammenfassung der traditionellen chinesischen Heilkunst), herausgegeben von den Lehrkräften der Akademie für traditionelle Medizin in Nanking, Peking, Vlg. für Volksgesundheit, 1959 – *Chung-i T'ui-na-hsüeh Chiang-i* (Vorträge über die traditionelle chinesische Heilmassage), herausgegeben von der Akademie für traditionelle Medizin in Schanghai, Peking, Vlg. für Volksgesundheit, 1962 – *Chung-kuo Shou-i-hsüeh Tsa-chih* (Zeitschrift für Veterinärmedizin), Peking, Wissenschaftl. Vlg. – *Chung-yao-hsüeh Kai-lun* (Zusammenfassung der chinesischen Pharmakologie), herausgegeben von den Akademien für traditionelle chinesische Medizin in Nanking und Peking, Peking, Vlg. für Volksgesundheit, 1959 – DSCHANG HUI-DJIÄN, *Li Schidschen, der große chinesische Pharmakologe des 16. Jahrhunderts*, Peking, 1959 – FEDOROW, I. I., *Otscherki po narodnoj kitajskoi medizine* (Darstellung der chinesischen Volksmedizin), Moskau, Medgiz-Vlg., 1960 – *Hsi-i Hsüeh-hsi Chung-i Lun-wên Hsüan-chi* (Die westliche Medizin erlernt traditionelle Methoden; gesammelte Artikel), herausgegeben vom Forschungsinstitut für traditionelle Medizin, I. Bd., Peking, Vlg. für Volksgesundheit, 1959 – HUANG CHIA-SSU, in *China Reconstructs,* Juni, 1960 – *Huang-ti Ling-shu* (Der ›*Ling Shu*‹-Abschnitt des Werkes ›*Innere Heilkunde des Gelben Kaisers*‹). In *Enzyklopädie I:* Heft 428–430; in *Enzyklopädie III:* II. Bd. – *Huang-ti Nei-ching Su-wên I-shih* (Die ›*Innere Heilkunde des Gelben Kaisers*‹ ins Neuchinesische übersetzt), herausgegeben von den Lehrkräften der Akademie für traditionelle chinesische Medizin in Nanking, Schanghai, Wissenschaft. und Techn. Vlg., 1959 – *Huang-ti- Su-wên* (Der ›*Su-Wên*‹-Abschnitt des Werkes ›*Innere Heilkunde des Gelben Kaisers*‹), in *Enzyklopädie I:* Heft 424–427; in *Enzyklopädie III:* I. Bd. – *I-tsung Chin-chien* (Der goldene Spiegel der Heilkunst), 1749 – IBRAGIMOW, F. und IBRAGIMOWA, W., *Osnownüe lekarstwenüe sredstwa kitajskoi medizinü* (Die fundamentalen Arzneimittel der chinesischen Medizin), Moskau, Medgiz-Vlg., 1960 – INGAMDSCHANOW, N. I., *Praktitscheskoe rukowodstwo po igloterapii* (Praktisches Handbuch der Akupunktur), Taschkent, Medgiz-Vlg. 1960 – KÉRDÖ, ISTVAN, *Idöjárás, éghajlat, egészség* (Wetter, Klima Gesundheit), Budapest, Medicina-Vlg., 1961 – LEE T'AO, *Achievements in materia medica during the Ming-dynastie (1368–1643),* in *Chinese Medical Journal,*

1956, Nr. 74 – LI SHIH-CHEN, *Pên-ts'ao Kang-mu* (Arzneibuch), Neuausgabe des aus dem Ming-Zeitalter stammenden Werkes, Schanghai, Commercial Press, 1954 – LIU KUI-CHÊN, *Ch'i-kung-liao-fa Shih-chien* (Praxis der chinesischen Atemtherapie), Paoting, Volks-Vlg. der Provinz Hopei, 1957 – LU CHIH-CHÜN, *Hsin-pien Chên-chiu-hsüeh* (Das neue Handbuch für Akupunktur und Moxibustion), Tschungking, Volks-Verlag in Tschungking, 1958 – LU WEI-PO und YU YUNG-CHING, *Learning from ancient China's medicine*, in *China Reconstructs*, Oktober 1959 – MANAKA YOSHIO und SCHMIDT, H., *Chên-shu-ti Chin-tai Yen-chiu* (Moderne Forschungen über die Nadeltechnik), (Chinesische Übersetzung), Peking, Vlg. für Volksgesundheit, 1958 – MASPERO, HENRI, *Les procédés de nourrir le principe vital dans la réligion taoiste ancienne*, in *Journal Asiatique* 1937, S. 182, 197, 380, 409 ff. – *Nan Ching* (Buch der Leiden), in *Enzyklopädie I*, Heft 430 – *Shanghai Zhong-yi-yao Zazhi* (Schanghaier Zeitschrift für chinesische Medizin und Pharmakologie), Ärztl. Gesellschaft für trad. Medizin, Schanghai – SOULIÉ DE MORANT, *Précis de la vraie acuponcture Chinoise*, Paris, Mercure de France, 1955 – STIEFVATER, E. W., *Was ist Akupunktur? Wie wirkt Akupunktur?* Ulm/Donau, Haug-Vlg., 1955 – STIEFVATER, E. W., *Akupunktur als Neuraltherapie*, Ulm/Donau, Haug-Vlg., 1956 – *T'ai-chi-ch'üan Yün-tung* (Die heilgymnastischen Übungen), 3 Bände, Peking, Vlg. für Volksgymnastik, 1958 – TS'AO HSI-CHEN, *Wai-shang Chung-i An-mo-liao-fa* (Die traditionellen Massagemethoden bei der Rehabilitation), Peking, Vlg. für Volksgymnastik, 1962 – WANG HSÜEH-TAI, *Chên-chiu-hsüeh Shou-ts'ê* (Handbuch der Akupunktur und Moxibustion), Peking, Vlg. für Volksgesundheit, 1959 – WANG SHU-HE, *Mai Ching* (Buch der Pulse) in *Enzyklopädie I:* Heft 430 – WOGRALIK, W. G., *Osnowü kitajskogo letschebnogo metoda tschen-ziu* (Grundlagen der chinesischen Heilmethoden für Akupunktur und Moxibustion), Gorki, Gorkischer Vlg., 1961 – YANG CHENG-FU, *T'ai-chi-ch'üan T'i-yung Ch'üan-shu* (Heilgymnastische Bibliothek), Peking, Vlg. für Volksgymnastik, 1957 – YANG CHI-CHOU, *Chên-chiu Ta-ch'êng* (Kompendium der Akupunktur und Moxibustion), Neuausgabe des aus dem Ming-Zeitalter stammenden Werkes, Peking, Vlg. für Volksgesundheit, 1962 – *Yao-hsüeh Hsüeh-pao* (Zeitschrift für Pharmakologie), Chinesische Akademie der Wissenschaften, Peking.

Personenregister

Sachregister

VERGLEICHENDE ZEITTAFEL

Dynastie	Zeit	Geistesgeschichte	Politische und Sozialgeschichte
Hsia	2205—1766 (?) v. Chr.	Schamanentum und Magie	Legendäre Herrscher; patriarchalische Verhältnisse; Dorfgemeinschaft. Herrscher ist der ›*Wang*‹ (König)
Shang-Yin	1766—1122 (?) v. Chr.		
Chou	1122—255 v. Chr.	Entwicklung des *Yin-Yang*-Prinzips und der Lehre von den fünf Elementen. Bedeutende Philosophen: K'ung-tzû, 551 bis 479 (?), Hauptwerk Lun-yü; Lao-tzû, IV.—III. (?), Hauptwerk Tao-tê Ching; alte Kaiserlegenden	Übergangsphase zwischen den Formen einer urtümlichen Gemeinschaft und der Gesellschaftsform antiker Prägung. Entstehung von sich gegenseitig bekämpfenden Fürstentümern; frühes Feudalsystem.
Ĉh'in	255—206 v. Chr.	Shi Huang-ti läßt die Bücher, mit Ausnahme der ärztlichen Werke, verbrennen (213)	Herausbildung eines städtischen Patriziats
Han	206 v. Chr. bis 220 n. Chr.	Kulturelle Beziehungen zu Indien, Bekanntwerden mit dem Buddhismus	Das städtische Patriziat erringt die Macht
Zeitalter der Eroberungen durch die Barbaren	220—618 n. Chr.	Vertiefung der Beziehungen zum Ausland	Feudale Spätformen
T'ang	618—907 n. Chr.	Blütezeit des Buddhismus. Anfänge der Buchdruckerkunst: *Enzyklopädie des Kaisers* T'ai Tsung, X. Jh.	Feudaler Machtzuwachs, der durch Verordnungen in Schranken gehalten wird.

Wirtschaftsgeschichte	Geschichte der Heilkunst	Bedeutende Gestalten der Medizingeschichte
Einfache Werkzeuge; Tauschhandel	Volkstümliche Empirie: Schamanenärzte und Zauberer; Trepanation; Heilkräuter; Orakelknochen mit den Namen von Krankheiten.	
Tauschhandel zwischen den einzelnen Herrschaftsgebieten	Einbau des *Yin-Yang*-Prinzips und der *fünf Elemente* in die Medizintheorie. Regionale Differenzierung der Heilmethoden. (Shantung = Steinnadeln; Shensi = Heilkräuter; Hopei = Moxa; Hupei = Metallnadeln; Honan = Massage.) *Buch der Leiden*, III—II. Jahrhundert (?)	Pien Ch'üeh, der *›Vater des Pulses‹*, V. (?) Jh.; Tso Chiu-ming, V.—III. (?) Jh., erwähnt als erster die Akupunktur und die Moxibustion.
Der Handel konzentriert sich auf verkehrsgünstige Plätze.	*Des gelben Kaisers innere Heilkunde*, 26 (?); *Arzneibuch des Shên-nung* (?); *Abhandlung über die verschiedenen Arten von Fieber*, II—III. Jh.; *Kurze Fassung des Goldenen Schreines*, II—III. Jh.; *Buch der Pulse*, III. (?) Jh.	Hua T'o, Erfinder der Anästhesie; Chang Chung-ching (?); Wang Shu-ho, III. Jh. (?)
Patriarchalisches Steuersystem	Übersetzung großer ärztlicher Werke. Das Buch Pao P'u-tzû, IV. Jh.	Ko Hung, IV. Jh.; T'ao Hung-ching, V. Jh.
Beginnender Fernhandel	Erste Ärzteschule (VII. Jh.); Errichtung des ersten Krankenhauses mit staatlicher Unterstützung. Revision der ärztlichen Bücher. *›Buch der Tausend-Dukaten-Rezepte‹*, VII. Jh.	Sun Ssû-miao, 581—682

Dynastie	Zeit	Geistesgeschichte	Politische und Sozialgeschichte
Sung	960—1276 n. Chr.	Erscheinen der großen Enzyklopädien Philosoph CHOU-TZÛ (1017—1073); Philosoph CHANG TSAI (1020—1079) Erfindung des Kompasses	Geldwirtschaftliche Frühformen
Yüan (Mongolen)	1280—1368 n. Chr.	Volkstümliche Überlieferungen gewinnen am Bedeutung	Mongolische Unterdrückung; die alte Beamtenaristokratie geht unter.
Ming	1368—1644	Wiederentdeckung und Rehabilitierung der alten Überlieferungen	Das Kaisertum gerät in Abhängigkeit zu der Wirtschaftsmacht der Feudalherren. Beginn der Kolonisation: die Portugiesen in Kanton (1515).
Ch'ing (Mandschu)	1644—1911	Stagnation und geistiger Verfall; *Kaiserliche Enzyklopädie*	Fremdherrschaft durch die Mandschus und die Kolonialmächte.
Republik (Min-kuo)	1911—1949	Konfrontierung mit der westlichen Wissenschaft. Geistige Gärung.	China versucht von der kolonialen Vorherrschaft unabhängig zu werden. Eindringen Japans. Revolutionskrieg.
Volksrepublik (Kung-ho-kuo)	ab 1949	Verpflanzung des Marxismus-Leninismus nach China; gleichzeitig Besinnung auf eigene Traditionen.	Sozialisierung und Bodenreform

Wirtschaftsgeschichte	Geschichte der Heilkunst	Bedeutende Gestalten der Medizingeschichte
Hochblüte von Handwerk und Manufakturen. Gründung von Banken und Ausgabe von Banknoten. Entwicklung der Seeschiffahrt.	Umwertung der überlieferten Heilkunst; Anfertigung einer Bronzefigur zu Unterrichtszwecken.	WANG WEI-I (läßt 1027 die Bronzefigur gießen); LIU WAN-SO, 1120—1180 (?)
Der Handel zwischen den Städten und dem Ausland nimmt großen Aufschwung.	Die volkstümlichen ärztlichen Werke erscheinen	
Wachsende Bedeutung des Fernhandels. Kampfer, Opium und Gewürze werden in großen Mengen nach Europa verfrachtet.	Das *›Arzneibuch‹* und *›Die acht Sondermeridiane‹*, beide von LI SHIH-CHÊN, erscheinen. Einführung der Pockenimmunisierung. Etwa fünfzig neue heilkundliche Werke werden herausgegeben.	LI SHIH-CHÊN, 1518—1593
China schließt sich vom Ausland ab und unterbindet die Handelsbeziehungen. Gewaltsame Ausbeutung durch europäische Kolonialmächte.	Kommentarliteratur und Haarspalterei wachsen. *›Der Goldene Spiegel der Heilkunst‹* (1749). Im Verlauf des ersten Opiumkrieges (1839—42) kommt China mit der europäischen Heilkunst in Berührung.	
Vordringen japanischer Waren, denen sich China widersetzt. Wirtschaftliche Krise durch die kriegerischen Auseinandersetzungen.	Plan zum Verbot der traditionellen Heilkunst durch die Nanking-Regierung scheitert am Protest der chinesischen Ärzte (1929); die traditionellen Verfahren gewinnen in Europa zunehmende Beachtung.	
Beginn der Industrialisierung	Sichtung und Neubewertung der heilkundlichen Überlieferungen. Neuherausgabe alter Quellenwerke; erste nationale Hygiene-Konferenz 1950; Versuch einer Integration der modernen und der traditionellen Heilverfahren.	CHU LIEN